# 第2版

# 正常人体解剖学

主　审　申国明

主　编　胡光民　江爱娟

副主编　王龙海　张祖志　侯良芹　张荣军

编写人员（以姓氏笔画为序）

王龙海　王雨晴　王国权　土南宁　方正清

尹　刚　江爱娟　吴　鹏　沈安鲁　张荣军

张祖志　张骊敏　周家梅　胡光民　侯良芹

唐　洁　颜贵明

中国科学技术大学出版社

# 内 容 简 介

本书为安徽省普通高等学校省级规划教材。在参考多部西医临床和中医临床专业适用教材的基础上,本书力求将中医思维融入解剖学研究,并将复杂的解剖学知识用最通俗易懂的文字和图表表现出来。全书共9章,内容包括运动系统、消化系统、呼吸系统、泌尿系统、生殖系统、循环系统、内分泌系统、感觉器、神经系统。

本书可作为中医药院校护理学、医学检验技术、医学影像技术等临床相关专业本科生教材。

**图书在版编目(CIP)数据**

正常人体解剖学/胡光民,江爱娟主编. -- 2 版. -- 合肥:中国科学技术大学出版社,2024.8. -- ISBN 978-7-312-06008-3

Ⅰ. R322

中国国家版本馆 CIP 数据核字第 2024QL5198 号

**正常人体解剖学**

ZHENGCHANG RENTI JIEPOUXUE

| | |
|---|---|
| 出版 | 中国科学技术大学出版社 |
| | 安徽省合肥市金寨路 96 号,230026 |
| | http://press.ustc.edu.cn |
| | https://zgkxjsdxcbs.tmall.com |
| 印刷 | 合肥市宏基印刷有限公司 |
| 发行 | 中国科学技术大学出版社 |
| 开本 | 787 mm×1092 mm　1/16 |
| 印张 | 18.5 |
| 字数 | 450 千 |
| 版次 | 2019 年 9 月第 1 版　2024 年 8 月第 2 版 |
| 印次 | 2024 年 8 月第 2 次印刷 |
| 定价 | 68.00 元 |

# 前　言

　　为更好地贯彻落实新时代全国高等学校本科教育工作会议精神,适应我国医学教育发展需要,在安徽省教育厅的支持和指导下,我们组织安徽中医药大学从事解剖学教学的专家、老师,共同编写了《正常人体解剖学》教材。教材以供中医药院校护理学、应用心理学、医学检验技术、医学影像技术等临床相关专业使用为主,同时兼顾西医院校相关专业。

　　正常人体解剖学是一门研究正常人体形态结构的科学,属于生物学中的形态学范畴,是学习中医和西医的必修课,同时也是医药相关类各门学科的先修课。本课程的教学,要求学生理解和掌握人体形态结构的基本知识,为学习其他医学课程打下必要的基础。

　　本书为安徽省普通高等学校省级规划教材,在编写过程中借鉴和吸收了各版解剖学教材的编写经验,遵循医学人才培养规律,以岗位胜任能力为导向,适应中医药临床相关专业发展和学生职业发展需求,基础与实用结合,适度涉猎学科发展前沿。全书贯穿以学生为中心的编写理念,采用模块化设计,图文并茂,表图并用,努力做到方便教师授课和学生自主学习;语言上力求言简意赅,突出重点;文字上控制篇幅,尽量减少重复。本书配套慕课视频,可以使用学习通APP登录观看。

　　全书共9章,内容包括运动系统、消化系统、呼吸系统、泌尿系统、生殖系统、循环系统、内分泌系统、感觉器和神经系统,由17位长期工作在解剖学教学一线,有着丰富教学经验和教材编写经验的老师承担编写工作。绪论由方正清编写;运动系统由周家梅、张荣军编写;消化系统、呼吸系统、泌尿系统和生殖系统

i

由江爱娟、张骊敏、王南宁、王国权编写；循环系统由胡光民、沈安鲁编写；内分泌系统、感觉器由吴鹏、唐洁、王雨晴编写；神经系统由王龙海、尹刚、张祖志、侯良芹、颜贵明编写。在此，衷心感谢各编委为本书的编写和出版所付出的辛勤劳动，感谢教材主审申国明教授对编写工作的指导和帮助。衷心希望本书能够适应新时代高等教育改革与发展的要求！

由于水平有限，书中难免存在疏漏之处，恳请使用者多提宝贵意见，以便不断完善提高。

本书编委会

2024 年 4 月

# 目　录

# 绪　　论

## 一、人体解剖学的定义及分科

**人体解剖学**（human anatomy）是研究正常人体形态结构的科学，属于生物学中的形态学范畴。

人体解剖学是医学及相关学科学生了解人体形态结构的课程，是医学入门及重要的支柱学科之一。学生只有掌握人体各器官系统的正常形态结构，才能正确判断人体的正常与异常，正确理解人体的生理现象和病理变化，为其他医学课程的学习奠定基础。

人体解剖学分科方法众多，根据研究方法和目的的不同，可分为系统解剖学和局部解剖学。**系统解剖学**是按照人体各系统来叙述各个器官的形态结构；**局部解剖学**则是描述人体各个局部的器官配布位置关系、层次结构及临床意义。此外还有外科解剖学、断面解剖学、X线解剖学、运动解剖学、神经解剖学以及经穴断面解剖学、经穴层次解剖学等。在科学技术及知识经济快速发展的当代，解剖学的研究也随之进入分子和基因水平，将会有一些新学科不断从解剖学科中分化出来，为人类的健康做出更大的贡献。

## 二、人体的组成及系统的划分

人体是一个不可分割的有机整体，其结构和功能的基本单位是细胞。细胞之间存在一些不具细胞形态的物质，称为细胞间质。细胞与细胞间质共同构成组织。人体基本组织包括上皮组织、结缔组织、肌组织和神经组织。组织之间互相结合，形成具有一定形态和功能的结构，称为器官，如心、肝、脾、肺、肾、胃、肠等。在结构和功能上密切相关的一系列器官联合起来，构成执行某种生理活动的系统。人体可分为运动、消化、呼吸、泌尿、生殖、循环、内分泌、感觉及神经九个系统。各系统在神经系统的支配和调节下，既分工又合作，实现各种复杂的生命活动，使人体成为一个完整统一的有机体。

## 三、人体解剖学简史及在中国的发展

在西欧古希腊时代（前 500—前 300），希波克拉底（Hippocrates，前 460—前 370）和亚里士多德（Aristotle，前 384—前 322）就已进行过动物解剖，并著有专著。古罗马的著名医生和解剖学家盖伦（Galen，130—201）编写了解剖学论著《医经》，书中有许多解剖学记载，如认为血管内运行的是血液而不是空气，神经是按区分布的，等等，但其资料主要来自动物解剖，并且错误较多。欧洲文艺复兴时期的代表人物达·芬奇（Leonardo da Vinci，1452—1519），不仅以不朽的绘画流传后世,而且所绘的解剖学图谱的精确细致至今仍令人叹为观止。作为现代人体解剖学的创始人,维萨利(Andreas Vesalius,1514—1564)著有《人体构造》一书,共7卷,纠正了盖伦和前人的许多错误,为医学的新发展开辟了道路。英国学者哈维(William Harvey,1578—1657)提出了心血管系统是封闭的管道系统的概念,创建了血流循环学说,使生理学从解剖学中分立出去。显微镜发明之后,意大利人马尔匹基(Malcell Malpighi,1628—1694)观察了动、植物的微细构造,创建了组织学。18世纪末,研究个体发生的胚胎学开始起步。19世纪,意大利学者高尔基(Camillo Golgi,1843—1926)首创镀银浸染神经元技术,西班牙人卡哈(Rom'on Y. Cajal,1852—1934)提出了镀银浸染神经原纤维法,成为神经解剖学公认的两位创始人。

进入20世纪,随着胸、肝和脑外科等手术的开展,器官内血管和管道等解剖学的研究有了进一步发展;X线断层扫描(computed tomography,简称CT)、磁共振CT(NMRCT)、正电子CT和超声CT等先进技术的应用,又促进了断面(影像)解剖学的发展;随着血管、神经缝合术的提高,显微外科的开展,于是有了显微外科解剖学的建立。由于神经科学的建立和新技术的发展,解剖学形态学的研究也有走向综合性学科研究的趋势,那种纯形态学研究的情况正在发生改变。

人体解剖学在我国的发展,经历了一个漫长的历史时期。早在两千多年前的战国时期,我国医学经典著作《黄帝内经》中即有关于人体解剖学知识的记载:"若夫八尺之士,皮肉在此,外可度量切循而得之,其死可解剖而视之。"书中对脏、腑和脉管的形态结构的观察和度量,是世界上已知最早的人体解剖学知识。汉代名医华佗使用"麻沸散"做麻醉,为患者施行外科手术。宋代宋慈著《洗冤录》,详细记载了各部骨骼的名称、数目和形状,并附有检骨图。清代名医王清任亲自解剖30余具尸体,并著有《医林改错》一书,对古书中许多解剖学记载做了订正和补充,尤其对脑的描述独具创见。

19世纪,现代医学由西方传入,我国的现代解剖学得以逐步发展起来。当时建立了医学院校和医院,有了解剖学的教学。新中国成立后,解剖学科迅速发展,出版了具有我国特点的解剖学教材、图谱和专著,创办了解剖学科的期刊,在应用解剖学、显微解剖学、断面解剖学、神经解剖学等方面的研究取得了丰硕的成果,为我国的医学教育做出了巨大贡献。我国中医药院校解剖工作者在针刺麻醉、经络腧穴研究等方面成就卓著,并在经穴断面解剖、经穴层次解剖、经穴CT扫描图像解剖、经穴立体构筑和经穴显微结构等方面开展了大量的工作,编写出版了有关针灸腧穴解剖学、中医应用推拿解剖学等具有中医院校特色的解剖学教材,为中医不同专业开设了相应的实用解剖学课程,为中医教育事业的飞速发展做出了重要贡献。

## 四、学习人体解剖学的基本观点和方法

人体解剖学是一门医学基础课程,与医学各科有着密切的联系。医学名词中有1/3以上来源于解剖学。学习人体解剖学必须运用进化发展的观点、形态与功能统一的观点、局部与整体统一的观点、理论密切联系实际的观点去观察、分析和研究人体。人类的形态结构由低等动物经过不同的进化阶段,逐渐发展而来。人体的形态结构仍保留着与脊椎动物相似

的基本特点。形态结构与功能是相互依存又相互影响的关系。人体虽然由许多各自执行不同功能的器官、系统构成,并可分为若干局部,但是作为一个完整的有机体,任何器官、系统都是有机体不可分割的组成部分,不可能离开整体而独立生存。

春秋战国时期名医扁鹊曾指出:"解五脏为上工",其意是说只有掌握了人体器官的形态结构,才能成为医术高超的医生。清代名医王清任说:"著书不明脏腑,岂不是痴人说梦;治病不明脏腑,何异盲子夜行。"可见在中国古代名医们已经把人体解剖学提高到了很重要的地位。人体解剖学的基本研究方法是刀割和肉眼观察。人体结构复杂,直观性强,名词繁多,多为描述性语言,需要记忆的内容也多。学习解剖学时,应遵循理论密切联系实际和临床的原则。通过观察实物(尸体、标本及模型等)、活体对照等理论联系实际的方法,加强自我学习,加深理解和记忆。充分利用图形记忆印象深刻的特点,养成多看图谱和插图的习惯,必要时可描图和绘图。当今的人体解剖学学习,可运用数字教材、网络增值服务和手机终端等新媒体形式,拓展学习的时空和视野。要在学习的过程中,加强知识的归纳和总结,分析理解其形态特征,联系临床问题,增强分析问题和解决问题的能力。

## 五、解剖学姿势、方位术语及轴和面

为了便于准确地描述人体各器官的形态结构和位置关系,人体解剖学规定了统一的解剖学姿势和描述用的术语。

### (一)解剖学姿势

人体的**标准解剖学姿势**:身体直立,面向前,两眼向正前方平视,双上肢自然下垂于躯干两侧,手掌向前,两足并拢,足尖向前,如图1所示。观察和描述人体任何结构时均应以此姿势为标准。

### (二)方位术语

按照人体的标准解剖学姿势,为正确描述各器官或结构的方位及相互位置关系,又规定有统一的方位术语。

**1. 上和下**

**上**(superior)和**下**(inferior)是描述器官和结构距颅顶或足底的相对远近关系的术语。近颅者为上,近足者为下。

**2. 前和后**

**前**(anterior)和**后**(posterior)是描述距身体前面或后面距离相对远近的术语。距身体腹侧面近者为前,也称**腹侧**(ventral);而距身体背侧面近者为后,也称**背侧**(dorsal)。

**3. 内侧和外侧**

**内侧**(medial)和**外侧**(lateral)是描述人体结构与人体正中矢状切面相对距离远近关系的术语。近正中矢状切面者为内侧,远离正中矢状切面者为外侧。

在前臂,尺骨与桡骨分别位于内侧和外侧,故前臂的内侧又称**尺侧**(ulnar),前臂的外侧又称**桡侧**(radial)。同样,小腿的内侧又称**胫侧**(tibial),小腿的外侧又称**腓侧**(fibular)。

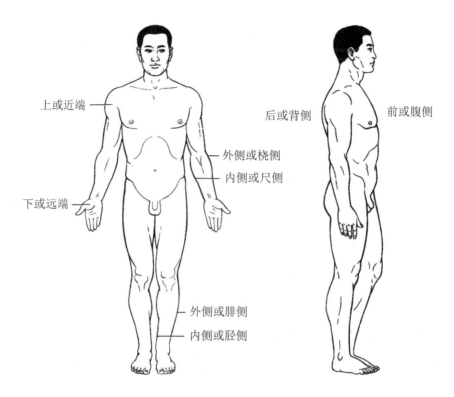

图1 解剖学姿势和常用方位术语

**4. 内和外**

**内**(internal)和**外**(external)是描述空腔器官相互位置关系的术语。近内腔者为内,远离内腔者为外。

**5. 浅和深**

**浅**(superficial)和**深**(profundal)是描述与皮肤表面相对距离关系的术语。近皮肤者为浅,远离皮肤者为深。

**6. 近侧和远侧**

**近侧**(proximal)和**远侧**(distal):在描述四肢各结构的方位时,以接近躯干的一端为近侧,远离躯干的一端为远侧。

（三）人体的轴和面

**1. 轴**

按照解剖学姿势,对人体可设计三种互相垂直的轴,即垂直轴、矢状轴和冠状轴。轴是叙述关节运动时的常用术语。

**垂直轴**(vertical axis)是与身体长轴平行的轴,垂直于地面。

**矢状轴**(sagittal axis)是从腹侧面至背侧面,呈前后方向,与身体的长轴和冠状轴垂直相交的轴。

**冠（额）状轴**(coronal axis)是呈左右方向,与地面平行,并与另两个轴相垂直的轴。

**2. 面**

在描述和观察人体器官的形态结构时,常需要将其切成不同的断面,如图2所示。

矢状面(sagittal plane)是指从前后方向,将人体分成为左、右两部分的纵切面。经过人体正中的矢状面,称为**正中矢状切面**。

**冠(额)状面**(coronal plane)是指从左右方向,将人体分为前、后两部分的纵切面,该切面与矢状面及水平面互相垂直。

**水平面**(horizontal plane)也称**横切面**,即与人体长轴垂直的切面,将人体横断为上、下两部分。

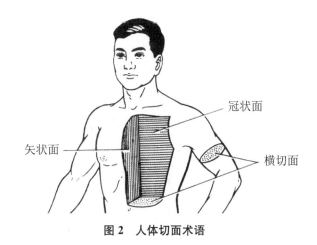

**图2　人体切面术语**

# 第一章

# 运 动 系 统

【学习目标】

**掌握**

（1）骨的形态和构造，椎骨的一般形态及各部椎骨的特征，胸骨的分部，胸骨角的构成。颅底内面观，骨性鼻腔的构成，鼻旁窦及其开口位置，翼点的构成。上肢骨的组成，肩胛骨、肱骨、桡骨、尺骨的主要形态结构，下肢骨的组成，髋骨、股骨、胫骨、腓骨的主要形态结构。

（2）关节的基本结构和辅助结构，脊柱的组成（椎间盘的形态结构，前纵韧带、后纵韧带、黄韧带的位置和功能），脊柱的生理弯曲，胸廓形态和构成，肩关节、肘关节、髋关节、膝关节的组成、结构特点和运动形式，骨盆的组成和界限。

（3）肌的形态和构造，斜方肌、背阔肌、竖脊肌、胸大肌、肋间肌的位置和作用，膈的位置、孔裂和作用，腹肌前外侧群肌的层次、名称及纤维方向，胸锁乳头肌、三角肌、肱二头肌、肱三头肌、臀大肌、股四头肌、缝匠肌、小腿三头肌的位置、起止及作用。

**熟悉**

（1）肋的构成，肋骨的主要结构，锁骨的形态结构，颅骨的分部和各骨的名称，下颌骨的主要结构，颅底外面观，眶的结构，新生儿颅的特点。

（2）骨连结的分类，关节的运动方式，骨盆的性别差异，踝关节的组成和结构特点，颞下颌关节的组成，髋骨与骶骨的连结，足弓的概念。

（3）肌的辅助装置，咬肌、颞肌的位置和作用，腹直肌鞘的位置及组成，腹白线的构成，腹股沟管的位置及通过的内容。

**了解**

（1）骨的理化特性，手骨和足骨的组成及排列位置。

（2）棘上韧带、棘间韧带、项韧带，椎骨间的关节，腕关节的组成，胸锁关节和肩锁关节的构成，手骨的连结，足骨的连结。

（3）肌的起止点、作用和配布，枕额肌、颊肌、口轮匝肌的位置，冈上肌、冈下肌、小圆肌、大圆肌、肩胛下肌和肱肌的位置和作用，前臂屈肌群各肌的名称，其他下肢肌的名称、分群及主要作用，腹筋膜的构成。

**运动系统**（locomotor system）由骨、骨连结和骨骼肌 3 部分组成，约占成人体重的 60%。运动系统在神经系统的支配和其他系统的配合下，对人体起着运动、支持和保护的作用。骨与骨之间的连结装置，称为骨连结。全身各骨借骨连结构成骨骼，形成人体的支架，支持体重。附着于骨骼上的肌称骨骼肌。在神经系统的调控下，骨骼肌进行收缩和舒张，牵引骨改变位置和角度，产生运动。骨骼与骨骼肌共同赋予人体基本外形，并构成体腔的壁（如颅腔、胸腔、腹腔和盆腔），以保护脑、心、肺、脾、肝、膀胱等器官。在运动中，骨起杠杆作用，关节是枢纽,骨骼肌是动力器官;骨骼肌是运动的主动部分,骨和关节是运动的被动部分。

在体表能看到或摸到的突起及凹陷,是肌性标志或骨性标志。临床上常用这些标志来确定内脏器官、血管和神经等重要结构的位置。

# 第一节 骨 学

## 一、总论

骨(bone)是人体重要的器官,具有一定的形态和功能。骨外被骨膜,内容骨髓,含有丰富的血管、淋巴管和神经,能不断进行新陈代谢和生长发育,并有修复、再生和重塑的能力。经常锻炼可促进骨的良好发育,长期废用则会出现骨质疏松。

成人共有 206 块骨(图 1-1),按其所在部位,可分为颅骨(29 块,包括 6 块听小骨)、躯干骨(51 块)、上肢骨(64 块)和下肢骨(62 块)。其中颅骨和躯干骨统称为中轴骨,上肢骨和下肢骨合称为四肢骨。

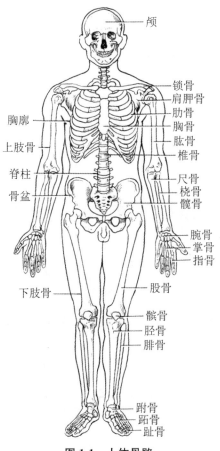

图 1-1 人体骨骼

（一）骨的形态

骨按形态可分为 4 类：长骨、短骨、扁骨和不规则骨（图 1-2）。

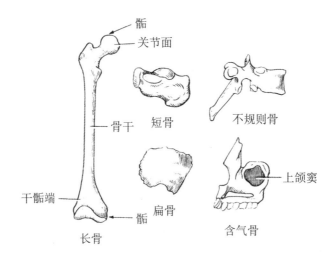

图 1-2　骨的形态

**1. 长骨**

**长骨**（long bone）呈长管状，分布于四肢，有一体和两端。**体**又名**骨干**，骨质致密，内有空腔称**骨髓腔**，容纳骨髓。骨干表面有血管出入的孔，称滋养孔。骨的两端膨大，称为**骺**，骺的表面有关节软骨覆盖，形成光滑的关节面，与相邻的关节面构成关节。骨干与骺相移行的部位称干骺端，幼年时夹有一层软骨，称**骺软骨**，其内部的软骨细胞不断分裂增殖和骨化，使骨的长度增长。成年后，随着骺软骨的骨化，骨干与骺融为一体，其间遗留有骺线（图 1-3）。

**2. 短骨**

**短骨**（short bone）呈立方体或短柱状，多成群分布于既承受重量又运动复杂的部位，如腕骨和跗骨。

**3. 扁骨**

**扁骨**（flat bone）呈板状，多分布于头、胸等处，主要构成颅腔、胸腔和盆腔等骨性腔的壁，以保护腔内脏器，如颅盖骨和肋骨等。

**4. 不规则骨**

**不规则骨**（irregular bone）形态不规则，如椎骨。有些不规则骨内有含气的腔，称为**含气骨**，如位于鼻腔周围的上颌骨、筛骨等。

此外，还有发生于某些肌腱内的扁圆形小骨，称**籽骨**（sesamoid bone），在运动中起减少摩擦和改变肌力牵引方向的作用，如髌骨。

（二）骨的构造

每块骨都由骨质、骨膜、骨髓等构成，并有神经和血管分布（图 1-3、图 1-4）。

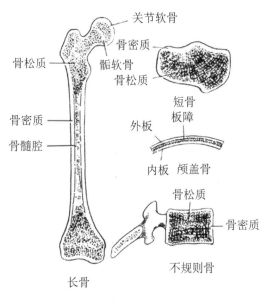

图 1-3　骨的构造

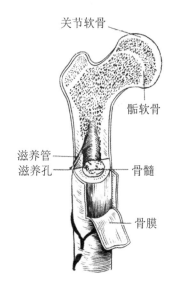

图 1-4　长骨的结构

**1. 骨质**

骨质(bone substance)是骨的主要成分,分为骨密质和骨松质两种。**骨密质**致密坚硬,耐压性强,构成长骨干以及其他类型骨和长骨骺的外层。**骨松质**由许多片状骨小梁交织而成,呈海绵状,分布于长骨骺及其他类型骨的内部。颅盖骨表层为骨密质,分别构成外板和内板,内、外板之间的骨松质,称板障。

**2. 骨膜**

骨膜(periosteum)是由致密结缔组织构成的膜,包裹除关节面以外的整个骨面。骨膜内含有丰富的血管、神经,感觉敏锐,对骨的营养、再生有重要作用。骨膜可分为内、外两层。外层致密,有许多胶原纤维穿入骨质,使之固定于骨面。内层疏松,有成骨细胞和破骨细胞,具有产生新骨质、破坏旧骨质和重塑骨的功能,在骨的发生、再生、改造和修复时,它们的功能最为活跃。如幼年期骨细胞功能活跃,促进骨的生长;成年时期处于相对静止状态,当骨发生损伤,如骨折时,骨膜重新启动成骨功能,促进骨的修复愈合。如骨膜剥离太多或损伤过大,则骨折愈合困难。

**3. 骨髓**

骨髓(bone marrow)充填于骨髓腔及骨松质腔隙内,分为红骨髓和黄骨髓。**红骨髓**内含发育不同的红细胞和某些白细胞,呈红色,有造血功能;**黄骨髓**含大量脂肪组织。胎儿及幼儿的骨内全是红骨髓,5 岁以后,长骨骨髓腔内的红骨髓逐渐被脂肪组织代替,呈黄色,称黄骨髓,失去造血能力。在慢性失血过多或重度贫血时,黄骨髓能转化为红骨髓,恢复造血功能。红骨髓仍保留于各类型骨的骨松质内,继续造血。

（三）骨的理化特性

骨主要由有机质和无机质组成。成人骨内有机质约占 1/3,主要是骨胶原蛋白;无机质约占 2/3,主要是磷酸钙、碳酸钙和氯化钙等。有机质使骨具有韧性和弹性,无机质使骨具有

9

硬度和脆性。有机质和无机质的结合，使骨既有弹性又很坚硬。有机质和无机质的比例随年龄增长而逐渐变化，幼儿骨有机质含量较多，柔韧性和弹性较大，易变形，在外力作用下不易骨折或折而不断，称青枝骨折；老年人的骨则相反，有机质较少而无机质相对较多，易发生骨折。

## 二、各论

### (一) 躯干骨

**躯干骨**包括椎骨、肋和胸骨。成人躯干骨由 26 块椎骨(24 块分离的椎骨、1 块骶骨和 1 块尾骨)、12 对肋、1 块胸骨组成，共 51 块。

#### 1. 椎骨

**椎骨**(vertebrae)的数量在幼儿和成人中不同。在幼年期，椎骨总数为 32~33 块，即颈椎 7 块、胸椎 12 块、腰椎 5 块、骶椎 5 块及尾椎 3~4 块。至成年，5 块骶椎愈合成 1 块骶骨，3~4 块尾椎愈合成 1 块尾骨，因此成年人椎骨总数一般为 26 块。

(1) 椎骨的一般形态

椎骨(图 1-5)由椎体和椎弓组成。

**椎体**(vertebral body)为椎骨前方呈短圆柱状的部分，内部为骨松质，表面有薄层的骨密质。椎体是椎骨负重的主要部分，承受头部、上肢和躯干的重量，因此愈向下位的椎体愈粗壮，其面积和体积也逐渐变大。从骶椎开始，由于重量转移到下肢，其面积和体积又逐渐变小。

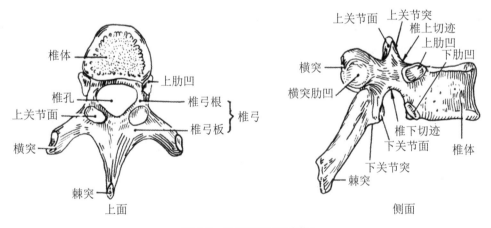

图 1-5　椎骨的形态(胸椎)

**椎弓**(vertebral arch)是连于椎体后方的弓形骨板，它与椎体围成一孔，称**椎孔**，所有椎骨的椎孔叠连在一起形成的纵行管道，称**椎管**，椎管内容纳有脊髓和脊神经根等。椎弓与椎体相连的部分较细，称**椎弓根**，其上、下方各有一个切迹，上方的称**椎上切迹**，下方的称**椎下切迹**，椎骨叠连时，上位椎骨的椎下切迹和下位椎骨的椎上切迹围成一孔，称**椎间孔**，有脊神经和血管通过。两侧椎弓根向后内扩展为较为宽阔的骨板，称**椎弓板**。椎弓伸出 7 个突起，即向两侧伸出一对**横突**，向上方伸出一对**上关节突**，向下方伸出一对**下关节突**，向后方伸出单一的**棘突**。

（2）各部椎骨的主要特征

① 颈椎

**颈椎**（cervical vertebrae）（图 1-6）共有 7 个。其主要特征是横突上有孔，称**横突孔**，内有椎动、静脉通过（第 7 颈椎横突孔内无椎动脉通过）。椎体小，横断面呈椭圆形，椎孔较人，呈三角形。颈椎上、下关节突不明显，关节面基本上呈水平位。第 2～6 颈椎的棘突较短，末端分叉。第 3～6 颈椎为一般颈椎，第 1、2、7 颈椎为特殊颈椎。

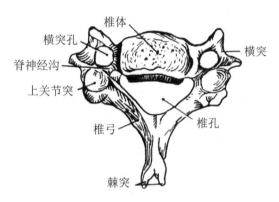

**图 1-6　颈椎（上面）**

第 1 颈椎又称**寰椎**（图 1-7），其特点是没有椎体、棘突和关节突，呈环形，由**前弓**、**后弓**及两个**侧块**构成。前弓的后面正中有齿突凹与第 2 颈椎的齿突相关节。侧块的上面有 1 对上关节凹，与枕髁相关节。下面有 1 对下关节面，与第 2 颈椎的上关节面相关节。

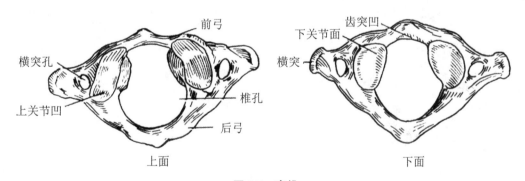

**图 1-7　寰椎**

第 2 颈椎又称**枢椎**（图 1-8），其特点是自椎体向上伸出一指状突起，称**齿突**，与寰椎前弓后面的齿突凹相关节。

第 7 颈椎又称**隆椎**（图 1-9），其特点是棘突特别长，末端不分叉，当头前屈时，该突隆起明显，皮下易于触及。第 7 颈椎棘突下凹陷处即"大椎穴"。隆椎是临床计数椎骨和针灸取穴的标志。

② 胸椎

**胸椎**（thoracic vertebrae）（图 1-5）共 12 个。在椎体侧面和横突尖端的前面，都有与肋骨相关节的**肋凹**，分别称**椎体肋凹**和**横突肋凹**。胸椎棘突较长，伸向后下方，互相掩盖，呈叠瓦状。胸椎上、下关节突的关节面基本呈冠状位。

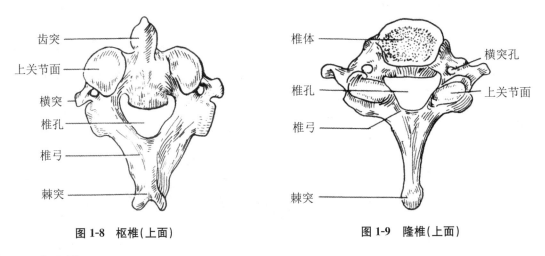

图 1-8 枢椎(上面)　　　　　　　　图 1-9 隆椎(上面)

③ 腰椎

**腰椎**(lumbar vertebrae)(图 1-10)共 5 个。由于承受重力较大,其椎体肥厚,为椎骨中最大者。棘突呈板状,水平后伸,棘突间空隙较大,临床上常在此做腰椎穿刺。腰椎上、下关节突的关节面基本上呈矢状位。

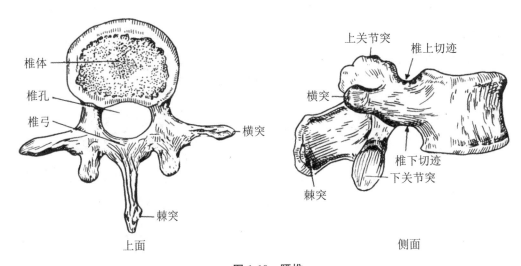

上面　　　　　　　　　　　　　　　　侧面

图 1-10 腰椎

④ 骶骨

**骶骨**(sacrum)(图 1-11)由 5 个骶椎融合而成,略呈三角形,其底向上,尖向下,底的前缘向前突出,称为**岬**。女性骶骨岬是产科测量骨盆上口大小的重要标志。

骶骨的两侧有**耳状面**,与髂骨相关节。骶骨中央有一纵贯全长的管道,称为**骶管**,向上与椎管连续,向下开口形成**骶管裂孔**,此孔是骶管麻醉的穿刺部位。骶管裂孔两侧有向下突出的骶角,临床常以骶角为标志,来确定骶管裂孔的位置。

骶骨前面凹陷而平滑,中部有骶椎椎体融合形成的 4 条**横线**。横线的两侧有 4 对**骶前孔**与骶管相通,有骶神经前支及血管通过。后面凸隆粗糙,正中线上有由棘突愈合形成的**骶**

正中嵴,骶骨后面有 4 对**骶后孔**,与骶管相通,有骶神经后支及血管通过。

⑤ 尾骨

**尾骨**(coccyx)(图 1-11)由 3～4 块退化的尾椎融合而成。略呈三角形,底朝上,借软骨和韧带相连,尖向下,下端游离。

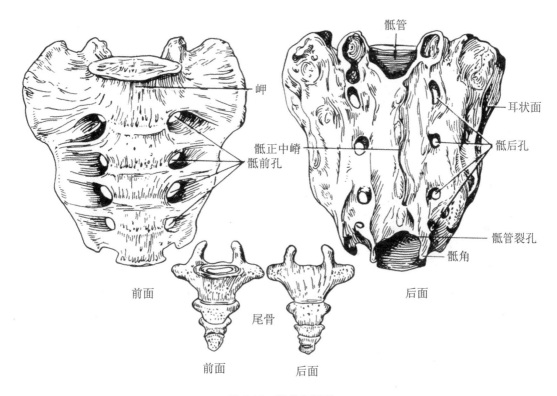

图 1-11 骶骨和尾骨

**2. 胸骨**

**胸骨**(sternum)(图 1-12)为位于胸前壁正中的扁骨,由上而下分为胸骨柄、胸骨体和剑突 3 部分。胸骨上部较宽,称**胸骨柄**,上缘正中微凹称**颈静脉切迹**,两侧有**锁切迹**与锁骨相连结。柄的外侧缘上份接第 1 肋软骨。胸骨中部呈长方形,称**胸骨体**,其外侧缘与第 2～7 肋软骨相连结。胸骨柄与胸骨体相接处形成突向前方的横行隆起,称**胸骨角**,可在体表触及,两侧平第 2 肋,是计数肋的重要体表标志。胸骨的下端为一形状不定的薄骨片,称为剑突。

**3. 肋**

**肋**(ribs)(图 1-13)有 12 对,由肋骨和肋软骨构成。

**肋骨**为细长弓状的扁骨。后端膨大,称**肋头**,有关节面与胸椎的椎体肋凹相关节。肋头的外侧稍细,称**肋颈**。肋颈外侧的粗糙突起称**肋结节**,与相应胸椎的横突肋凹相关节。肋体长而扁,分内、外两面和上、下两缘。内面近下缘处有肋沟,有肋间神经和血管分布。体的后份急转处称**肋角**。肋骨前端稍宽,与肋软骨相接。**肋软骨**由透明软骨构成,终生不骨化。

第 1 肋骨短而宽扁,分上、下两面和内、外两缘,无肋角和肋沟。

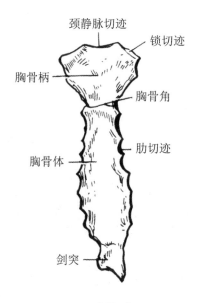

图 1-12　胸骨（前面）

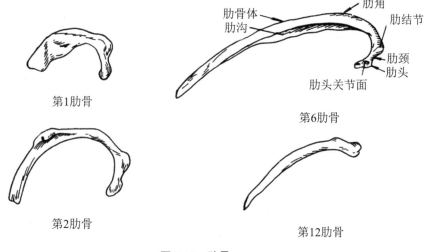

图 1-13　肋骨

**（二）颅骨**

成人颅一般由 23 块颅骨组成，另有 6 块听小骨，因与听觉有关，故列入前庭蜗器章节内介绍。颅骨多为扁骨或不规则骨，除下颌骨和舌骨外，都借缝或软骨牢固地结合在一起，彼此间不能活动。

颅（图 1-14、图 1-15）分为脑颅和面颅两部分。脑颅位于颅的后上部，略呈卵圆形并围成颅腔容纳脑。面颅为颅的前下部，形成颜面的基本轮廓，并参与构成口腔、鼻腔和眶。

**1. 脑颅骨**

**脑颅骨**（bones of cerebral cranium）共 8 块，其中不成对的有**额骨**、**枕骨**、**蝶骨**和**筛骨**，成对的有**顶骨**和**颞骨**。

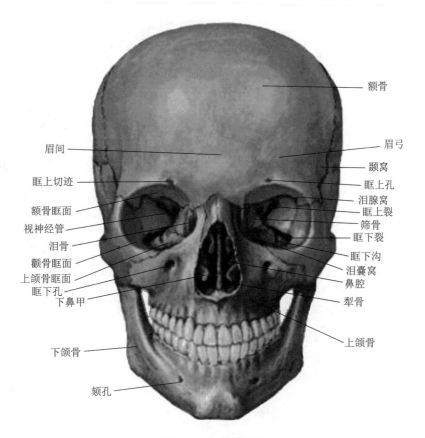

眉间

眶上切迹

额骨眶面

视神经管

泪骨

额骨眶面

上颌骨眶面

眶下孔

下鼻甲

下颌骨

颏孔

额骨

眉弓

颞窝

眶上孔

泪腺窝

眶上裂

筛骨

眶下裂

眶下沟

泪囊窝

鼻腔

犁骨

上颌骨

**图 1-14 颅的前面观**

（1）额骨

**额骨**（frontal bone）位于颅的前上部，内有含气的空腔，称**额窦**。

（2）顶骨

**顶骨**（parietal bone）位于颅盖部中线的两侧，介于额骨与枕骨之间。

（3）枕骨

**枕骨**（occipital bone）位于颅的后下部，呈勺状，前下部有枕骨大孔。

（4）蝶骨

**蝶骨**（sphenoid bone）位于颅底中部，形似蝴蝶，分体、大翼、小翼和翼突 4 部，蝶骨体内有含气空腔，称**蝶窦**。

（5）筛骨

**筛骨**（ethmoid bone）位于颅底前部，即蝶骨的前方及左右两眶之间，可分为筛板、垂直板和筛骨迷路三部分，筛骨迷路内有若干含气空腔，称**筛窦**，又称**筛小房**。

（6）颞骨

**颞骨**（temporal bone）位于颅的两侧，参与颅底和颅腔侧壁的构成。形状不规则，以外耳门为中心可分为三部：鳞部、鼓部和岩部。参与构成颅底的部分，称**颞骨岩部**，内有前庭蜗器。

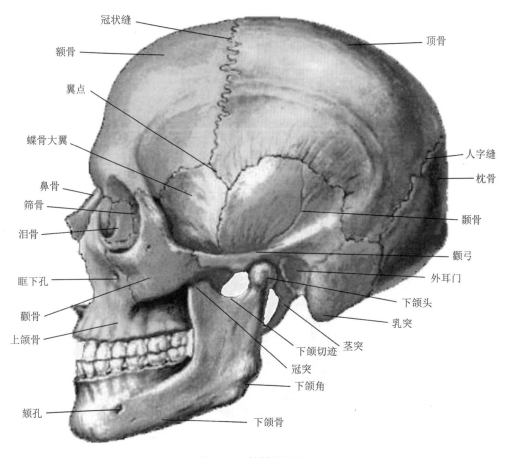

冠状缝
顶骨
额骨
翼点
蝶骨大翼
人字缝
枕骨
鼻骨
筛骨
泪骨
颞骨
颧弓
外耳门
眶下孔
下颌头
颧骨
乳突
上颌骨
下颌切迹
茎突
冠突
下颌角
颏孔
下颌骨

**图 1-15　颅的侧面观**

**2. 面颅骨**

　　**面颅骨**(bones of facial cranium)共 15 块,其中不成对的有犁骨、下颌骨和舌骨,成对的有上颌骨、鼻骨、泪骨、颧骨、下鼻甲和腭骨。

　　(1)上颌骨

　　**上颌骨**(maxilla)位于面颅中央。骨内有一大的含气腔,称**上颌窦**。上颌骨下缘游离,有容纳上颌牙根的**牙槽**。

　　(2)下颌骨

　　**下颌骨**(mandible)(图 1-16)位于上颌骨的下方,可分为一体两支。**下颌体**居中央,呈马蹄铁形,其上缘有容纳下颌牙根的**牙槽**,体的外侧面左、右各有一孔,称**颏孔**。**下颌支**是由下颌体后方向上伸出的方形骨板,上缘有两个突起,前突称**冠突**,后突称**髁突**,两突之间的凹陷为**下颌切迹**。髁突的上端膨大称**下颌头**,与颞骨的下颌窝相关节,头下方较细处为**下颌颈**。下颌支内面中央有一孔,称**下颌孔**,由此孔通入下颌管,开口于颏孔,管内有分布于下颌牙的神经和血管通过。下颌体和下颌支后缘会合处形成**下颌角**,角的外面有粗糙的**咬肌粗隆**,有咬肌附着。

　　(3)鼻骨

　　**鼻骨**(nasal bone)位于额骨的下方,是构成外鼻的骨性基础。

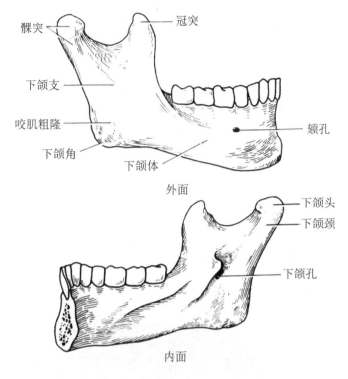

图 1-16　下颌骨

（4）颧骨

**颧骨**（zygomatic bone）位于眶的外下方，形成面颊部的骨性隆凸，参与颧弓的组成。

（5）泪骨

**泪骨**（lacrimal bone）位于眶内侧壁的前部，为方形的小骨片，参与构成泪囊窝。

（6）腭骨

**腭骨**（palatine bone）位于上颌骨的后方，呈 L 形，参与构成骨腭后份。

（7）下鼻甲

**下鼻甲**（inferior nasal concha）位于鼻腔的外侧壁下部，薄而卷曲，附着于上颌骨内侧面。

（8）犁骨

**犁骨**（vomer）为斜方形的小骨片，呈矢状位，参与构成骨性鼻中隔的后下部。

（9）舌骨

**舌骨**（hyoid bone）（图 1-17）位于下颌骨的后下方，呈 U 形。中间部称**体**，向后外延伸的长突称为**大角**，向上的短突称为**小角**。

**3. 颅的整体观**

（1）颅盖

**颅盖**（calvaria）在额骨与顶骨之间有**冠状缝**，左、右顶骨之间有**矢状缝**，顶骨与枕骨之间有**人字缝**。

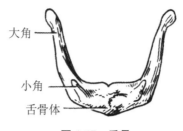

图 1-17　舌骨

（2）颅底

**颅底**（base of skull）可分为内面和外面。

① 颅底内面

**颅底内面**（internal surface of base of skull）（图 1-18）承托脑。由前向后呈阶梯状排列着 3 个窝，分别称为颅前窝、颅中窝和颅后窝。各窝内有许多孔、裂和管，它们大多通于颅外。

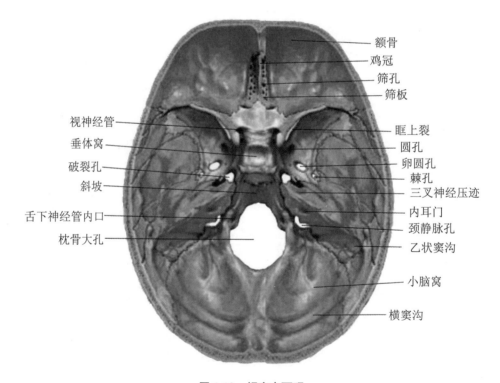

图 1-18　颅底内面观

**颅前窝**（anterior cranial fossa）由额骨眶部、筛骨筛板和蝶骨小翼围成。中央低凹部分是筛骨的筛板，板上有许多**筛孔**，通鼻腔，有嗅神经通过。

**颅中窝**（middle cranial fossa）由蝶骨体及大翼、颞骨岩部等围成。中央是蝶骨体，体上面中央的凹陷为**垂体窝**。窝的前外侧有**视神经管**，管的外侧有**眶上裂**，它们都通入眶。蝶骨体的两侧，从前内向后外有**圆孔、卵圆孔和棘孔**。**脑膜中动脉沟**自棘孔起向外上方走行。

颅后窝（posterior cranial fossa）最深，主要由枕骨和颞骨岩部后面围成，中央有**枕骨大孔**，孔前上方的平坦斜面称**斜坡**，承托脑干。孔的前外缘有**舌下神经管内口**。孔的后上方有**枕内隆凸**。枕内隆凸两侧有**横窦沟**，横窦沟折向前内下为**乙状窦沟**，末端终于**颈静脉孔**。颞骨岩部后面中部有**内耳门**，通内耳道。

② 颅底外面

**颅底外面**（external surface of base of skull）（图 1-19）高低不平，神经血管通过的孔裂甚多。由前向后可见由两侧牙槽突合成的**牙槽弓**和**骨腭**。骨腭正中有**腭中缝**，其前端有切牙孔，通切牙管。骨腭上方被鼻中隔后缘（犁骨）分成 2 个**鼻后孔**。颅底的后部中央有一大孔，称**枕骨大孔**。在枕骨大孔的两侧有椭圆形隆起，称**枕髁**。髁前外侧有舌下神经管外口。枕髁外侧，枕骨与颞骨岩部交界处有一不规则的孔，为**颈静脉孔**，颈静脉孔前方的圆孔，为**颈动脉管外口**。颈动脉管外口的后外方，有细长骨突为**茎突**。茎突的后外方有颞骨的**乳突**。茎突与乳突之间即茎突根部后方的孔为**茎乳孔**。茎突的前外侧为**外耳门**，外耳门的前方有大而深的凹陷为**下颌窝**，与下颌头相关节。枕骨大孔的后上方有**枕外隆凸**。

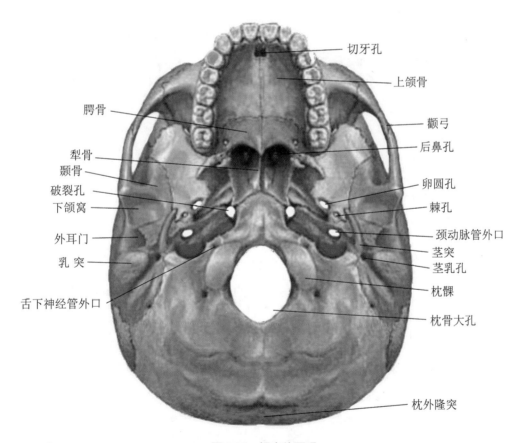

图 1-19　颅底外面观

上述颅底的孔、管、裂都有血管或神经通过，颅底骨折时大多沿着这些孔、管、裂断裂，引起血管、神经损伤，甚至危及生命。

（3）颅的前面

**颅的前面**（anterior surface of skull）（图 1-14）由大部分面颅和部分脑颅构成，并共同围

19

成眶和骨性鼻腔。

① 眶

**眶**（orbit）容纳眼球及其附属结构，经视神经管通入颅腔。呈四面锥体形，底朝前外方，尖向后内方，可分为一尖、一底及上、下、内侧、外侧四壁。

**尖**指向后内，尖端有一圆形的**视神经管外口**，眶借此管通向颅中窝。

**底**即眶口，略呈四边形，它的上、下缘分别称**眶上缘**和**眶下缘**。眶上缘的中内 1/3 交界处有**眶上孔**或**眶上切迹**，眶下缘中份下方有**眶下孔**。

**上壁**前外侧份有一深窝，称**泪腺窝**，容纳泪腺。

**下壁**主要由上颌骨构成，壁下方为上颌窦。下壁和外侧壁交界处的后份有**眶下裂**，裂中部有向前行的眶下沟，该沟向前续于**眶下管**，管开口于眶下孔。

**内侧壁**最薄，前下份有一长圆形窝，容纳泪囊，为**泪囊窝**，此窝向下经**鼻泪管**通鼻腔。

**外侧壁**较厚，与上壁交界处的后份有**眶上裂**，向后通颅中窝。

② 骨性鼻腔

**骨性鼻腔**（bony nasal cavity）（图 1-14、图 1-20、图 1-21）位于面颅的中央，介于两眶和上颌骨之间，它被**骨性鼻中隔**分为左、右两半。骨性鼻中隔由**筛骨垂直板**和**犁骨**组成。

鼻腔的**顶**主要由筛板构成，有筛孔通向颅前窝。**底**为骨腭，前端有**切牙管**通口腔。**外侧壁**有 3 个向下卷曲的骨片，分别称**上鼻甲**、**中鼻甲**和**下鼻甲**。每个鼻甲下方的空间，相应地称为**上鼻道**、**中鼻道**和**下鼻道**。

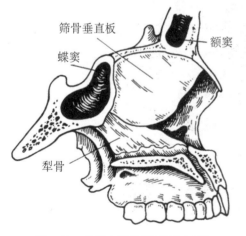

图 1-20　鼻腔内侧壁（骨性鼻中隔）

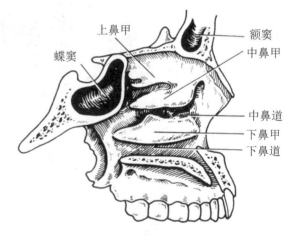

图 1-21　鼻腔外侧壁

③ 鼻旁窦

**鼻旁窦**（paranasal sinuses）（图 1-20～图 1-22）指鼻腔周围的额骨、上颌骨、筛骨及蝶骨内与鼻腔相通的含气空腔，共有 4 对，包括额窦、上颌窦、筛窦和蝶窦。**额窦**左、右各一，位于额骨内，眉弓的深面，开口于中鼻道。**上颌窦**最大，位于上颌骨内，开口于中鼻道，由于窦口高于窦底，积液时不易引流。**筛窦**位于筛骨内，因筛骨迷路内有数个含气空腔，呈蜂窝状，又称**筛小房**，按其所在部位可分为前、中、后 3 群。前、中筛小房开口于中鼻道，后筛小房开口于上鼻道。**蝶窦**位于蝶骨体内，开口于上鼻甲后上方的**蝶筛隐窝**。

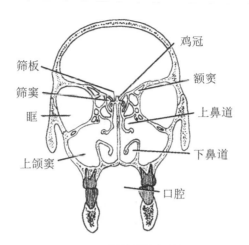

图 1-22　颅的冠状切面

（4）颅的侧面

**颅的侧面**（lateral surface of skull）（图 1-15）中部有**外耳门**，前方有一弓状的骨梁为**颧弓**，后方为颞骨**乳突**，两者在体表均可摸到。颧弓上方的凹陷，称颞窝，容纳颞肌。颞窝内，额、顶、颞、蝶 4 骨会合处，形成的 H 形缝称翼点（相当于"太阳穴"的位置），此处最薄弱。其内面有脑膜中动脉前支通过，翼点骨折时，容易损伤该动脉，引起颅内血肿。

**4. 新生儿颅**

新生儿颅（图 1-23）没有发育完全，各骨间留有缝隙，由结缔组织膜所封闭，称**颅囟**。最大的囟在矢状缝和冠状缝相交处，呈菱形，称**前囟**（**额囟**），在一岁半左右前囟逐渐骨化闭合。在人字缝与矢状缝相交处，有三角形的**后囟**（**枕囟**），在出生后 3 个月左右即闭合。前囟在临床上常作为婴儿发育和颅内压变化的检查部位之一。

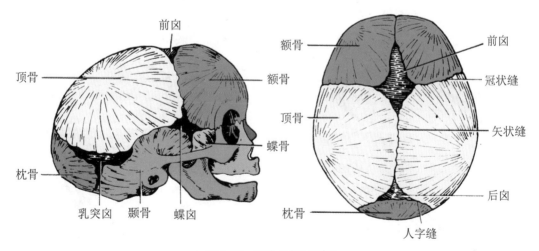

图 1-23　新生儿颅（示囟）

（三）上肢骨

**上肢骨**包括上肢带骨和自由上肢骨。自由上肢骨借上肢带骨连于躯干骨。两侧共计

64块。

### 1. 上肢带骨

包括锁骨和肩胛骨。

（1）锁骨

**锁骨**（clavicle）（图1-24）位于胸廓前上部两侧，呈波浪形弯曲。全长于皮下均可摸到，是重要的骨性标志。内侧端粗大，为**胸骨端**，与胸骨柄相关节。外侧端扁平，为**肩峰端**，与肩胛骨肩峰相关节。内侧2/3凸向前，外侧1/3凸向后，两者交界处较薄弱，锁骨骨折多发生在此处。

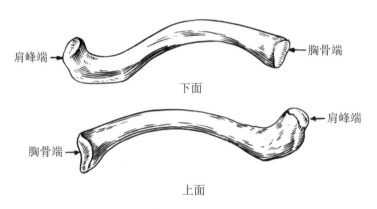

**图1-24 锁骨（右侧）**

（2）肩胛骨

**肩胛骨**（scapula）（图1-25）为三角形的扁骨，位于背部外上方，介于第2～7肋骨之间，有三缘、三角和两面。

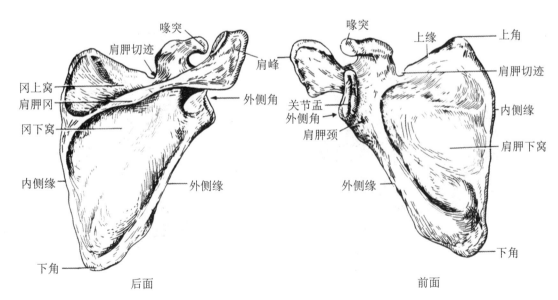

**图1-25 肩胛骨（右侧）**

**上缘**外侧部有一向前弯曲的指状突起，称为**喙突**。**内侧缘**薄而锐利，因邻近脊柱，又称脊柱缘。**外侧缘**较肥厚,邻近腋窝,又称**腋缘**。

**上角**为上缘与内侧缘会合处,平对第2肋。**下角**为内侧缘与外侧缘会合处,平对第7肋或肋间隙,为计数肋的重要标志。**外侧角**为上缘与外侧缘的会合处,最肥厚,有朝向外侧的梨形浅窝,称为**关节盂**,与肱骨头相关节。盂的上、下方各有一个粗糙隆起,分别称**盂上结节**和**盂下结节**。

**前面**有一大的浅窝,朝向肋骨,称**肩胛下窝**。**后面**有一横嵴,称**肩胛冈**。肩胛冈上、下方的浅窝分别称**冈上窝**和**冈下窝**。肩胛冈的外侧端高耸,称为**肩峰**,其内侧缘的关节面与锁骨肩峰端构成肩锁关节。

**2. 自由上肢骨**

包括肱骨、桡骨、尺骨和手骨。除手骨的腕骨外,其他都属长骨。

**(1) 肱骨**

**肱骨**(humerus)(图1-26)位于臂部,分一体两端。

肱骨上端有朝向后内方的半球形**肱骨头**,与肩胛骨的关节盂相关节。头周围的环形浅沟,称**解剖颈**。肱骨头前下方的突起,称**小结节**。小结节外侧的隆起,称**大结节**。两结节向下各延伸一骨嵴,分别称**大结节嵴**和**小结节嵴**。大、小结节之间有一纵沟,称**结节间沟**,其中有肱二头肌长头腱通过。肱骨上端与体交界处稍细,称**外科颈**,是骨折的易发部位。

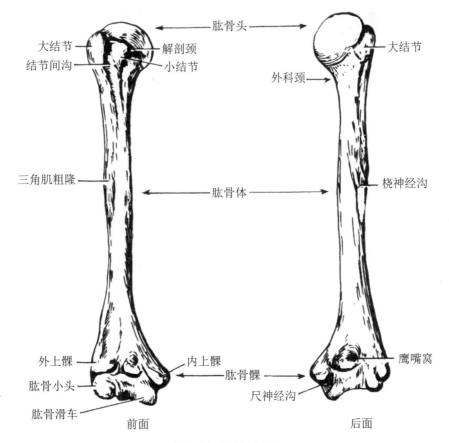

图1-26 肱骨(右侧)

肱骨体的中部外侧面有一呈V形的**三角肌粗隆**,为三角肌附着处。体的后面中部,有一自内上斜向外下的浅沟,称**桡神经沟**,有桡神经通过。肱骨中部骨折易损伤桡神经。

肱骨下端前、后较扁而略向前卷曲,外侧份有半球形的**肱骨小头**,有关节面与桡骨相关节;内侧份有滑车状的**肱骨滑车**,与尺骨相关节。滑车的前上方有一浅窝,称**冠突窝**;滑车的后上方有一深窝,称**鹰嘴窝**,伸肘时可容纳尺骨鹰嘴。小头的上外侧和滑车上内侧各有一突起,分别称**外上髁**和**内上髁**,为重要的骨性标志。内上髁后下方有一浅沟,称**尺神经沟**,有尺神经通过,内上髁髁下骨折时,易损伤尺神经。肱骨大结节和内、外上髁在体表均可扪到。

(2)桡骨

**桡骨**(radius)(图1-27)位于前臂外侧部,分一体两端,体呈三棱柱形,上端细小,下端膨大。桡骨上端扁圆形的膨大称**桡骨头**。头上有关节凹与肱骨小头相关节。头的周缘有**环状关节面**与尺骨的桡切迹相关节。头下方稍细的部分为**桡骨颈**,颈的内下方有一粗糙隆起称**桡骨粗隆**,是肱二头肌的止点。桡骨下端外侧向下突出,称**桡骨茎突**。下端内侧有关节面,称**尺切迹**,与尺骨的环状关节面相关节,下面有**腕关节面**与腕骨相关节。

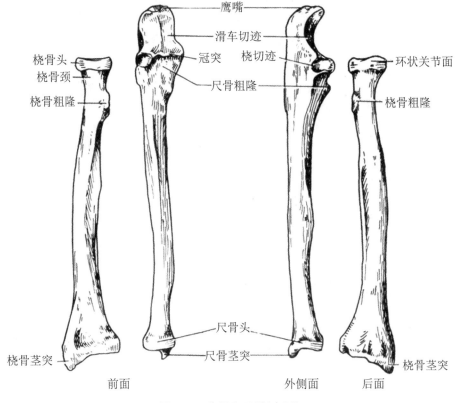

图1-27 桡骨和尺骨(右侧)

(3)尺骨

**尺骨**(ulna)(图1-27)位于前臂的内侧部,分一体两端。上端粗大,前面深凹的关节面称**滑车切迹**,与肱骨滑车相关节。滑车切迹上、下方各有一个突起,分别称**尺骨鹰嘴**和**冠突**。冠突外侧面的凹陷是**桡切迹**,与桡骨头的环状关节面相关节。冠突下方的粗糙隆起,称**尺骨粗隆**。下端为**尺骨头**,其前、外、后有**环状关节面**与桡骨的尺切迹相关节;头的下面光滑,借三角形的关节盘与腕骨隔开。尺骨头的后内侧有向下的突起,称**尺骨茎突**。

（4）手骨

**手骨**（bones of hand）（图 1-28）包括腕骨、掌骨及指骨。

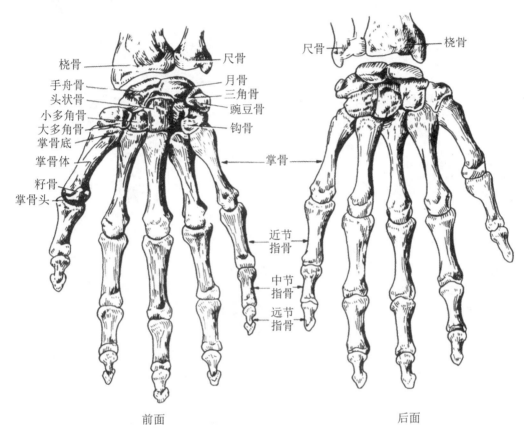

图中标注（前面，左侧自上而下）：桡骨、手舟骨、头状骨、小多角骨、大多角骨、掌骨底、掌骨体、籽骨、掌骨头；（右侧自上而下）尺骨、月骨、三角骨、豌豆骨、钩骨；中部：掌骨；下部：近节指骨、中节指骨、远节指骨。

图中标注（后面）：尺骨、桡骨。

前面　　　　　　　　　后面

**图 1-28　手骨（右侧）**

**腕骨**（carpal bones）由 8 块短骨组成,排成两列。由桡侧向尺侧,近侧列依次为**手舟骨**、**月骨**、**三角骨**和**豌豆骨**,远侧列依次为**大多角骨**、**小多角骨**、**头状骨**和**钩骨**。

**掌骨**（metacarpal bones）共 5 块,由桡侧向尺侧,分别称为第 1～5 掌骨。

**指骨**（phalanges of fingers）共 14 节。拇指有 2 节指骨,分别为**近节指骨**和**远节指骨**,其余各指均为 3 节,分别为**近节指骨**、**中节指骨**和**远节指骨**。每节指骨的近端为**底**,中部为**体**,远端为**滑车**。

（四）下肢骨

**下肢骨**包括下肢带骨和自由下肢骨。自由下肢骨借下肢带骨连于躯干骨。两侧共计 62 块。

**1. 下肢带骨**

每侧各有 1 块髋骨。

**髋骨**（hip bone）（图 1-29、图 1-30）是不规则骨,上部扁阔;中部窄厚,外侧有一深窝,称**髋臼**;下部有一大孔,称**闭孔**。幼儿时期的髋骨由后上方的**髂骨**、后下方的**坐骨**和前下方的**耻骨**构成,3 骨互借软骨相连,至 15～16 岁,软骨骨化,3 骨逐渐融合成为一块髋骨。

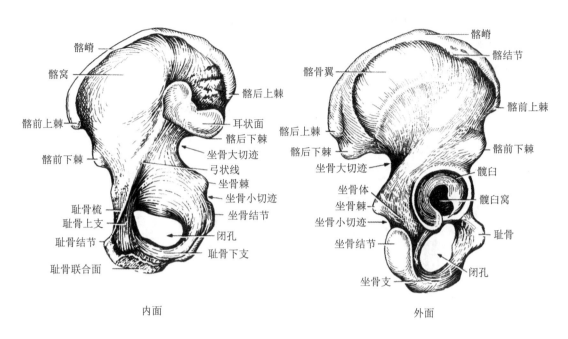

内面　　　　　　　　　　　　　　外面

**图 1-29　髋骨(右侧)**

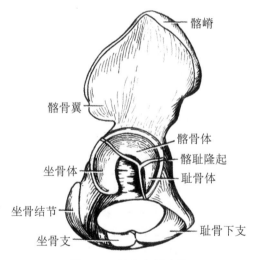

**图 1-30　幼儿右侧髋骨**

（1）髂骨

**髂骨**（ilium）构成髋骨的后上部，可分为肥厚的髂骨体和扁阔的髂骨翼。**髂骨体**构成髋臼的上 2/5。**髂骨翼**上缘增厚，形成弓形的**髂嵴**，髂嵴前、后端分别称为**髂前上棘**和**髂后上棘**，两者的下方各有一个突起，分别称**髂前下棘**和**髂后下棘**。髂前上棘后方 5～7 cm 处，髂嵴外唇向外突起，称**髂结节**。髂后下棘的下方有深陷的**坐骨大切迹**。髂骨内面的浅窝，称为**髂窝**，髂窝的后方有粗糙的耳状关节面，称**耳状面**，与骶骨相关节。髂窝的下界有圆钝的骨嵴，称**弓状线**。

（2）坐骨

**坐骨**（ischium）构成髋骨的后下部，分为坐骨体和坐骨支。**坐骨体**构成髋臼的后下 2/5，后缘有一尖形锐棘,称**坐骨棘**,棘的下方有**坐骨小切迹**。坐骨体的后下部向前内上移行为较细的**坐骨支**,其末端与耻骨下支结合。坐骨体与坐骨支移行处的后部是粗糙的隆起,为**坐骨结节**,是坐骨最低处,在体表可扪到。

（3）耻骨

**耻骨**(pubis)构成髋骨的前下部,可分为耻骨体和上、下支。**耻骨体**构成髋臼的前下部,较肥厚。自体向前内伸出**耻骨上支**,其末端急转向下,移行为**耻骨下支**。耻骨上支上面有一条锐嵴,称**耻骨梳**,向后移行于弓状线,向前终于**耻骨结节**,是重要的体表标志。耻骨上、下支移行处的内侧面有长圆形的粗糙面,称**耻骨联合面**,两侧联合面借软骨相接,构成**耻骨联合**。耻骨下支与坐骨支共同围成**闭孔**。

**2. 自由下肢骨**

包括股骨、髌骨、胫骨、腓骨和足骨。除髌骨和足骨的跗骨外,其他都属于长骨。

（1）股骨

**股骨**(femur)（图 1-31）位于大腿部,是人体最长最粗壮的长骨,长度约占身高的 1/4,分为一体两端。

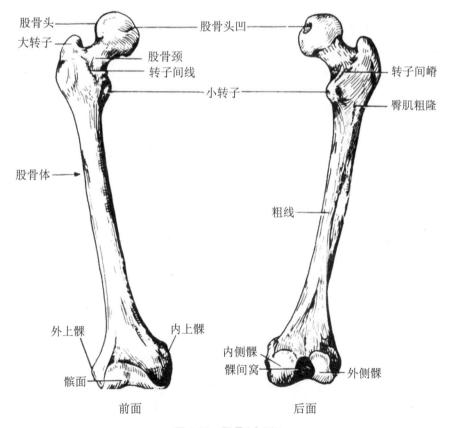

**图 1-31　股骨(右侧)**

上端有朝向内上的球形**股骨头**,与髋臼相关节。头中央稍下有一凹陷,为**股骨头凹**。头下外侧的狭细部分称**股骨颈**。颈与体连结处上外侧的方形隆起,称**大转子**;内下方的隆起,称**小转子**。大、小转子之间,前面有**转子间线**,后面有**转子间嵴**。大转子在体表可扪到,是重要的体表标志。

股骨体稍微向前凸,体的后面有纵行的骨嵴为**粗线**,此线上段分叉,向上外延续为**臀肌粗隆**。

下端有两个向后的膨大,为**内侧髁**和**外侧髁**,内、外侧髁的前面、下面和后面都是光滑的关节面,两髁前方的关节面彼此相连,形成髌面,与髌骨相关节。两髁后份之间的深窝称**髁间窝**。两髁侧面最突起处,分别称**内上髁**和**外上髁**。

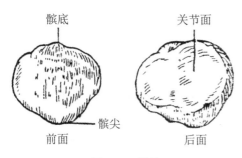

髌底　　　　　关节面

前面　　　　髌尖　　后面

**图1-32　髌骨**

（2）髌骨

**髌骨**（patella）（图1-32）是全身最大的籽骨,位于股骨下端前面,在股四头肌腱内,上宽下尖,前面粗糙,后面光滑为关节面,与股骨髌面相关节。髌骨在体表可扪到。

（3）胫骨

**胫骨**（tibia）（图1-33）位于小腿内侧部,是小腿主要负重骨,故较粗壮。胫骨上端膨大,向两侧突出,形成**内侧髁**和**外侧髁**,两髁上面各有关节面,与股骨下端内、外侧髁相关节。外侧髁的后下方有一**腓关节面**,与腓骨相关节。上端的前面有一粗糙隆起,称**胫骨粗隆**。胫骨下端内侧面的突起,称为**内踝**,在体表可扪到。胫骨下端的下面和内踝的外侧面有关节面与距骨相关节。下端的外侧面有腓切迹与腓骨相连。

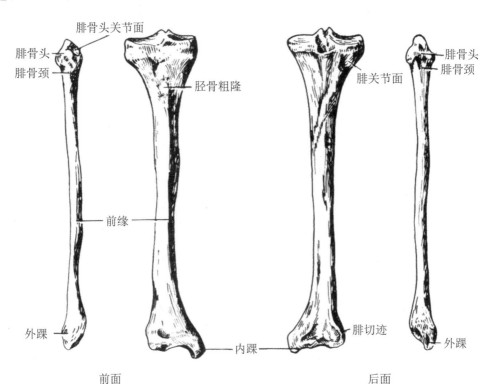

腓骨头关节面

腓骨头
腓骨颈

胫骨粗隆

腓关节面

腓骨头
腓骨颈

前缘

外踝

内踝

腓切迹

外踝

前面　　　　　　　　　　　后面

**图1-33　胫骨和腓骨（右侧）**

（4）腓骨

**腓骨**（fibula）（图 1-33）位于小腿的外侧，有一体和两端。上端略膨大，称**腓骨头**，其内上方有关节面与胫骨的腓关节面相关节。腓骨头浅居皮下，为重要的骨性标志。头下方缩窄，为**腓骨颈**。腓骨下端膨大为**外踝**，其内侧的关节面与距骨相关节。

（5）足骨

**足骨**（bones of foot）（图 1-34）可分为跗骨、跖骨及趾骨。

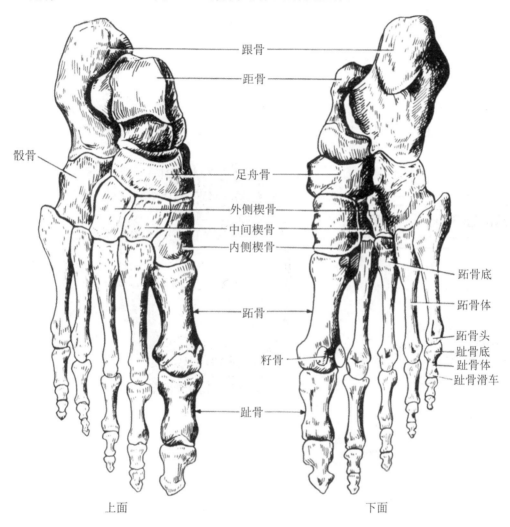

跟骨
距骨
骰骨
足舟骨
外侧楔骨
中间楔骨
内侧楔骨
跖骨底
跖骨体
跖骨头
趾骨底
趾骨体
趾骨滑车
跖骨
籽骨
趾骨

上面　　　　　　　　　下面

**图 1-34　足骨（右侧）**

**跗骨**（tarsal bones）均属于短骨，共 7 块，即距骨、跟骨、骰骨、足舟骨及 3 块楔骨（**内侧楔骨、中间楔骨和外侧楔骨**）。分前、中、后三列，后列包括上方的距骨和下方的跟骨；中列为位于距骨前方的足舟骨；前列为足舟骨前方的内侧楔骨、中间楔骨和外侧楔骨，以及跟骨前方的骰骨。跟骨后端隆突，称**跟骨结节**。

**跖骨**（metatarsal bones）属于长骨，共有 5 块，从内侧向外侧依次称为第 1～5 跖骨。每块跖骨也可分为**底、体、头**三部。第 1～3 跖骨底与 3 块楔骨相关节，第 4～5 跖骨底与骰骨相关节。跖骨头与近节趾骨底相关节。第 5 跖骨底向后突出，称**第 5 跖骨粗隆**，在体表可扣到。

**趾骨**（phalanges of toes）属长骨，共有 14 块。踇趾为 2 节，其余各趾均为 3 节。形态和命名与指骨相同，但比指骨短小。

# 第二节 关 节 学

## 一、总论

骨与骨之间的连结装置称为**骨连结**（图 1-35），可分为直接连结和间接连结。

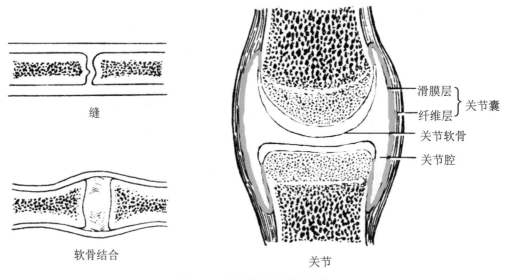

缝

软骨结合

关节

滑膜层 ┐
纤维层 ┘ 关节囊
关节软骨
关节腔

**图 1-35 骨连结的分类与构造**

（一）直接连结

骨与骨之间借纤维结缔组织或软骨相连，其间无间隙，不能活动或仅有轻微的活动，称为**直接连结**。根据骨间连结组织的不同，直接连结又可分为纤维连结、软骨连结和骨性结合 3 类。

**1. 纤维连结**

**纤维连结**（fibrous joint）是指两骨之间借纤维结缔组织相连结，如椎骨棘突之间的韧带连结及前臂骨间膜、颅骨间的缝连结等。

**2. 软骨连结**

**软骨连结**（cartilaginous joint）是指两骨之间借软骨相连，如椎体间的椎间盘和耻骨联合。

**3. 骨性结合**

纤维连结和软骨连结如发生骨化,则成为**骨性结合**(osseous joints),如骶椎之间的骨性结合以及髂、耻、坐骨之间在髋臼处的骨性结合。

(二)间接连结

**间接连结**又称**关节**(joint),其特点是两骨之间借膜性囊互相连结,关节的相对面互相分离,其间有充以滑液的腔隙,有较大的活动性。关节包括主要结构和辅助结构两部分。

**1. 关节的主要结构**

**关节的主要结构**(图 1-35)包括关节面、关节囊和关节腔。

(1)关节面

**关节面**(articular surface)是参与组成关节的各相关骨的接触面。每一关节至少包括两个关节面,凸面称为**关节头**,凹面称为**关节窝**。关节面覆盖一层**关节软骨**,多数为透明软骨,关节软骨不仅使关节面变光滑,同时在运动时还可减少摩擦,缓冲震荡和冲击。

(2)关节囊

**关节囊**(articular capsule)是由结缔组织膜构成的囊,附着于关节的周围,并与骨膜融合相续,包围关节,封闭关节腔。

关节囊在结构上分内、外两层。外层为**纤维膜**,由致密结缔组织构成,附着于关节面周围的骨面上,并与骨膜连续。内层为**滑膜**,由疏松结缔组织构成,衬贴于纤维层的内面,并附着于关节软骨的周缘。滑膜具有丰富的血管网,能产生滑液,润滑关节软骨面,减少关节运动时关节软骨间的摩擦,并具有营养关节软骨的作用。

(3)关节腔

**关节腔**(articular cavity)是由关节囊滑膜层和关节软骨共同围成的密闭腔隙,其内有少量滑液。关节腔内呈负压,对维持关节的稳定性有一定的作用。

**2. 关节的辅助结构**

包括韧带、关节盘、关节半月板、关节唇及滑膜襞和滑膜囊。

(1)韧带

**韧带**(ligament)呈束状或膜状,是连于相邻两骨之间的致密结缔组织束,有增加关节稳固性和限制关节过度运动的作用。位于关节囊外的称**囊外韧带**,如髌韧带;位于关节囊内的称**囊内韧带**,如膝关节的交叉韧带。

(2)关节盘和关节半月板

**关节盘**(articular disc)和**关节半月板**(articular meniscus)是关节内两种不同形态的纤维软骨。关节盘位于构成关节骨的关节面之间,其周缘附着于关节囊,将关节腔分成两部分。有的关节盘呈半月形,称关节半月板。关节盘和关节半月板可调整关节面使其更为适合,能增加关节的弹性,减少外力对关节的冲击和震荡,并可增加关节运动的形式和范围。

(3)关节唇

**关节唇**(articular labrum)为附着于关节窝周缘的纤维软骨环,有加深关节窝和扩大关节面的作用,使关节更加稳固。如盂唇和髋臼唇。

(4)滑膜襞和滑膜囊

**滑膜襞**(synovial fold)和**滑膜囊**(synovial bursa):有些关节的滑膜面积大于纤维膜,可形成皱襞,突入关节腔,形成滑膜襞;有些滑膜可经纤维膜的薄弱处呈囊状向外突出,形成滑膜囊,滑膜囊多位于肌腱与骨面之间,可减少肌活动时与骨面之间的摩擦。

**3. 关节的运动**

关节的运动形式和运动范围取决于关节面的形态、关节轴的数目和位置,其运动形式基本上可依照关节的 3 个互相垂直的轴而分为 3 组相互拮抗的运动。

(1) 屈和伸

是关节绕冠状轴进行的运动。运动时两骨互相靠拢,角度缩小者称**屈**;相反,角度加大者称**伸**。

(2) 内收和外展

是关节绕矢状轴的运动。运动时骨向躯干或向正中矢状面靠拢者,称为**内收**(或**收**);反之,离开躯干或正中矢状面者称**外展**(或**展**)。

(3) 旋内和旋外

是关节绕垂直轴进行的运动,统称为**旋转**。骨的前面转向内侧的称**旋内**;反之,转向外侧的称**旋外**。在前臂,桡骨对尺骨的旋转运动,则是围绕桡骨头和尺骨头的轴线旋转的,旋内即将手掌向内侧转、手背转向前方,使桡骨、尺骨交叉的运动,又称**旋前**;旋外即将手掌恢复到向前、手背转向后方,使桡骨、尺骨并列的运动,又称**旋后**。

凡二轴或三轴关节可做环转运动,即关节头原位转动,骨的远端做圆周运动,运动时全骨描绘出一圆锥形的轨迹。环转运动实际上是屈、展、伸、收的依次结合连续运动。

## 二、各论

(一) 躯干骨的连结

**1. 椎骨间的连结**

各椎骨之间借椎间盘、韧带和关节相连结。

(1) 椎间盘

**椎间盘**(intervertebral disc)(图 1-36)是连结相邻两个椎体的纤维软骨盘(第 1 颈椎和第 2 颈椎之间缺如),成人有 23 个椎间盘。椎间盘由内、外两部分构成。内部为**髓核**,是柔软而富有弹性的胶状物质,位于椎间盘中部稍偏后方,有缓和冲击的作用。外部为**纤维环**,由多层呈环状排列的纤维软骨环组成,围绕髓核并牢固连结各椎体上、下面,有保护髓核限制其向外膨出的作用。

椎间盘既坚韧又富有弹性,承受压力时被压缩,除去压力后又复原,具有"弹性垫"样作用,可缓冲外力对脊柱的震动,还可增加脊柱的运动幅度。成年人由于椎间盘的退行性改变,在过度劳损、体位骤变、猛力动作或暴力撞击下,使纤维环破裂时,髓核多向后外侧突出,突入椎管或椎间孔,压迫相邻的脊髓或脊神经根引起相应症状,临床称为椎间盘突出症。由于腰部活动度较大,故此病多发生于腰部。

(2) 椎骨间的韧带

**前纵韧带**(anterior longitudinal ligament)(图 1-37)位于椎体的前面,宽而坚韧,上起自

枕骨大孔前缘,下达第1或第2骶椎椎体,为全身最长的韧带。前纵韧带牢固地附着于椎体和椎间盘,有防止脊柱过度后伸和椎间盘向前脱出的作用。

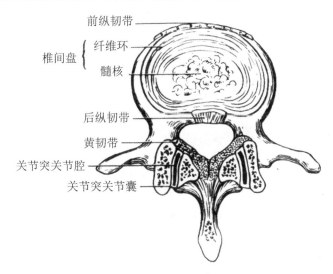

图 1-36 椎间盘和关节突关节

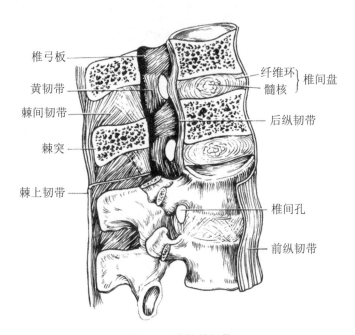

图 1-37 脊柱的韧带

**后纵韧带**(posterior longitudinal ligament)(图 1-37)位于各椎体的后面(参与构成椎管的前壁),窄而坚韧,起自枢椎,下达骶骨。后纵韧带有限制脊柱过度前屈和防止椎间盘向后脱出的作用。

**黄韧带**(ligamenta flava)(图 1-37)又称弓间韧带,是连结相邻两椎弓板的韧带,坚韧而富有弹性。黄韧带协助围成椎管,并有限制脊柱过分前屈的作用。

**棘间韧带**(interspinal ligament)(图 1-37)为连结相邻两棘突的薄层纤维,附着于棘突根部到棘突尖。向前与黄韧带相移行,向后与棘上韧带相移行。

**棘上韧带**(supraspinal ligament)(图 1-37)是连结胸、腰、骶椎各棘突尖的纵行韧带,前方与棘间韧带相融合,有限制脊椎前屈的作用。

**项韧带**(ligamentum nuchae)(图 1-38)位于颈部,为从颈椎棘突尖向后扩展成三角形板状的弹性膜。向上附着于枕外隆凸,向下附着于第 7 颈椎棘突并续于棘上韧带。前缘与棘间韧带相续,后缘游离。

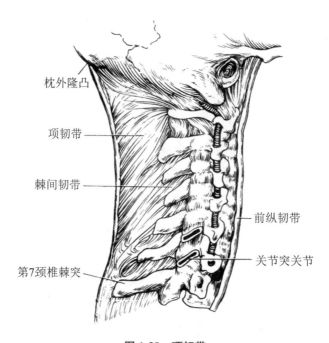

图 1-38　项韧带

(3) 关节

**关节突关节**(zygapophysial joint)(图 1-36)由相邻椎骨的上、下关节突的关节面构成,只能做轻微运动。

**寰枕关节**(atlantooccipital joint)由枕骨的两侧枕髁和寰椎侧块的上关节凹构成,两侧关节同时活动,可使头做俯仰和侧屈运动。

**寰枢关节**(atlantoaxial joint),包括左、右寰枢外侧关节和寰枢正中关节,可使头做俯仰、侧屈和旋转运动。

**腰骶关节**(lumbosacral joint)由第 5 腰椎的下关节突与骶骨上关节突构成。

**2. 脊柱**

(1) 组成

**脊柱**(vertebral column)(图 1-39)由 24 块分离的椎骨、1 块骶骨和 1 块尾骨,借椎间盘、韧带和关节紧密连结而成。位于躯干背面正中,形成躯干的中轴,上承颅骨,下连髋骨,中附肋骨,参与构成胸腔、腹腔和盆腔的后壁。脊柱中央有椎管,容纳脊髓及其被膜和脊神经根。

(2) 整体观

脊柱长度可因姿势不同而略有差异,静卧比站立时可长出 2～3 cm,这是由于站立时椎间盘被压缩所致。

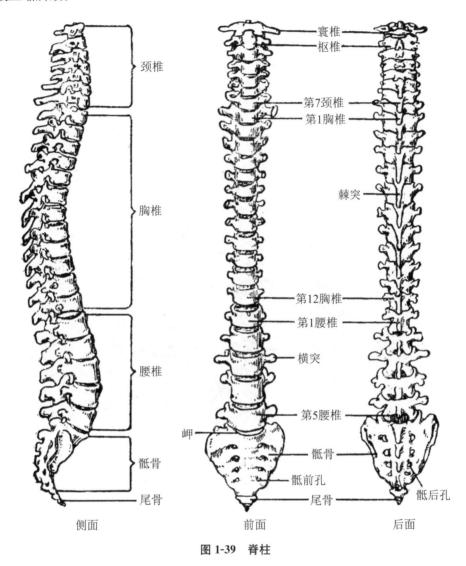

颈椎

胸椎

腰椎

骶骨

尾骨

侧面

寰椎
枢椎

第7颈椎
第1胸椎

棘突

第12胸椎
第1腰椎

横突

第5腰椎

岬

骶骨

骶前孔

尾骨

前面

第7颈椎
第1胸椎

骶骨

骶后孔

后面

**图1-39 脊柱**

从前面观察脊柱,自上而下,椎体的宽度随负载增加而逐渐增宽,至第2骶椎为最宽。骶骨耳状面以下,由于重力经髋关节传到下肢骨,椎体已无承重意义,体积逐渐缩小。

从侧面观察脊柱,可见成人有4个生理弯曲,即**颈曲、胸曲、腰曲**和**骶曲**。颈曲和腰曲凸向前,胸曲和骶曲凸向后。脊柱的这些弯曲增大了脊柱的弹性,可减轻震荡并维持人体重心,扩大了胸腔和盆腔的容积,以容纳众多的脏器。脊柱侧面,相邻上、下两椎弓根之间,有脊神经和血管通过的椎间孔,两侧共有23对椎间孔。

(3)功能

脊柱具有支持体重、保护脊髓和参与运动的功能。脊柱的运动功能在相邻两个椎骨之间是有限的,但就整个脊柱而言,运动幅度很大,可做前屈、后伸、侧屈、旋转和环转运动。跳跃时,由于脊柱曲度的增减变化而产生弹拨运动。脊柱颈、腰部运动较灵活,损伤也多见于此两部。

### 3. 胸廓

（1）组成

**胸廓**（thoracic cage）（图1-40）由12块胸椎、1块胸骨和12对肋借椎间盘、关节和韧带连结而成。肋头的关节面与相应胸椎的椎体肋凹构成**肋头关节**（图1-41），肋结节的关节面与相应胸椎的横突肋凹构成**肋横突关节**（图1-41）。12对肋的前端均有肋软骨。第1～7对肋前端直接与胸骨相连，称**真肋**，其中第1肋软骨与胸骨柄直接连结，第2～7对肋软骨与胸骨体侧缘相应的肋切迹构成微动的**胸肋关节**（图1-42）。第8～12对肋不直接与胸骨相连，称**假肋**，其中第8～10对肋软骨不直接连于胸骨，而是依次连于上一肋软骨，形成一对**肋弓**。第11～12对肋前端游离于腹壁肌层中，称**浮肋**。

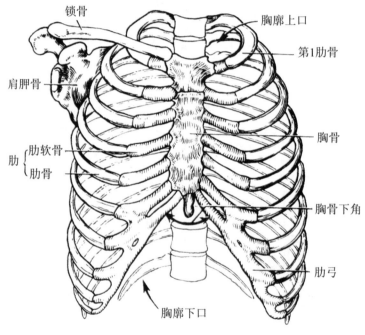

图1-40　胸廓

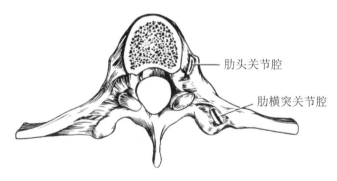

图1-41　肋头关节和肋横突关节

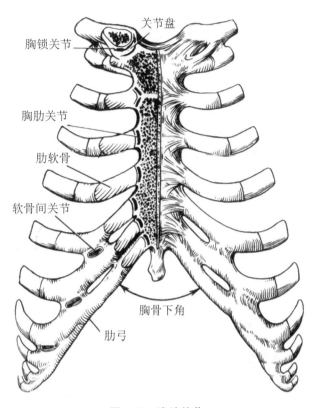

图 1-42　胸肋关节

（2）形态

成人胸廓近似圆锥形,上部狭窄,下部宽阔,其横径长,前后径短。胸廓有上、下两口和前、后及两侧四壁。**胸廓上口**较小,由第 1 胸椎、第 1 对肋及胸骨柄上缘围成,是胸腔和颈部的通道,有食管、气管、大血管及神经等出入;**胸廓下口**宽而不整齐,由第 12 胸椎,第 11、12 对肋前端,两肋弓和剑突共同围成,被膈肌封闭。相邻各肋之间的空隙,称为**肋间隙**,均由肌和韧带封闭。左、右肋弓在正中线形成向下开放的**胸骨下角**。胸廓的内腔称为**胸腔**,容纳心、肺等胸腔脏器。

（3）功能

胸廓除具有保护、支持功能外,主要参与呼吸运动。在肌的作用下,肋的后端沿贯穿肋结节和肋头的轴旋转,前端连同胸骨一起做上升和下降运动,使胸廓扩大和缩小,协助吸气和呼气。

（二）颅骨的连结

各颅骨之间大多借缝、软骨或骨相互连结,彼此结合得很牢固。舌骨借韧带和肌与颅底相连。只有下颌骨与颞骨之间构成颞下颌关节。

**颞下颌关节**（temporomandibular joint）（图 1-43）又名**下颌关节**,由下颌骨的下颌头与颞骨的下颌窝及关节结节构成。关节囊松弛,向上附着于下颌窝和关节结节的周围,向下附着于下颌颈。关节囊前部薄,后部较厚,外侧有韧带加强。关节内有纤维软骨构成的关节盘,关节盘的周缘与关节囊相连,将关节腔分为上、下两部分。颞下颌关节属于联动关节,能做开口、闭口、前进和后退及侧方运动,且两侧必须同时运动。若张口过大、过猛,关节囊又松弛,下颌头可滑至关节结节前方而不能退回关节窝,造成下颌关节前脱位。

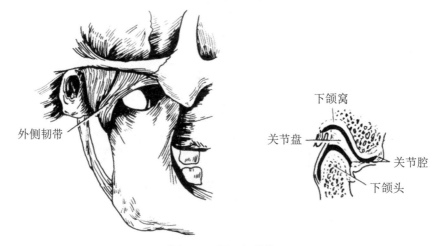

图 1-43　颞下颌关节

### (三)上肢骨的连结

上肢骨的连结可分为上肢带连结和自由上肢骨连结。

**1. 上肢带连结**

**上肢带连结**(joints of shoulder girdle)包括胸锁关节和肩锁关节等。

(1)胸锁关节

**胸锁关节**(sternoclavicular joint)(图 1-44)是上肢和躯干连结的唯一关节,由锁骨内侧端与胸骨柄相应的锁切迹及第 1 肋软骨的上面共同构成。关节囊坚韧,周围有韧带加强。关节内有纤维软骨构成的关节盘,将关节腔分为外上和内下两部分。胸锁关节活动范围小,但活动形式多样,可在垂直轴上做前、后运动,在矢状轴上做上、下运动,在冠状轴上做旋转运动,还可做环转运动。

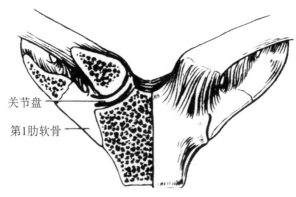

图 1-44　胸锁关节

(2)肩锁关节

**肩锁关节**(acromioclavicular joint)是由锁骨的肩峰端和肩胛骨肩峰的关节面构成的微动关节。

**2. 自由上肢骨连结**

**自由上肢骨连结**(joints of free upper limb)包括肩关节、肘关节、前臂骨间的连结和手关节。

(1) 肩关节(shoulder joint)(图1-45)

1) 组成

由肩胛骨关节盂和肱骨头构成。

2) 特点

① 肱骨头大,关节盂浅而小。在关节盂的周缘有纤维软骨构成的盂唇加深关节窝,但仍仅能容纳肱骨头关节面的1/4～1/3。肩关节的这种结构增加了运动幅度,但降低了关节的稳定性。② 关节囊薄而松弛,囊内有肱二头肌长头腱通过。③ 关节囊的上部、前部和后部均有肌和肌腱跨越,前下部缺乏肌和肌腱的加强而较薄弱,因此临床常见的肩关节脱位以前下方脱位为多见。④ 关节囊的上方有连于肩胛骨喙突与肩峰之间的**喙肩韧带**,可防止肩关节向上脱位。

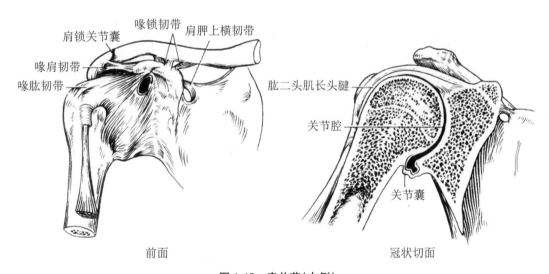

前面　　　　　　　　　　冠状切面

**图1-45　肩关节(右侧)**

3) 运动

肩关节为人体运动最灵活的关节。在冠状轴上可做屈、伸运动,在矢状轴上可做内收、外展运动,在垂直轴上可做旋内、旋外运动,亦可做环转运动。

(2) 肘关节(elbow joint)(图1-46)

1) 组成

由肱骨下端和桡、尺骨上端构成的复合关节,包括三个关节:

**肱尺关节**(humeroulnar joint),由肱骨滑车和尺骨滑车切迹构成。

**肱桡关节**(humeroradial joint)由肱骨小头和桡骨头关节凹构成。

**桡尺近侧关节**(proximal radioulnar joint),由桡骨头环状关节面和尺骨桡切迹构成。

2) 特点

① 上述3个关节包裹在一个关节囊内,有一个共同的关节腔。② 关节囊的前、后壁薄

而松弛,两侧壁厚而紧张,并有**桡侧副韧带**和**尺侧副韧带**加强。③ 在桡骨环状关节面的周围,有**桡骨环状韧带**,其两端分别附着于尺骨桡切迹的前、后缘,与尺骨桡切迹共同形成一个上口大、下口小的骨纤维环容纳桡骨头,防止桡骨头脱出。幼儿桡骨头尚未发育完全,桡骨环状韧带松弛,在肘关节伸直位猛力牵拉前臂时,易发生桡骨头半脱位。

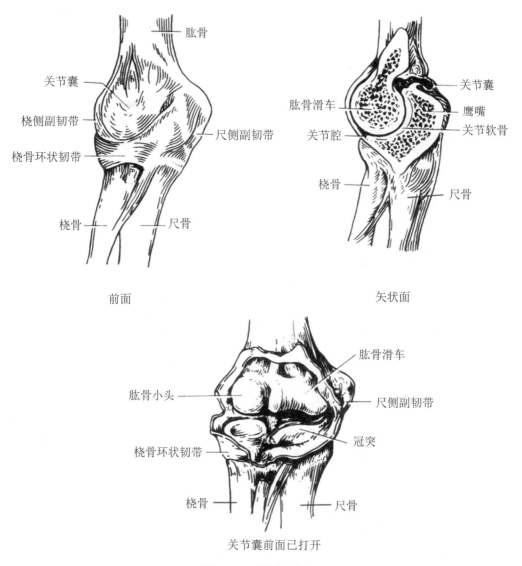

前面                    矢状面

关节囊前面已打开

**图 1-46　肘关节(右侧)**

尺骨鹰嘴和肱骨内、外上髁是肘部的 3 个重要骨性标志,可在体表扪到。正常状态下,肘关节伸直时,上述三点位于一条直线;当肘关节屈至 90°时,三点连线构成一尖端朝下的等腰三角形,称**肘后三角**(图 1-47)。肘关节后脱位时,上述三点位置关系会发生改变,而当肱骨髁上骨折时三点位置关系不变。

3) 运动

肘关节主要可做屈、伸运动;肱桡关节、桡尺近侧关节和桡尺远侧关节同时参与前臂的旋前、旋后运动。伸前臂时,前臂偏向外侧,与上臂形成约 163°的**提携角**。提携角增大了运动的幅度,有利于生活和劳动的操作。

（3）前臂骨间的连结

包括桡尺近侧关节、桡尺远侧关节和前臂骨间膜。

**桡尺近侧关节**（图 1-48）的具体介绍见"肘关节"。

**桡尺远侧关节**（distal radioulnar joint）（图 1-48）由桡骨下端的尺切迹与尺骨头环状关节面连同尺骨头下方的关节盘共同构成。关节下方的三角形关节盘将桡尺远侧关节与桡腕关节分隔开。

**前臂骨间膜**（interosseous membrane of forearm）（图 1-48）为连结尺骨与桡骨的骨间缘之间的坚韧纤维膜。当前臂处于旋前或旋后时,骨间膜松弛;当前臂处于半旋前或半旋后位时,骨间膜最紧张。前臂骨折时,应将前壁固定于半旋前或半旋后位,以防骨间膜挛缩。

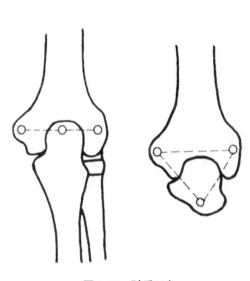

图 1-47　肘后三角

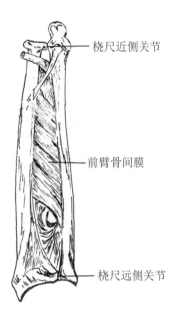

图 1-48　前臂骨间的连结

桡尺近侧关节

前臂骨间膜

桡尺远侧关节

（4）手关节（joints of hand）

包括桡腕关节、腕骨间关节、腕掌关节、掌骨间关节、掌指关节和指骨间关节。

**桡腕关节**（radiocarpal joint）（图 1-49）又称**腕关节**。由桡骨下端关节面和尺骨头下方关节盘组成的关节窝,与手舟骨、月骨和三角骨共同组成的关节头构成。关节囊松弛,关节腔宽广,关节的前、后和两侧均有韧带加强。桡腕关节可做屈、伸、收、展和环转运动。

**腕骨间关节**（intercarpal joints）（图 1-49）为腕骨间相互的连结。运动幅度微小。

**腕掌关节**（carpometacarpal joints）（图 1-49）由远侧列腕骨与 5 块掌骨底构成。第 2～5 腕掌关节的运动幅度微小,仅能做轻微的滑动;大多角骨与第 1 掌骨底构成的拇指腕掌关节,活动度较大,可做屈、伸、收、展和环转以及对掌运动。拇指尖与其余指末节的掌面相接触的运动,称**对掌运动**。

**掌骨间关节**（intermetacarpal joints）（图 1-49）是第 2～5 掌骨底之间的关节。只能做轻微的滑动。

掌指关节(metacarpophalangeal joints)(图 1-49)由各掌骨头与近节指骨底构成。当指处于伸位时,掌指关节可做屈、伸、收、展和环转运动;当指处于屈位时,掌指关节仅可做屈、伸运动。收、展运动以中指为准,向中指靠拢为收,反之,离开中指为展。

指骨间关节(interphalangeal joints of hand)(图 1-49)单侧共 9 个,在各节指骨之间,关节囊松弛,两侧有副韧带加强。只能做屈、伸运动。

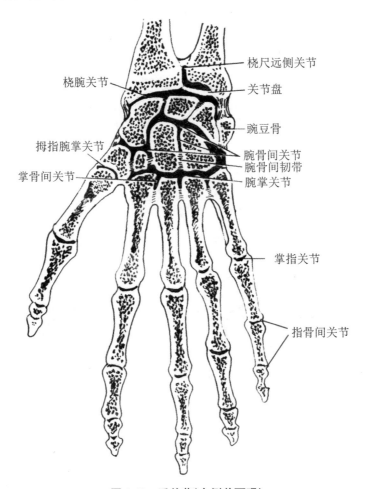

桡尺远侧关节
桡腕关节
关节盘
豌豆骨
拇指腕掌关节
腕骨间关节
掌骨间关节
腕骨间韧带
腕掌关节
掌指关节
指骨间关节

图 1-49　手关节(右侧前面观)

（四）下肢骨的连结

下肢骨的连结可分为下肢带连结和自由下肢骨连结。

**1. 下肢带连结(joints of pelvic girdle)**

（1）髋骨与骶骨的连结

包括骶髂关节和韧带(图 1-50)。

**骶髂关节**(sacroiliac joint)由骶骨和髂骨的耳状面构成。关节囊紧张,并有坚强的韧带加强。骶髂关节具有相当大的稳固性,以适应支持体重的功能。

**骶结节韧带**(sacrotuberous ligament)位于骨盆后方,起自骶、尾骨的外侧缘,呈扇形,集中附着于坐骨结节。

　　**骶棘韧带**（sacrospinous ligament）位于骶结节韧带的前方,起自骶、尾骨的外侧缘,呈三角形,止于坐骨棘。骶结节韧带、骶棘韧带和坐骨大切迹、坐骨小切迹分别围成**坐骨大孔**、**坐骨小孔**,有肌肉、血管和神经通过。

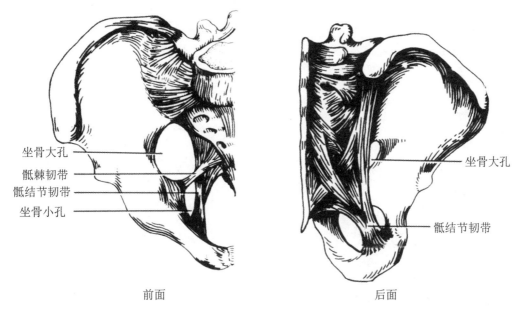

坐骨大孔

骶棘韧带

骶结节韧带

坐骨小孔

坐骨大孔

骶结节韧带

前面　　　　　　　　　　　　后面

**图 1-50　骨盆的韧带**

　　（2）髋骨间的连结

　　即**耻骨联合**（pubic symphysis）（图 1-51）,由左、右两侧耻骨联合面,借纤维软骨构成的**耻骨间盘**连结而成。耻骨间盘中有一矢状位的裂隙,女性较男性裂隙大,孕妇和经产妇尤为明显。耻骨联合的上、下和前方分别有韧带加强。耻骨联合的活动甚微,但在孕妇分娩过程中,耻骨间盘中的裂隙增宽,以增大骨盆径线。

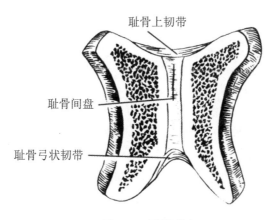

耻骨上韧带

耻骨间盘

耻骨弓状韧带

**图 1-51　耻骨联合**

　　（3）骨盆（pelvis）（图 1-52）

　　骨盆由骶骨,尾骨及左、右髋骨借关节和韧带连结而成。其主要功能是支持体重,保护盆腔脏器,在女性还是胎儿娩出的产道。骨盆由骶骨岬向两侧经弓状线、耻骨梳、耻骨结节至耻骨联合上缘构成环形**界线**,可分为前上方的**大骨盆**(又称假骨盆),和后下方的**小骨盆**(又称真骨盆)。大骨盆较宽大,向前开放。小骨盆有上、下两口,上口由上述界线围成,下口由尾骨、骶结节韧带、坐骨结节、坐骨支、耻骨下支和耻骨联合下缘围成。两侧坐骨支和耻骨下支连成**耻骨弓**,它们之间的夹角为**耻骨下角**。小骨盆上、下口之间的空腔为**骨盆腔**。

男、女骨盆存在明显的性别差异。男性骨盆外形窄而长,骨盆上口较小,近似桃形,骨盆腔的形态似漏斗形,耻骨下角为 $70°\sim75°$。女性骨盆外形宽而短,骨盆上口较大,近似圆形,骨盆腔的形态呈圆桶状,耻骨下角为 $90°\sim100°$。

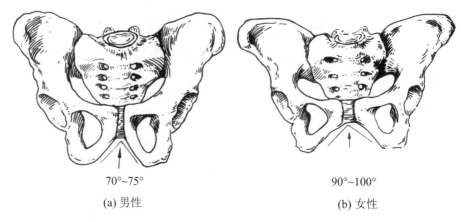

(a) 男性     $70°\sim75°$

(b) 女性     $90°\sim100°$

**图 1-52 骨盆**

**2. 自由下肢骨连结(joints of free lower limb)**

(1) 髋关节(hip joint)(图 1-53、图 1-54)

1) 组成

由股骨头与髋臼构成。

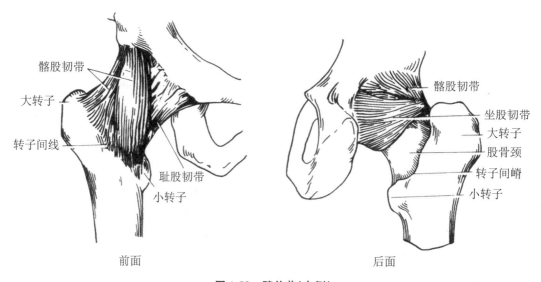

髂股韧带
大转子
转子间线
耻股韧带
小转子
前面

髂股韧带
坐股韧带
大转子
股骨颈
转子间嵴
小转子
后面

**图 1-53 髋关节(右侧)**

2）特点

① 股骨头大,髋臼深,髋臼周缘有纤维软骨构成的**髋臼唇**,以增加髋臼的深度,缩小其口径,可容纳股骨头的 2/3 面积,从而紧抱股骨头,增加关节的稳固性。② 关节囊紧张而坚韧,向上附着于髋臼周缘,向下附着于股骨颈,前面达转子间线,后面附着于股骨颈的中、外 1/3 交界处。股骨颈前面全部在囊内,股骨颈后面仅内侧 2/3 在囊内,而外侧 1/3 在囊外,所以股骨颈骨折有囊内、囊外及混合骨折之分。③ 关节囊周围有多条韧带加强,其中最大、最强健的韧带是位于前方的**髂股韧带**,此韧带呈人字形,向下经关节囊的前方止于转子间线,可限制大腿过度后伸,对维持人体直立有很大作用。④ 关节囊内有**股骨头韧带**,连于关节窝与股骨头凹之间,韧带中含有滋养股骨头的血管。

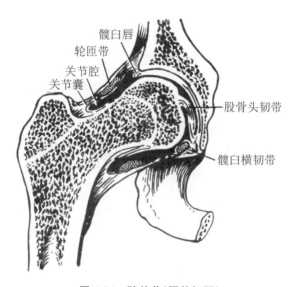

图 1-54 髋关节(冠状切面)

3）运动

髋关节运动形式与肩关节类似,可做屈和伸、内收和外展、旋内和旋外,此外还可做环转运动。由于股骨头受髋臼限制,关节囊相对紧张而坚韧,并受多条韧带限制,其运动幅度远不及肩关节灵活,但具有较大的稳固性,适应其承重和行走的功能。

（2）膝关节（knee joint）

1）组成

由股骨下端和胫骨上端以及前方的髌骨共同构成。

2）特点

① 膝关节是人体内最大、最复杂的关节。② 关节囊薄而松弛,囊的周围有韧带加强,前方有**髌韧带**。外侧为**腓侧副韧带**,内侧为**胫侧副韧带**（图 1-55）。③ 关节囊内有连结股骨和胫骨的**前交叉韧带**和**后交叉韧带**（图 1-56、图 1-57）,两者相互交叉排列。前交叉韧带位于外侧,于伸膝时最紧张,可限制胫骨前移;后交叉韧带位于内侧,于屈膝时最紧张,可限制胫骨后移。如果前交叉韧带损伤,胫骨可被动前移,后交叉韧带损伤,胫骨可被动后移,即出现临床所谓"抽屉现象"。④ 在股骨与胫骨相对的内、外侧髁之间有纤维软骨板,分别称内侧半

月板和**外侧半月板**(图 1-57)。内侧半月板较大,呈 C 形;外侧半月板较小,近似 O 形。半月板加深了关节窝,从而使关节更加稳固,并可缓冲跳跃和剧烈运动时的震荡。⑤ 膝关节的关节囊广阔而松弛,各部厚薄不一,滑膜在髌骨上缘的上方,向上突起形成**髌上囊**(图 1-58),可减少肌腱运动时与骨面的摩擦。在髌骨下方中线两侧,部分滑膜层突向关节腔内,形成一对**翼状襞**(图 1-58),襞内含有脂肪组织,充填关节腔内的空隙。

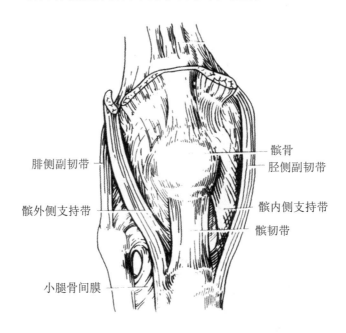

腓侧副韧带
髌外侧支持带
小腿骨间膜

髌骨
胫侧副韧带
髌内侧支持带
髌韧带

**图 1-55 右侧膝关节(前面)**

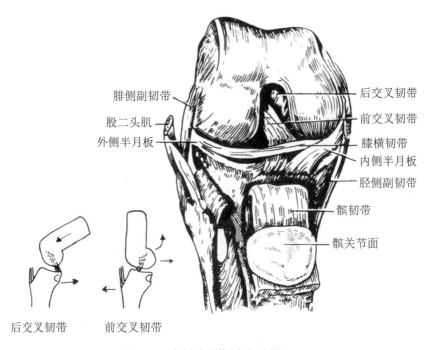

腓侧副韧带
股二头肌
外侧半月板

后交叉韧带
前交叉韧带
膝横韧带
内侧半月板
胫侧副韧带
髌韧带
髌关节面

后交叉韧带　　　前交叉韧带

**图 1-56 右侧膝关节(内部结构)**

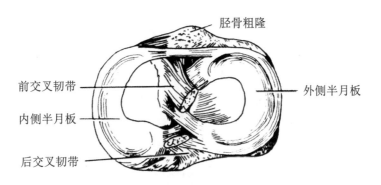

图 1-57　膝关节半月板(右侧)

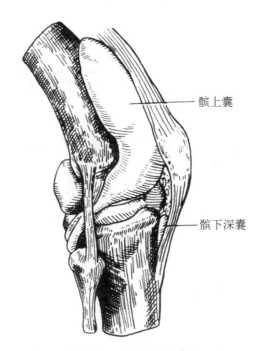

图 1-58　膝关节的滑膜囊

3) 运动

膝关节可做屈、伸运动,在屈膝状态下,还可做轻度的旋内和旋外运动。

(3) 小腿骨间的连结

小腿胫腓连结紧密,上端由胫骨外侧髁与腓骨头构成微动的**胫腓关节**,两骨之间有坚韧的**小腿骨间膜**相连,下端借韧带连结的胫腓连结。小腿两骨间的活动度甚小。

(4) 足关节(joints of foot)

包括距小腿关节、跗骨间关节、跗跖关节、跖骨间关节、跖趾关节和趾骨间关节。

**距小腿关节**(talocrural joint)(图 1-59～图 1-61)又名**踝关节**。

① 组成:由胫、腓骨下端的关节面与距骨滑车构成。

② 特点:关节囊前、后壁薄而松弛,两侧有韧带加强。内侧有**内侧韧带**(图 1-59),又名三角韧带。该韧带坚韧,起自内踝尖,向下呈扇形展开,止于足舟骨、距骨和跟骨。**外侧韧带**

由不连续的三条独立的韧带组成(图1-60),前为**距腓前韧带**,后为**距腓后韧带**,中为**跟腓韧带**,三条韧带均起自外踝,分别向前内、向后内和向后形成弓状束,前两者止于距骨,后者止于跟骨。外侧韧带均较薄弱,常因猛力使足内翻过度而损伤。距骨滑车呈前宽后窄状,当背屈时,滑车前宽部被内、外踝夹紧,较稳固;当跖屈时,滑车的后窄部进入关节窝内,故可有轻微侧方(收、展)运动,此时踝关节松动而稳定性较差,易扭伤,其中以内翻扭伤较多见(即外侧韧带损伤)。

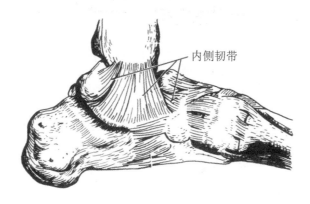

**图 1-59　距小腿关节及其韧带(左侧内侧面)**

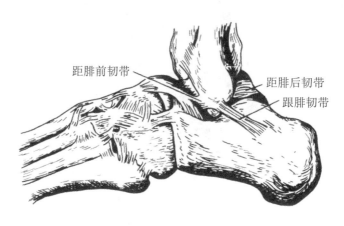

**图 1-60　距小腿关节及其韧带(左侧外侧面)**

③ 运动:距小腿关节可做背屈(即伸,足尖向上)和跖屈(即屈,足尖向下)的运动。当跖屈时,可在矢状轴上做轻微的收、展运动。

**跗骨间关节**(intertarsal joint)(图1-61)是跗骨诸骨之间的关节,连结比较复杂,主要可做足内翻和足外翻运动。

**跗跖关节**(tarsometatarsal joint)(图1-61)由3块楔骨和骰骨的前端与5块跖骨的底构成,可做轻微滑动。

**跖骨间关节**(intermetatarsal joint)(图1-61)位于第2~5跖骨底的毗邻面之间,活动甚微。

**跖趾关节**(metatarsophalangeal joint)(图1-61)由跖骨头与近节趾骨底构成,可做轻微的屈、伸、收、展运动。

**趾骨间关节**(interphalangeal joint)(图 1-61)由各趾相邻的两节趾骨的底与滑车构成,可做屈、伸运动。

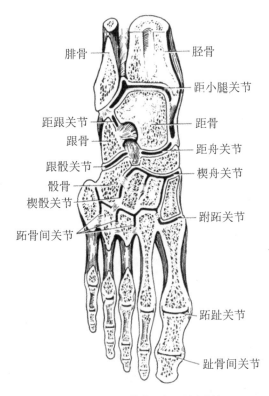

腓骨
胫骨
距小腿关节
距跟关节
距骨
跟骨
距舟关节
跟骰关节
楔舟关节
骰骨
楔骰关节
跗跖关节
距骨间关节

跖趾关节

趾骨间关节

**图 1-61　足关节水平切面(右侧)**

(5) 足弓(arch of foot)(图 1-62)

由跗骨和跖骨借韧带和肌的牵拉,形成凸向上的弓,称为足弓。足弓可分为前后方向的内、外侧纵弓和内外方向的一个横弓。当站立时,足骨仅以跟骨结节和第 1、5 跖骨头三点着地。足弓具有弹性,在行走和跳跃时可缓冲震荡,还可保护足底的神经、血管免受压迫。

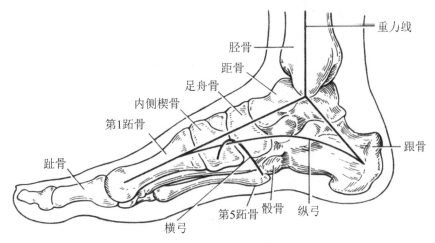

重力线
胫骨
距骨
足舟骨
内侧楔骨
第1跖骨
跟骨
趾骨
第5跖骨
骰骨
纵弓
横弓

**图 1-62　足弓(右侧内面观)**

# 第三节 肌 学

## 一、总论

　　肌组织可分为骨骼肌、心肌和平滑肌。运动系统的**肌**（muscle）属于骨骼肌,通常附着于骨,少数附着于皮肤称皮肌,可随人的意志而收缩,故又称为**随意肌**（图 1-63）。心肌和平滑肌不直接受人的意志支配,属于**不随意肌**。

　　**骨骼肌**在人体分布广泛,共有 600 多块,约占体重的 40%。每块骨骼肌都具有一定的形态、结构、位置和辅助装置,并有丰富的血管和淋巴管分布,受一定的神经支配。因此,每块骨骼肌都可看作一个器官。

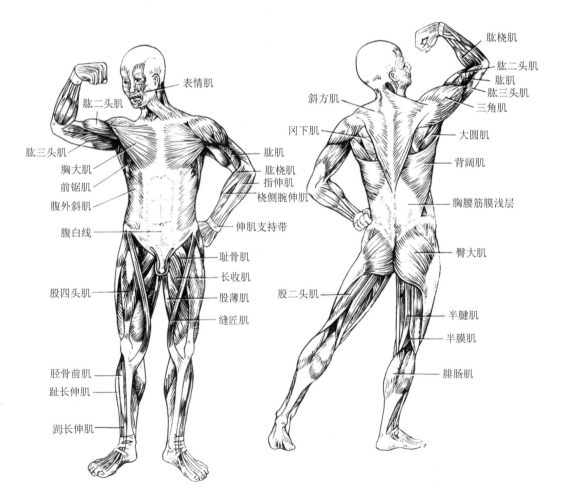

**图 1-63　全身肌的配布**

（一）肌的形态和构造

肌的形态多种多样,按其外形分为长肌、短肌、阔肌和轮匝肌 4 种(图 1-64)。**长肌**多见于四肢,收缩时肌显著缩短而引起大幅度的运动,有的长肌有两个以上的起始头,依其头数分别被称为二头肌、三头肌和四头肌;**短肌**多分布于躯干的深层,具有明显的节段性,收缩时运动幅度较小;**阔肌**扁而薄,多分布于胸、腹壁,收缩时除运动躯干外,还对内脏起保护和支持作用;**轮匝肌**多呈环形,位于孔、裂的周围,收缩时使孔裂关闭。

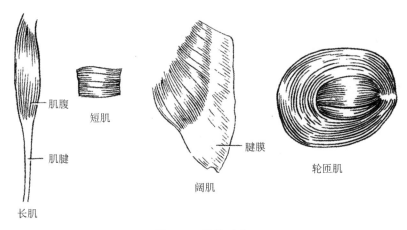

肌腹
短肌
腱膜
轮匝肌
肌腱
阔肌
长肌

**图 1-64　肌的形态**

每块骨骼肌都由肌腹和肌腱两部分构成。**肌腹**(muscle belly)主要由大量的肌纤维构成,色红,柔软而有收缩能力。肌腹的外面被薄层结缔组织构成的**肌外膜**包裹。**肌腱**(tendon)主要由胶原纤维束构成,色白,坚韧而无收缩能力,位于肌腹的两端,能抵抗很大的牵引力。肌腹以肌腱附着于骨。有的肌腱在两个肌腹之间,称**中间腱**。有的肌有数个肌腱,将肌腹分割成多个肌腹,这种肌腱称**腱划**,如腹直肌。阔肌的肌腱称**腱膜**,如腹外斜肌腱膜。

（二）肌的起止和配布

肌通常以两端附着于不同骨的表面,中间跨过一个或数个关节。一般把靠近身体正中线或四肢近端的附着点称为肌的**起点**,另一端的附着点称为**止点**(图 1-65)。肌收缩时,牵动骨骼产生运动,一骨的位置相对固定,另一骨的位置相对移动。通常把肌在固定骨上的附着点看作**定点**,在移动骨上的附着点看作**动点**。但定点和动点是相对的,由于运动中固定骨和移动骨可相互转换,所以肌的定点、动点也是可以互换的。

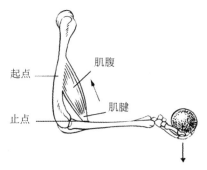

起点
肌腹
止点
肌腱

**图 1-65　肌的起止点**

51

肌大多配布在关节的周围,其规律是在一个运动轴的相对侧有两个作用相反的肌或肌群,称**拮抗肌**。在运动轴同一侧,作用相同的肌或肌群,称**协同肌**。

(三)肌的辅助装置

肌的辅助装置包括筋膜、滑膜囊和腱鞘等,它们位于肌的周围,具有保护和辅助肌活动的作用。

**1. 筋膜**

**筋膜**(fascia)(图 1-66)位于肌的表面,分浅筋膜和深筋膜两种。

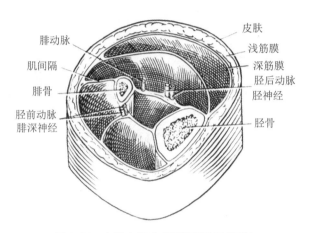

**图 1-66　右侧小腿中部横切面(示筋膜)**

**浅筋膜**(superficial fascia)又称**皮下筋膜**,位于皮下,由疏松结缔组织构成,内含有脂肪(皮下脂肪)、浅静脉、皮神经、浅淋巴结和淋巴管等。皮下脂肪的厚薄因个体、性别、身体部位及营养状况而不同。浅筋膜有维持体温和保护深部结构的作用。

**深筋膜**(deep fascia)又称**固有筋膜**,包裹肌、肌群、血管、神经、腺体和体壁等,由致密结缔组织构成。深筋膜包绕肌、血管和神经干,分别形成肌和血管神经束的筋膜鞘;包裹腺体,形成腺体的被膜。四肢的深筋膜,伸入各肌群之间与长骨的骨膜相连,形成**肌间隔**。在腕部和踝部,深筋膜增厚形成支持带,对深面的肌腱起支持和约束作用。

**2. 滑膜囊**

**滑膜囊**(synovial bursa)为一密闭的结缔组织扁囊,囊腔内含少量滑液。多位于肌腱或韧带与骨面之间,以减少两者之间的摩擦。在关节附近的滑膜囊有的与关节腔相通。

**3. 腱鞘**

**腱鞘**(tendinous sheath)(图 1-67)是套在长肌肌腱周围的鞘管,多位于手足摩擦较大的部位,如腕部、踝部、手指掌侧和足趾跖侧等处。

腱鞘分为两层。外层为**纤维层**(腱纤维鞘),由增厚的深筋膜和骨膜共同构成,呈管状并附着于骨面,它容纳肌腱并对其有固定作用。内层为**滑膜层**(腱滑膜鞘),由滑膜构成,位于腱纤维鞘内,分脏层和壁层两层。**脏层**(内层)紧包肌腱的表面,**壁层**(外层)紧贴于纤维鞘的内面。两层之间有少量的滑液,这两层在肌腱的深面互相移行的部分,称**腱系膜**,内有血管和神经通过。腱鞘有约束肌腱的作用,并可减少肌腱在运动时与骨面的摩擦。

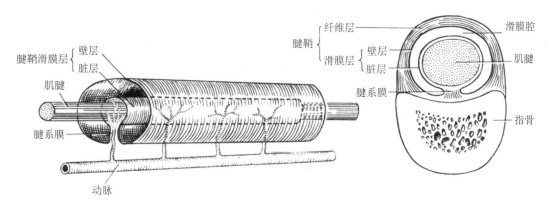

图 1-67 腱鞘示意图

## 二、各论

全身的骨骼肌,根据所在部位的不同,可分为躯干肌、头颈肌、上肢肌和下肢肌。

### (一)躯干肌

**躯干肌**可分为背肌、胸肌、腹肌及膈。

**1. 背肌**

**背肌**(muscles of back)(图 1-68)为位于躯干后面的肌群,可分为浅、深两层。浅层主要有斜方肌、背阔肌,深层主要有竖脊肌。

(1)斜方肌

**斜方肌**(trapezius)位于项部和背上部浅层,为三角形的阔肌,两侧相合为斜方形。该肌起自枕外隆凸、项韧带和全部胸椎棘突;上部肌束斜向外下方,中部肌束平行向外,下部肌束斜向外上方;止于锁骨外 1/3、肩胛骨的肩峰和肩胛冈。

作用:上部肌束收缩可上提肩胛骨,下部肌束收缩可使肩胛骨下降,全肌收缩使肩胛骨向脊柱靠拢。

(2)背阔肌

**背阔肌**(latissimus dorsi)位于背下部和胸侧部,为全身最大的阔肌,呈三角形。起自下 6 个胸椎和全部腰椎的棘突、骶正中棘及髂嵴后部,肌束向外上方集中,以扁腱止于肱骨小结节嵴。

作用:使肩关节内收、旋内和后伸。当上肢上举被固定时,可上提躯干。

(3)竖脊肌

**竖脊肌**(erector spinae)又称**骶棘肌**,纵列于脊柱两侧的沟内。起自骶骨背面及髂嵴的后部,向上分出许多肌束,沿途止于椎骨和肋骨,并到达颞骨乳突。

作用:使脊柱后伸和仰头,是强有力的伸肌,对保持人体直立姿势有重要作用。

**2. 胸肌**

**胸肌**(muscles of thorax)分为胸上肢肌和胸固有肌。

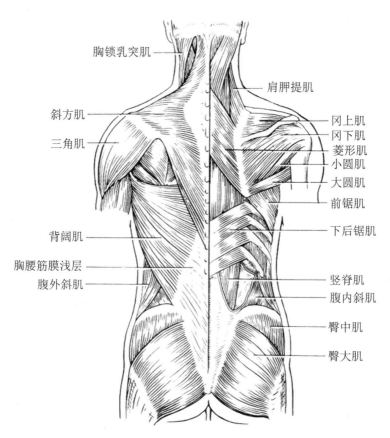

胸锁乳突肌

肩胛提肌

斜方肌

三角肌

冈上肌
冈下肌
菱形肌
小圆肌
大圆肌
前锯肌

背阔肌

下后锯肌

胸腰筋膜浅层
腹外斜肌

竖脊肌
腹内斜肌
臀中肌

臀大肌

**图 1-68　背肌(右侧斜方肌、背阔肌已切除)**

(1) 胸上肢肌

**胸上肢肌**(图 1-69、图 1-70)均起自胸廓外面,止于上肢带骨或肱骨,主要有胸大肌、胸小肌、前锯肌。

**胸大肌**(pectoralis major)位于胸前壁浅层,呈扇形,宽而厚,起自锁骨内侧半、胸骨和第 1~6 肋软骨,各部肌束集合向外侧,以扁腱止于肱骨大结节嵴。作用:可使肱骨内收和旋内。当上肢上举固定时,可上提躯干。也可上提肋,协助吸气。

**胸小肌**(pectoralis minor)位于胸大肌的深面,呈三角形。起自第 3~5 肋,止于肩胛骨喙突。作用:牵拉肩胛骨向前下方。如肩胛骨固定,可上提 3~5 肋,协助吸气。

**前锯肌**(serratus anterior)位于胸侧壁。以肌齿起自上 8 或 9 个肋骨外面,肌束向后内行,经肩胛骨前面,止于肩胛骨的内侧缘。作用:拉肩胛骨向前紧贴胸廓。

(2) 胸固有肌

**胸固有肌**参与构成胸壁,在肋间隙内,主要有肋间外肌和肋间内肌。

**肋间外肌**(intercostales externi)(图 1-70)位于各肋间隙的浅层。起自上一肋下缘,肌束斜向前下,止于下一肋的上缘。至肋软骨处肌束消失,由结缔组织形成的肋间外膜代替。作用:提肋,助吸气。

**肋间内肌**(intercostales interni)(图 1-70)位于肋间外肌的深面。肌束方向与肋间外肌交叉,后方肌束只到肋角,自此向后内由结缔组织形成的肋间内膜代替,而前方的肌束可达胸骨侧缘处。作用:降肋,助呼气。

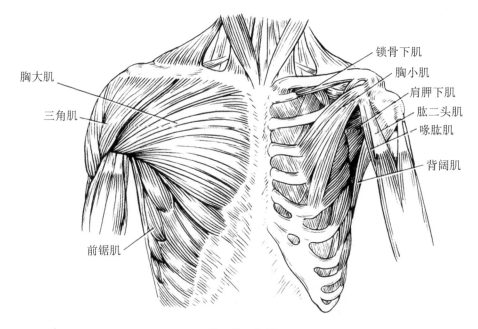

图 1-69 胸肌

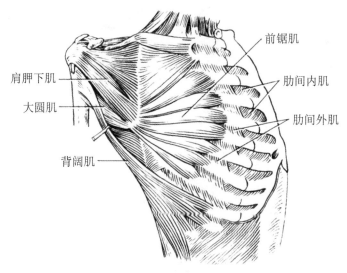

图 1-70 前锯肌和肋间肌

**3. 膈**

膈(diaphragm)(图 1-71)位于胸、腹腔之间,封闭胸廓下口,为向上膨隆呈穹窿状的扁肌。其周围为肌性部,起自胸廓下口内面及腰椎前面,各部肌束向中央集中移行于**中心腱**。

膈上有 3 个裂孔:① **主动脉裂孔**在膈与脊柱之间,位于第 12 胸椎前方,有主动脉及胸导管通过;② **食管裂孔**位于主动脉裂孔的左前方,约平第 10 胸椎,有食管及左、右迷走神经通过;③ **腔静脉孔**位于食管裂孔右前方的中心腱内,位置最高,约平第 8 胸椎,有下腔静脉通过。

作用:膈为主要的呼吸肌,收缩时,膈穹窿下降,胸腔容积扩大,引起吸气;舒张时,膈穹窿上升恢复原位,胸腔容积减小,引起呼气。膈与腹肌联合收缩,可增加腹压,协助排便、呕吐、咳嗽及分娩等活动。

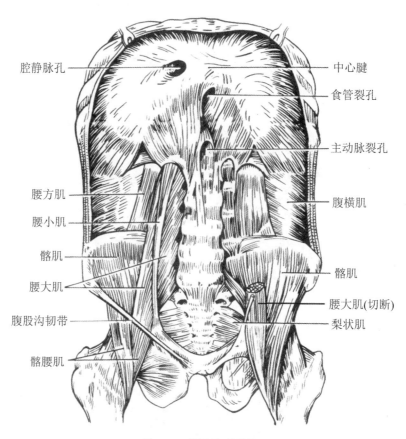

图 1-71  膈及腹后壁肌

**4. 腹肌**

**腹肌**(muscles of abdomen)可分为前外侧群和后群。

(1) 前外侧群

**前外侧群腹肌**(图 1-72)构成腹腔的前外侧壁,包括腹直肌、腹外斜肌、腹内斜肌和腹横肌等。

**腹直肌**(rectus abdominis)(图 1-72)位于腹前壁正中线两侧的腹直肌鞘内,为上宽下窄的带形肌。起自耻骨联合和耻骨结节之间,肌束向上止于胸骨剑突及第 5～7 肋软骨的前面。肌的全长被 3～4 条横行的**腱划**分成多个肌腹,腱划由结缔组织构成,与腹直肌鞘的前层紧密结合。

**腹外斜肌**(obliquus externus abdominis)(图 1-72)位于腹前外侧壁的浅层,为一宽阔扁肌。起自下 8 个肋骨外面,肌束由后外上方斜向前内下方,一部分止于髂嵴,而大部分在腹直肌外侧缘处移行为**腹外斜肌腱膜**。腱膜向内侧参与腹直肌鞘前层的构成,腱膜的下缘卷曲增厚连于髂前上棘与耻骨结节之间,形成**腹股沟韧带**。在耻骨结节外上方,腱膜形成一个三角形裂孔,称**腹股沟管浅环**(又称**腹股沟管皮下环**)。

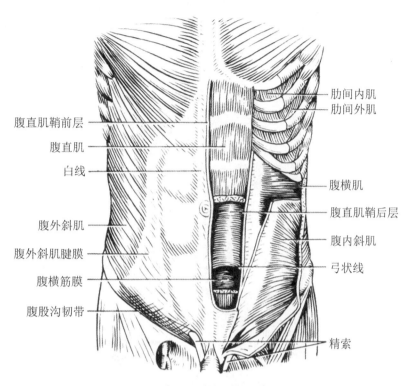

图 1-72 腹前壁肌

左侧标注（从上到下）：腹直肌鞘前层、腹直肌、白线、腹外斜肌、腹外斜肌腱膜、腹横筋膜、腹股沟韧带

右侧标注（从上到下）：肋间内肌、肋间外肌、腹横肌、腹直肌鞘后层、腹内斜肌、弓状线、精索

57

**腹内斜肌**(obliquus internus abdominis)(图 1-73)位于腹外斜肌深面,起自胸腰筋膜、髂嵴和腹股沟韧带外侧半,大部分肌束向内上方,小部分肌束向内下方,在腹直肌外侧缘移行为**腹内斜肌腱膜**。腱膜向内侧分为前、后两层并包裹腹直肌,参与腹直肌鞘前、后两层的构成。腹内斜肌下部的肌束向前下方游离呈弓状,其腱膜的下内侧部与腹横肌腱膜形成**腹股沟镰**(又称**联合腱**),止于耻骨。男性腹内斜肌和腹横肌最下部发出细散的肌束,包绕精索和睾丸而成**提睾肌**。

**腹横肌**(transversus abdominis)(图 1-73)位于腹内斜肌深面。起自下 6 个肋骨内面、胸腰筋膜、髂嵴和腹股沟韧带外侧部,肌束向前内侧横行,在腹直肌外侧缘移行为**腹横肌腱膜**,参与构成腹直肌鞘后层。腹横肌最下部肌束和腱膜下内侧部分,分别参与形成提睾肌和腹股沟镰。

作用:前外侧群腹肌共同保护和支持腹腔脏器,维持腹内压,以协助呼吸、排便、咳嗽、分娩和呕吐,又可使脊柱前屈、侧屈和旋转。

(2)后群

**后群腹肌**(图 1-71)有腰大肌和腰方肌。腰大肌将在下肢肌中叙述。**腰方肌**(quadratus lumborum)位于腹后壁腰椎的两侧,起自髂嵴后部,向上止于第 12 肋和上 4 个腰椎的横突。

作用:腰方肌可降第 12 肋,并使脊柱腰部侧屈。

(3)腹直肌鞘

**腹直肌鞘**(sheath of rectus abdominis)(图 1-74)包裹腹直肌,分为前、后两层。前层由腹外斜肌腱膜和腹内斜肌腱膜的前层愈合而成,后层由腹内斜肌腱膜后层和腹横肌腱膜愈合而成。在脐下 4~5cm 处,鞘的后层全部转至腹直肌前面参与构成鞘的前层,使鞘的后层自此以下缺如,并形成凸向上的弓形分界线,称**弓状线**(又称**半环线**)。由于弓状线以下缺乏鞘的后层,腹直肌后面直接与腹横筋膜相贴。

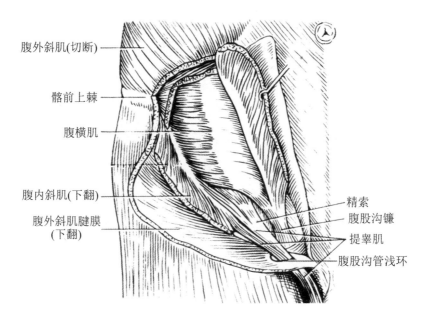

**图 1-73　腹前壁的下部**

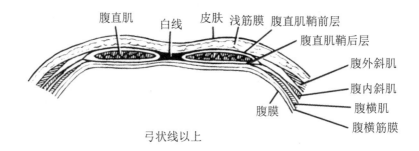

弓状线以上

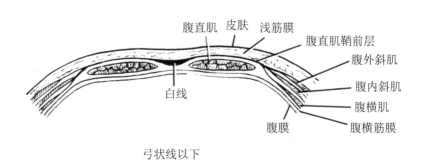

弓状线以下

**图 1-74　腹壁两个横切面**(示腹直肌鞘)

（4）腹筋膜

**腹筋膜**包括腹浅筋膜、腹深筋膜和腹内筋膜。

**腹浅筋膜**：在腹上部为一层，在脐以下分浅、深两层。浅层含有脂肪，称脂肪层（Camper筋膜）；深层内有弹性纤维，称膜性层（Scarpa 筋膜）。

**腹深筋膜**：可分数层，分别覆盖在前外侧群各肌的表面和深面。

**腹内筋膜**：贴附在腹腔和盆腔各壁的内面，各部筋膜的名称由覆盖的肌而命名，如膈筋膜、腹横筋膜、髂腰筋膜、盆筋膜等。其中**腹横筋膜**范围较大，贴附于腹横肌、腹直肌鞘以及半环线以下腹直肌的后面。

（5）白线

**白线**（linea alba）位于左、右腹直肌之间，由两侧三层腹壁阔肌腱膜的纤维在正中线交织而成。其上方起自剑突，下方止于耻骨联合。白线上部较宽，下部较窄，其中部有一**脐环**，在胎儿时期有脐血管通过。脐环是腹壁薄弱处之一，腹腔内容物可经此膨出，形成脐疝。

（6）腹股沟管

**腹股沟管**（inguinal canal）为男性精索或女性子宫圆韧带所通过的一条裂隙，位于腹前外侧壁下部，由外上方斜向内下方，在腹股沟韧带内侧半的上方，长约 4.5 cm。管的内口称**腹股沟管深环**（又称**腹股沟管腹环**），在腹股沟韧带中点上方 1.5 cm 处，为腹横筋膜随精索或子宫圆韧带向外的突口。管的外口即**腹股沟管浅环**（又称**腹股沟管皮下环**）。管的前壁是腹外斜肌腱膜和腹内斜肌，后壁是腹横筋膜和腹股沟镰，上壁是腹内斜肌和腹横肌的弓状下缘，下壁是腹股沟韧带（图 1-72、图 1-73）。在病理状态下，腹腔内容物可经腹股沟管深环进入腹股沟管，再经浅环突出下降到阴囊，形成腹股沟斜疝。如不经过深环而经过腹股沟管后壁直接向浅环突出者，则称腹股沟直疝。

（二）头颈肌

**头颈肌**包括头肌和颈肌。

**1. 头肌**

**头肌**（muscles of head）（图 1-75、图 1-76）可分为面肌和咀嚼肌两部分。

（1）面肌

**面肌**（facial muscles）（图 1-75、图 1-76）为扁薄的皮肌，位置表浅，大多起自颅骨，止于面部皮肤，分布在口裂、眼裂和鼻孔的周围，有环形肌和辐射状肌两种，收缩时使孔、裂闭合或开大，同时牵动面部皮肤显出喜、怒、哀、乐等各种表情，故而面肌又称**表情肌**。人类鼻肌不发达，其周围肌已明显退化。

**枕额肌**（occipitofrontalis）覆盖于颅盖外面，阔而薄，由成对的枕腹和额腹以及中间的**帽状腱膜**组成。枕腹又称**枕肌**，起自枕骨，止于帽状腱膜，可向后下牵拉腱膜；额腹又称**额肌**，起自帽状腱膜，止于额部皮肤，收缩时可扬眉、皱额。**帽状腱膜**坚韧，以纤维束垂直穿经浅筋膜与表层的皮肤相连，三者紧密结合构成**头皮**。

**眼轮匝肌**（orbicularis oculi）呈扁椭圆形，环绕眼裂周围。作用：收缩时可闭合眼裂。

**口轮匝肌**（orbicularis oris）肌纤维环绕口裂。作用：收缩时可闭合口裂。

**颊肌**（buccinator）位于口角两侧面颊深部，紧贴于口腔侧壁的黏膜外面。作用：收缩时可使唇、颊紧贴牙齿,帮助咀嚼和吸吮。

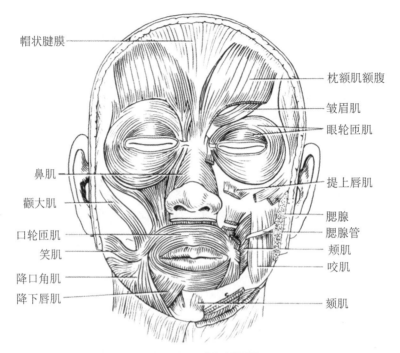

图 1-75　头肌(前面)

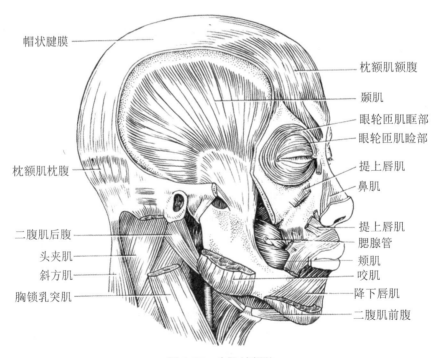

图 1-76　头肌(侧面)

(2) 咀嚼肌

**咀嚼肌**(masticatory muscles)(图 1-75、图 1-76)包括咬肌、颞肌、翼外肌和翼内肌。

咬肌(masseter)呈长方形,起自颧弓,向后下止于下颌角外面的咬肌粗隆。

颞肌(temporalis)呈扇形,起自颞窝骨面,肌束向下会聚,通过颧弓的深方,止于下颌骨的冠突。

咬肌、颞肌的作用:上提下颌骨,使上、下颌牙咬合。

**2. 颈肌**

颈肌(muscles of neck)(图 1-77)主要有胸锁乳突肌、前斜角肌和中斜角肌。

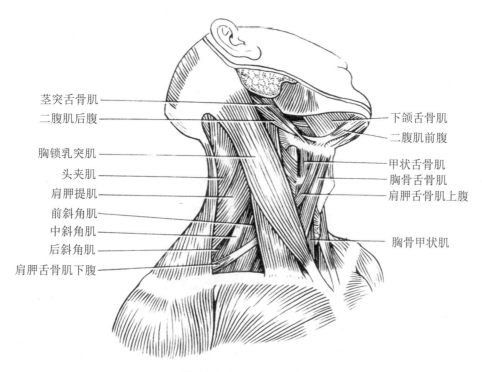

图 1-77　颈肌(侧面观)

(1)胸锁乳突肌

**胸锁乳突肌**斜位于颈部两侧,于体表可见其轮廓,起自胸骨柄和锁骨的胸骨端,斜向后上方,止于颞骨的乳突。

作用:两侧收缩,头向后仰;单侧收缩,使头屈向同侧,面转向对侧并向上仰。

(2)前斜角肌和中斜角肌

**前斜角肌**和**中斜角肌**位于颈部两侧和前方,两肌均起自颈椎横突,分别止于第 1 肋骨上面,前、中斜角肌与第 1 肋之间形成一呈三角形的间隙,称**斜角肌间隙**,内有锁骨下动脉和臂丛通过。

(三)上肢肌

上肢肌按所在的部位分为肩肌、臂肌、前臂肌和手肌。

**1. 肩肌**

**肩肌**(图 1-78)配布于肩关节周围,均起自上肢带骨,跨越肩关节,止于肱骨上端,有稳定和运动肩关节的作用。主要有 6 块。

三角肌(deltoid)位于肩部,呈三角形。起自锁骨的外侧段、肩峰和肩胛冈,肌束逐渐向外下方集中,止于肱骨三角肌粗隆。肱骨上端由于三角肌的覆盖,使肩关节呈圆隆状。如肩关节向下脱位或三角肌瘫痪萎缩,则可形成"方形肩"体征。作用:使肩关节外展,其前部肌纤维收缩可使肩关节前屈并略旋内,后部肌纤维收缩可使肩关节后伸并略旋外。三角肌上、中 1/3 的中区肌腹较为肥厚,无大血管和神经通过,为肌肉注射的安全区。

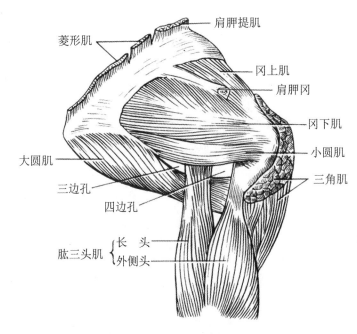

图 1-78 肩肌(右侧后面)

冈上肌(supraspinatus)位于斜方肌的深面。起自冈上窝,肌束向外侧,经肩峰深方,越过肩关节的上方,止于肱骨大结节上部。作用:使肩关节外展。

冈下肌(infraspinatus)起自冈下窝,肌束向外侧经肩关节后方,止于肱骨大结节中部。作用:使肩关节旋外。

小圆肌(teres minor)位于冈下肌的下方。起自肩胛骨外侧缘后面,止于肱骨大结节下部。作用:使肩关节旋外。

大圆肌(teres major)位于小圆肌的下方。起自肩胛骨下角,肌束向上外移行为扁腱,止于肱骨小结节嵴。作用:使肩关节内收、旋内和后伸。

肩胛下肌(subscapularis)位于肩胛骨前面。起自肩胛下窝,肌束向上外,经肩关节前方,止于肱骨小结节。作用:使肩关节内收和旋内。

**2. 臂肌**

臂肌位于肱骨周围,可分前、后两群。前群为屈肌,后群为伸肌。

(1) 前群

前群(图 1-79、图 1-80)位于肱骨前面,包括肱二头肌、喙肱肌和肱肌。

肱二头肌(biceps brachii)位于臂部前面浅层,呈梭形。起端有长、短两个头。**长头**以长腱起自肩胛骨关节盂上方的盂上结节,通过肩关节囊,沿结节间沟下降;**短头**在内侧,起自肩胛骨喙突,两头在臂中部会合成一肌腹,向下延续为肌腱,经肘关节前方,止于桡骨粗隆。作用:屈肘关节,长头协助屈肩关节,并使已旋前的前臂做旋后的运动。

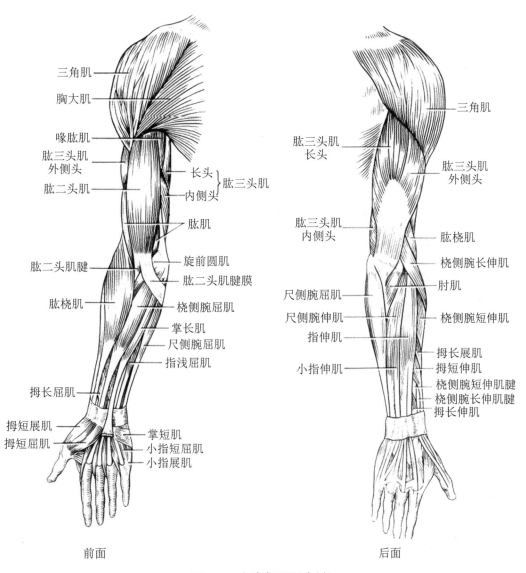

三角肌
胸大肌
喙肱肌
肱三头肌
外侧头
肱二头肌
长头
内侧头 } 肱三头肌
肱肌
旋前圆肌
肱二头肌腱
肱二头肌腱膜
肱桡肌
桡侧腕屈肌
掌长肌
尺侧腕屈肌
指浅屈肌
拇长屈肌
拇短展肌
拇短屈肌
掌短肌
小指短屈肌
小指展肌

前面

三角肌
肱三头肌
长头
肱三头肌
外侧头
肱三头肌
内侧头
肱桡肌
桡侧腕长伸肌
肘肌
桡侧腕短伸肌
尺侧腕屈肌
尺侧腕伸肌
指伸肌
小指伸肌
拇长展肌
拇短伸肌
桡侧腕短伸肌腱
桡侧腕长伸肌腱
拇长伸肌

后面

**图 1-79　上肢浅层肌(右侧)**

**喙肱肌**(coracobrachialis)(图 1-80)位于肱二头肌短头内后侧,起自肩胛骨喙突,止于肱骨中段内侧。作用:屈和内收肩关节。

**肱肌**(brachialis)(图 1-80)位于肱二头肌深面。起自肱骨体下半部的前面,止于尺骨粗隆。作用:屈肘关节。

(2)后群

后群位于肱骨后方,主要为**肱三头肌**(triceps brachii)(图 1-79)。肱三头肌位于臂的后面。起端有三个头,**长头**起自肩胛骨关节盂下方的盂下结节,**外侧头**起自肱骨后面桡神经沟的外上方,**内侧头**起自桡神经沟的内下方,三头合为一个肌腹,以扁腱止于尺骨鹰嘴。作用:伸肘关节,长头可使肩关节后伸。

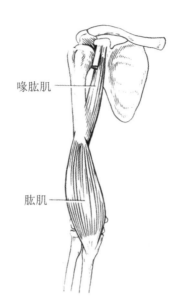

喙肱肌

肱肌

图 1-80　喙肱肌和肱肌

**3. 前臂肌**

**前臂肌**位于尺、桡骨的周围,分为前、后两群,每群又分为浅、深两层,有 19 块肌。

(1) 前群

前群(图 1-79、图 1-81)位于前臂的前面,共 9 块。主要为屈腕、屈指和使前臂旋前的肌,称为**屈肌群**,分为浅、深两层。

1) 浅层

浅层有 6 块肌,自桡侧向尺侧依次为**肱桡肌**(brachioradialis)、**旋前圆肌**(pronator teres)、**桡侧腕屈肌**(flexor carpi radialis)、**掌长肌**(palmaris longus)、**尺侧腕屈肌**(flexor carpi ulnaris)和**指浅屈肌**(flexor digitorum superficialis)。肱桡肌起自肱骨外上髁上方,其余 5 肌起于肱骨内上髁,根据每块肌的作用不同而分别止于桡骨、腕骨、掌骨和增厚的手掌深筋膜。

2) 深层

深层有 3 块肌,桡侧有**拇长屈肌**(flexor pollicis longus),尺侧有**指深屈肌**(flexor digitorum profundus),桡、尺骨远段的前面有**旋前方肌**(pronator quadratus)。

拇长屈肌起自桡骨近侧端前面,以长腱经腕管至拇指远节指骨底;作用:屈拇指指间关节和掌指关节。指深屈肌起自尺骨和前臂骨间膜上部,向下移行为 4 个肌腱,经腕管入手掌,各腱穿经指浅屈肌腱两束之间,止于第 2~5 指远节指骨底前面;作用:屈第 2~5 指骨间关节、掌指关节和桡腕关节。旋前方肌紧贴桡、尺骨远侧前面,起自尺骨,止于桡骨;作用:使前臂旋前。

(2) 后群

后群(图 1-79、图 1-81)位于前臂的后面,共 10 块,大多起于肱骨外上髁,主要为伸腕、伸指和使前臂旋后的肌,称为**伸肌群**,分为浅、深两层。

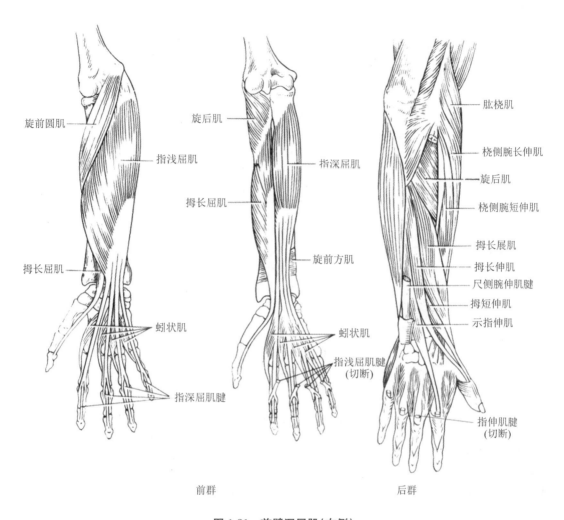

旋前圆肌

指浅屈肌

拇长屈肌

拇长屈肌

蚓状肌

指深屈肌腱

前群

旋后肌

指深屈肌

旋前方肌

蚓状肌

指浅屈肌腱
(切断)

肱桡肌

桡侧腕长伸肌

旋后肌

桡侧腕短伸肌

拇长展肌

拇长伸肌

尺侧腕伸肌腱

拇短伸肌

示指伸肌

指伸肌腱
(切断)

后群

**图 1-81 前臂深层肌(右侧)**

1）浅层

浅层有 5 块肌,由桡侧向尺侧依次为**桡侧腕长伸肌**(extensor carpi radialis longus)、**桡侧腕短伸肌**(extensor carpi radialis brevis)、**指伸肌**(extensor digitorum)、**小指伸肌**(extensor digiti minimi)和**尺侧腕伸肌**(extensor carpi ulnaris)。指伸肌肌纤维向下分为 4 条肌腱,经手背扩展成指背腱膜分别止于第 2~5 指中节和远节指骨底。

2）深层

深层有 5 块肌,由近侧向远侧依次为**旋后肌**(supinator)、**拇长展肌**(abductor pollicis longus)、**拇短伸肌**(extensor pollicis brevis)、**拇长伸肌**(extensor pollicis longus)和**示指伸肌**(extensor indicis)。

前臂肌前群与后群在功能上除互相拮抗外,还可协同完成腕关节内收和外展。如尺侧腕屈肌和尺侧腕伸肌同时收缩可内收腕关节,而桡侧腕屈肌、桡侧腕长伸肌与桡侧腕短伸肌同时收缩可外展腕关节。

**4. 手肌**

**手肌**(图 1-82)位于手的掌侧,可分为外侧群、中间群和内侧群,各群肌的作用可由其名称而得之。

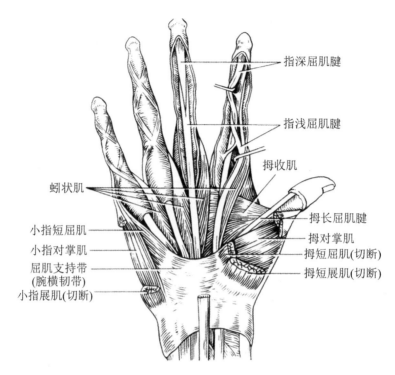

图 1-82 手肌前面(右侧)

（1）外侧群

外侧群在拇指侧构成一隆起，称鱼际，有 4 块肌，分浅、深两层。浅层外侧为**拇短展肌**，内侧为**拇短屈肌**；深层外侧为**拇对掌肌**，内侧为**拇收肌**。

（2）内侧群

内侧群在小指侧，构成**小鱼际**，有 3 块肌，分浅、深两层。浅层内侧为**小指展肌**，外侧为**小指短屈肌**；深层为**小指对掌肌**。

（3）中间群

中间群位于大、小鱼际之间，共有 11 块肌，包括 4 块**蚓状肌**、3 块**骨间掌侧肌**和 4 块**骨间背侧肌**（图 1-83）。蚓状肌可屈第 2～5 掌指关节，伸指骨间关节。骨间掌侧肌可使第 2、4、5 指向中指靠拢（内收）。骨间背侧肌可使第 2、第 4 指外展（离开中指）和第 3 指左右倾斜。

（四）下肢肌

**下肢肌**按所在部位分为髋肌、大腿肌、小腿肌和足肌。

**1. 髋肌**

**髋肌**主要起自骨盆的内面或外面，跨越髋关节止于股骨上部，按其所在的部位和作用，可分为前、后两群。

（1）前群

前群（图 1-84）主要有髂腰肌和阔筋膜张肌。

**髂腰肌**(iliopsoas)由**腰大肌**（psoas major）和**髂肌**（iliacus）组成。腰大肌起自腰椎体侧

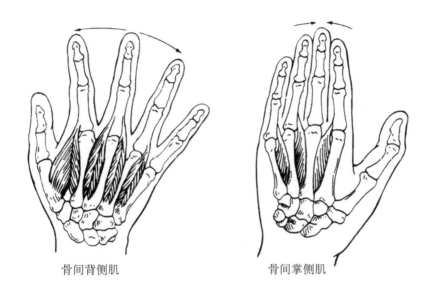

骨间背侧肌　　　　　　　　　　骨间掌侧肌

**图 1-83　骨间肌及其作用**

面和横突,髂肌起自髂窝。两肌向下互相结合,经腹股沟韧带深面和髋关节的前内侧,止于股骨小转子。作用:使髋关节前屈和旋外。下肢固定时,可使躯干和骨盆前屈。

**阔筋膜张肌**(tensor fasciae latae)位于大腿的前外侧,起自髂前上棘,肌腹被阔筋膜(大腿深筋膜)包裹,向下移行为髂胫束,止于胫骨外侧髁。作用:屈髋关节并紧张阔筋膜。

(2)后群

后群(图 1-85、图 1-86)主要位于臀部,包括臀大肌、臀中肌、臀小肌和梨状肌等。

**臀大肌**(gluteus maximus)位于臀部皮下,人类由于直立姿势的影响,故大而肥厚,形成特有的臀部膨隆。起于髂骨外面和骶、尾骨的后面,肌束斜向下外,止于股骨的臀肌粗隆和髂胫束。作用:使髋关节伸和旋外。下肢固定时,能伸直躯干,防止躯干前倾,是维持人体直立的重要肌肉。臀大肌肥厚,其外上深面无大神经、血管束,故外上象限是肌肉注射部位;婴儿臀区较小,肌肉不发达,不宜肌肉注射。

**臀中肌**(gluteus medius)和**臀小肌**(gluteus minimus)两肌均起自髂骨外面,臀中肌掩盖臀小肌,两肌向下止于股骨人转子。作用:两肌均可使髋关节外展。

**梨状肌**(piriformis)起于骶骨前面,向外经坐骨大孔出骨盆腔,止于股骨大转子。在坐骨大孔处,梨状肌的上、下缘均留有空隙,分别称为**梨状肌上孔**和**梨状肌下孔**,均有血管、神经通过。作用:使髋关节外展和旋外。

**2. 大腿肌**

**大腿肌**位于股骨周围,可分为前群、后群和内侧群。

(1)前群

前群(图 1-84)有缝匠肌和股四头肌。

**缝匠肌**(sartorius)是全身最长的肌。呈扁带状。起于髂前上棘,经大腿的前面,转向内下侧,止于胫骨上端的内侧面。作用:屈髋关节和膝关节,并使小腿旋内。

**股四头肌**(quadriceps femoris)是全身最大的肌。起端有 4 个头:**股直肌**位于大腿前面,起自髂前下棘；**股内侧肌**和**股外侧肌**分别位于股直肌的内、外侧，起自股骨粗线的内、外侧唇；**股中间肌**位于股直肌的深面，在股内、外侧肌之间，起自股骨体的前面。4个头向下形成一个腱，包绕髌骨的前面和两侧缘，向下延续为髌韧带，止于胫骨粗隆。作用：伸膝关节，其中股直肌还有屈髋关节的作用。

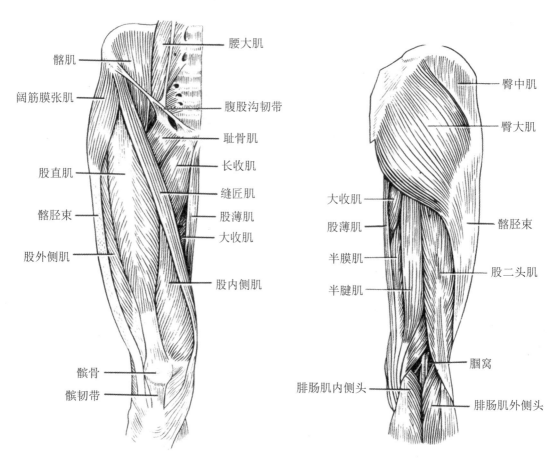

图 1-84　髋肌和大腿肌前群(右侧浅层)　　　图 1-85　髋肌和大腿肌后群(右侧浅层)

（2）内侧群

内侧群(图 1-84、图 1-87)位于大腿内侧，有**耻骨肌**、**长收肌**、**短收肌**、**大收肌**和**股薄肌**。在浅层，自外侧向内侧依次为耻骨肌、长收肌和股薄肌，中层有位于长收肌深面的短收肌，深层有大收肌。上述肌均起自闭孔周围骨面和坐骨结节的前面，除股薄肌止于胫骨上端的内侧面外，其他各肌都止于股骨粗线。作用：使髋关节内收。

（3）后群

后群(图 1-85、图 1-86)位于大腿的后面，包括股二头肌、半腱肌和半膜肌。

**股二头肌**(biceps femoris)位于股后部外侧，有长、短两头，长头起自坐骨结节，短头起自股骨粗线，两头合并，止于腓骨头。

**半腱肌**(semitendinosus)位于股后部的内侧，肌腱圆细而长，约占肌的一半，起自坐骨结节，止于胫骨上端的内侧。

**半膜肌**(semimembranosus)位于半腱肌的深面，上部是扁薄的肌腱，约占肌的一半，起自坐骨结节，止于胫骨内侧髁的后面。

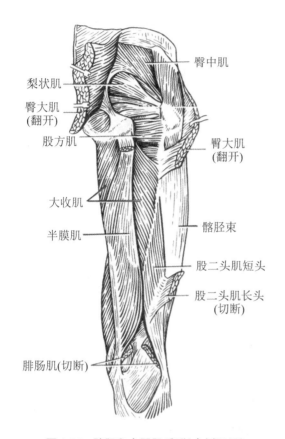

图 1-86　髋肌和大腿肌后群（右侧深层）

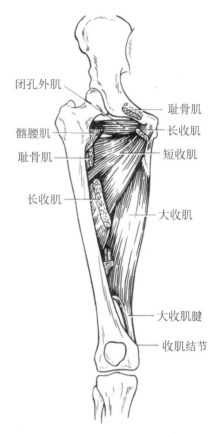

图 1-87　大腿肌内侧群（右侧前面深层）

作用：后群能屈膝关节和伸髋关节。膝关节处于屈曲位时，股二头肌能使小腿旋外，半腱肌和半膜肌使小腿旋内。

**3. 小腿肌**

**小腿肌**可分为前群、外侧群和后群。

（1）前群

前群（图 1-88）位于小腿骨前方。主要有 3 块肌，自胫侧向腓侧依次为胫骨前肌、姆长伸肌和趾长伸肌。

**胫骨前肌**（tibialis anterior）起自胫骨体和小腿骨间膜，止于内侧楔骨和第 1 跖骨底。作用：伸踝关节，使足内翻。

**姆长伸肌**（extensor hallucis longus）位于胫骨前肌和趾长伸肌之间。起自腓骨体和小腿骨间膜，止于姆趾远节趾骨底。作用：伸趾，伸踝关节。

**趾长伸肌**（extensor digitorum longus）位于胫骨前肌和姆长伸肌的外侧。起自腓骨前面，向下分 4 个腱，分别止于第 2～5 趾的中节、远节趾骨底。作用：伸第 2～5 趾，伸踝关节。

（2）外侧群

外侧群（图 1-88）位于腓骨的外侧，有腓骨长肌和腓骨短肌。

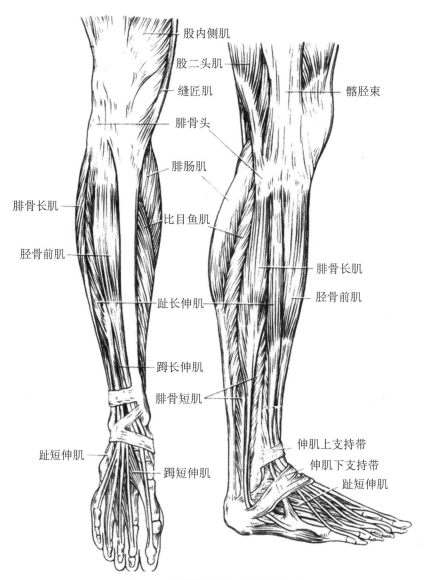

图1-88 小腿肌前群和外侧群(右侧)

**腓骨长肌**(peroneus longus)起自腓骨外侧面,其腱经外踝后方,斜向前内越过足底,止于第1跖骨底。

**腓骨短肌**(peroneus brevis)起自腓骨外侧面,位于腓骨长肌的深面,其腱经外踝后方,止于第5跖骨底。

作用:两肌使足外翻和跖屈踝关节。

(3)后群

后群(图1-89)位于小腿骨后方,可分浅、深两层。

1)浅层

浅层有强大的**小腿三头肌**(triceps surae),该肌由浅层的腓肠肌和深层的比目鱼肌组成。**腓肠肌**(gastrocnemius)以内、外侧头起自股骨内、外侧髁的后面,**比目鱼肌**(soleus)起自胫、腓骨上端的后面。三个头会合,向下续为**跟腱**,止于跟骨结节。

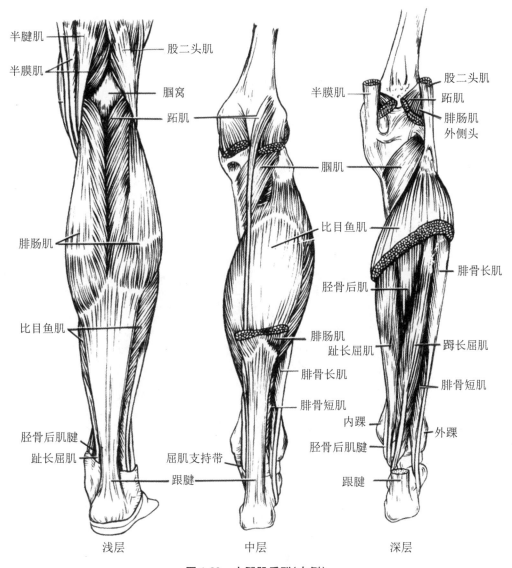

图 1-89 小腿肌后群(右侧)

作用:屈膝关节,屈踝关节(足跖屈)。在站立时,能固定膝关节和踝关节,防止身体向前倾斜。

2)深层

深层有 3 块肌,位于小腿三头肌的深面,自胫侧向腓侧依次为趾长屈肌、胫骨后肌和蹈长屈肌。

**趾长屈肌**(flexor digitorum longus)起自胫骨后面,肌腱经内踝后方至足底,在足底分成 4 条腱,止于第 2~5 趾的远节趾骨底。作用:屈第 2~5 趾,跖屈踝关节。

**胫骨后肌**(tibialis posterior)位于趾长屈肌和蹈长屈肌之间,起自胫骨、腓骨和小腿骨间膜的后面,肌腱经内踝后方至足底内侧,止于足舟骨及内侧、中间和外侧楔骨。作用:跖屈踝关节,使足内翻。

**跨长屈肌**(flexor hallucis longus)位于腓侧,起自腓骨和小腿骨间膜的后面,肌腱经内踝后方至足底,与趾长屈肌腱交叉后,止于跨趾远节趾骨底。作用:屈跨,跖屈踝关节。

**4. 足肌**

**足肌**(图 1-90,图 1-91)分为**足背肌**和**足底肌**。足背肌较弱小,为伸跨趾和伸第 2～4 趾的小肌。足底肌的配布情况和作用与手掌肌近似。

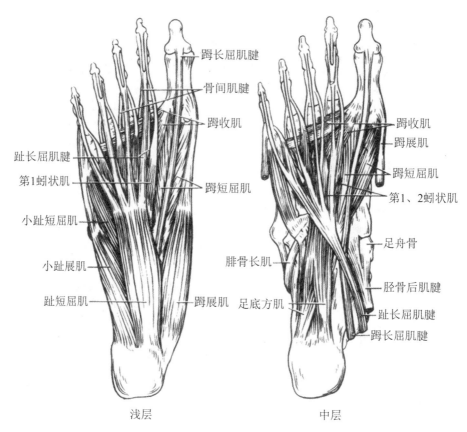

**图 1-90　足底肌(右侧)**

(1)足背肌

位于足背,有 2 块,即内侧的**跨短伸肌**和外侧的**趾短伸肌**。

作用:分别伸跨趾和伸第 2～4 趾。

(2)足底肌

相当于手掌肌,亦可分为内侧群、中间群和外侧群。

1)内侧群

有 3 块肌,即浅层内侧的**跨展肌**和外侧的**跨短屈肌**,两者深层为**跨收肌**。

2)外侧群

有 3 块肌,即外侧的**小趾展肌**和内侧的**小趾短屈肌**,其深面有小趾对跖肌。

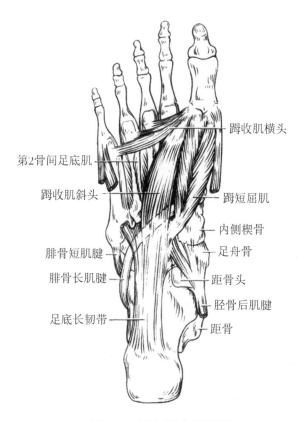

图 1-91  足底肌（右侧深层）

3）中间群

共 13 块，分三层。浅层为**趾短屈肌**；中层后方有**足底方肌**，前方有 4 条蚓状肌；深层有 3 块**骨间足底肌**及 4 块**骨间背侧肌**。

## 复习思考题

1. 在体表可以触及哪些骨性标志？请在自己身上指认这些体表标志。

2. 简述椎骨的一般构成，如何区分颈椎、胸椎和腰椎？

3. 什么是鼻旁窦？各鼻旁窦分别开口于何处？

4. 简述肩关节的构成、结构特点和运动形式。

5. 简述膝关节的构成、结构特点和运动形式。

6. 当前臂发生骨折时，应固定在什么体位？为什么？

7. 踝关节在什么状态下容易扭伤？为什么？

8. 观察骨盆时，如何鉴别是男性骨盆还是女性骨盆？

9. 简述膈的位置、裂孔名称及其内部通过的结构。

10. 维持人体直立的肌主要有哪些？

11. 参与呼吸运动的肌主要有哪些？

73

# 第二章

# 消 化 系 统

## 【学习目标】

**掌握**

(1) 消化系统的组成及消化管的分段,咽峡的组成,腭扁桃体的位置,腮腺的位置及腮腺管的开口部位。咽的形态、位置、分部及各部的交通,食管的位置及三个狭窄的部位,胃的形态、分部、位置,十二指肠的分部和结构,大肠形态特点、分部和位置,阑尾位置及其根部的体表投影,直肠的位置、形态结构,肛管的结构。肝的形态和位置,胆囊的形态、分部、位置及胆囊底的体表投影,胰的形态、位置及胰管的开口部位。

(2) 腹膜壁层,脏层和腹膜腔,男、女性盆腔腹膜陷凹的名称、位置。

**熟悉**

(1) 胸部的标志线及腹部的分区,牙的形态和结构,胃壁的主要结构,小肠的形态、位置、分部,肝的体表投影,肝外胆道的组成及开口部位。

(2) 腹膜与腹盆腔脏器的关系,小网膜、大网膜、网膜囊和网膜孔的主要形态、位置,各系膜的名称。

**了解**

(1) 消化系统的主要功能,口腔的分部,舌的形态构造,牙的分类和牙式,下颌下腺与舌下腺的位置及腺管开口部位,空肠、回肠的主要形态结构,肝的功能,胆囊的功能,胰的功能。

(2) 腹膜的一般功能。

# 第一节 概 述

## 一、消化系统的组成

**消化系统**(alimentary system)由消化管和消化腺组成(图 2-1)。

**1. 消化管**

**消化管**(alimentary canal)是从口腔至肛门的粗细不等的弯曲管道,包括口腔、咽、食管、胃、小肠(十二指肠、空肠、回肠)和大肠(盲肠、阑尾、结肠、直肠、肛管)。临床上通常把从口腔到十二指肠的一段称为上消化道,空肠到肛门的一段称为下消化道。

**2. 消化腺**

**消化腺**（alimentary gland）按位置和形态大小分为大消化腺和小消化腺两种。大消化腺是独立存在的器官，如大唾液腺、肝、胰等。小消化腺则是散在于消化管壁内的小腺体，如唇腺、颊腺、食管腺、胃腺和肠腺等。

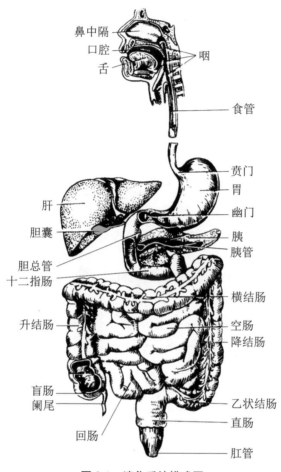

图 2-1　消化系统模式图

## 二、消化系统的主要功能

消化系统的主要功能是摄取食物，进行物理性和化学性消化，吸收其中的营养物质，以维持机体的新陈代谢，并将剩余的糟粕排出体外。此外，口腔、咽还参与呼吸、发音等功能活动。

## 三、消化管的一般结构

消化管各段的形态和功能不同，其构造也各有特点，但整体来看，多数消化管的管壁由内向外可分为黏膜、黏膜下层、肌层和外膜四层。

**1. 黏膜层**

黏膜是消化管的最内层结构,由上皮、固有膜和黏膜肌层构成。黏膜大部分为单层柱状上皮,具有保护、分泌、吸收等功能。小肠的黏膜和部分的黏膜下层向肠腔内突出,形成黏膜皱襞,可以加大消化和吸收的面积。

**2. 黏膜下层**

黏膜下层位于黏膜与肌层之间,由疏松结缔组织构成,可使黏膜有一定移动性。内含丰富的血管、淋巴管和神经等。

**3. 肌层**

大多数消化管肌层由平滑肌组成。平滑肌一般分为内环、外纵两层,环肌和纵肌的交替收缩和舒张,可推动食物逐渐下移。在某些部位,环形平滑肌增厚形成括约肌。

**4. 外膜**

外膜位于消化管的最外层,大部分消化管外膜为间皮和结缔组织构成的浆膜。浆膜不仅有保护和固定功能,还能分泌浆液,减少器官之间的摩擦。

## 四、胸部标志线和腹部分区

内脏器官在胸腔、腹腔和盆腔内的位置是相对固定的。为了准确描述胸、腹腔脏器的位置和体表投影,通常在胸、腹部体表划出一些标志线和分区(图 2-2)。

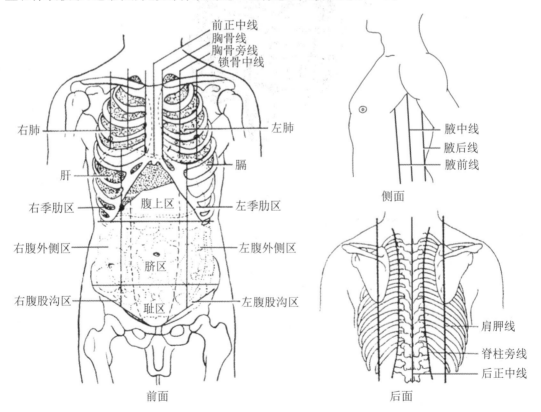

**图 2-2　胸、腹部标志线和腹部分区**

（一）胸部标志线

**1. 前正中线**

沿身体前面正中所作的垂直线。

**2. 胸骨线**

沿胸骨最宽处的外侧缘所作的垂直线。

**3. 锁骨中线**

经锁骨中点向下所作的垂直线。

**4. 胸骨旁线**

经胸骨线与锁骨中线之间的中点所作的垂直线。

**5. 腋前线**

沿腋前襞向下所作的垂直线。

**6. 腋中线**

经腋窝中点向下所作的垂直线。

**7. 腋后线**

沿腋后襞向下所作的垂直线。

**8. 肩胛线**

经肩胛骨下角所作的垂直线。

**9. 后正中线**

经身体后面的正中所作的垂直线。

（二）腹部分区

**1. 四分法**

通过脐作一水平线和垂直线,将腹部分为左上腹、左下腹、右上腹和右下腹 4 个区,为临床常用的简便分区法。

**2. 九分法**

一般用两条水平线和两条垂直线将腹部划分为 3 部 9 区(图 2-2)。两条水平线:上水平线是通过左、右肋弓最低点(即第 10 肋最低点)的连线,下水平线是通过左、右髂结节之间的连线。两条垂直线是通过左、右腹股沟韧带中点向上所作的垂直线。两条水平线将腹部分为上、中、下腹 3 部,再由两条垂直线与上述两条水平线相交,将腹部分为 9 个区,即腹上部的腹上区和左、右季肋区,腹中部的脐区和左、右腹外侧区(腰区),腹下部分的耻区(腹下区)和左、右腹股沟区(髂区)。

# 第二节 消 化 管

## 一、口腔

### （一）口腔的构造和分布

**1. 口腔的构造**

**口腔**（oral cavity）（图 2-3）是消化管的起始部，其前壁为口唇，侧壁为颊，上壁为腭，下壁为口腔底。口腔向前以口裂通体外，向后经咽峡通咽腔。

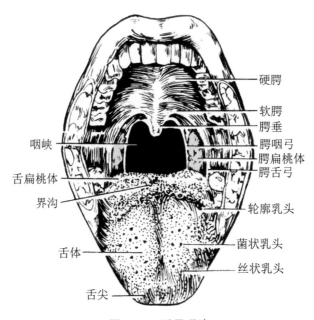

图 2-3　口腔及咽峡

（1）口腔的前壁

口腔的前壁称为**口唇**，分上唇和下唇，由皮肤、口轮匝肌和黏膜构成，正常颜色为红色，当缺氧时呈绛紫色，临床上称发绀。上、下唇之间的裂隙为**口裂**，口裂两端是**口角**。在上唇的外面正中处有一纵行的浅沟，称人中。上唇的外面两侧，各有一条斜行浅沟，称**鼻唇沟**。

（2）口腔的侧壁

口腔的侧壁称为**颊**，由皮肤、颊肌和颊黏膜构成。在平对上颌第二磨牙处的颊黏膜上，可见一圆形黏膜隆起，称**腮腺管乳头**，其中央有腮腺导管的开口。

（3）口腔的上壁

即口腔顶，称为**腭**，分隔鼻腔与口腔，可分硬腭和软腭两部分。**硬腭**为腭的前 2/3，以骨质为基础，表面覆盖黏膜；**软腭**为腭的后 1/3，由骨骼肌和黏膜组成。软腭斜向后下，其后缘

图中标注文字（从上到下、左右）：

硬腭
软腭
腭垂
腭咽弓
腭扁桃体
腭舌弓
轮廓乳头
菌状乳头
丝状乳头
咽峡
舌扁桃体
界沟
舌体
舌尖

中央有一下垂的乳头状突起,称**腭垂**(悬雍垂)。自腭垂向两侧,有两条弓形黏膜皱襞,前方的一对连于舌根,称**腭舌弓**;后方的一对连于咽的侧壁,称**腭咽弓**。

(4)口腔的下壁

即口腔底,由软组织和舌构成。

(5)咽峡

**咽峡**(isthmus of fauces)是口腔通向咽腔的门户,由腭垂、两侧腭舌弓和舌根共同围成。

**2. 口腔的分部**

口腔被上、下颌牙弓分为两部分,牙弓与唇颊之间的腔隙,称**口腔前庭**;牙弓以内的部分,称**固有口腔**。上、下颌咬合时,口腔前庭可经第 3 磨牙后方的间隙与固有口腔相通。当患者处于昏迷、牙关紧闭时,可经此间隙将导管引入固有口腔,再经咽、食管,将所需的营养物质注于胃中。

(二)口腔内部结构

**1. 牙**

**牙**(teeth)(图 2-4)是人体内最坚硬的器官,嵌入上、下颌骨牙槽内,分别排列成上牙弓和下牙弓,具有咀嚼食物和辅助发音等作用。

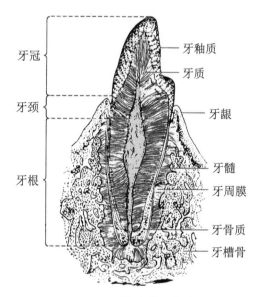

**图 2-4 牙的形态和构造**

(1)牙的形态和构造

牙的形态虽然有差异,但每个牙可分为牙冠、牙颈和牙根 3 部分。**牙冠**是露在牙龈外面的部分,洁白而有光泽。**牙根**是嵌入牙槽内的部分,借牙周膜与牙槽骨紧密相连;牙根尖端有一小孔,称**牙根尖孔**,内有神经、血管、淋巴管出入。**牙颈**为牙冠与牙根之间稍细的部分,外包以**牙龈**。牙龈、牙周膜和牙槽骨三者合称**牙周组织**,对牙有保护和固定的作用。

牙由牙质、牙釉质、牙骨质和牙髓组成。**牙质**致密坚硬,位于牙的内部,是构成牙的主体。在牙冠的表面,覆有一层洁白的**牙釉质**,它是人体最坚硬的组织;在牙根和牙颈的表面包有一层**牙骨质**,其结构类似于骨质。牙的内腔称**牙腔**,包括牙冠、牙颈内的**牙冠腔**和牙根内的**牙根管**两部分;牙腔内充满**牙髓**,牙髓由神经、血管、淋巴管和结缔组织组成。

（2）牙的分类和牙式

人的一生先后出两组牙。第一组称**乳牙**,自出生后 6 个月开始萌出,2～3 岁内出齐,分为**乳切牙**、**乳尖牙**和**乳磨牙**,共 20 个。第二组称**恒牙**,6～7 岁开始萌出替换乳牙,12 岁左右出齐,分为**切牙**、**尖牙**、**前磨牙**、**磨牙**。但第 3 磨牙长出较晚,约 18～30 岁萌出,故称迟牙（智牙）,迟牙有的人可终生不出,因此恒牙数 28～32 个均属正常。切牙、尖牙、前磨牙只有 1 个牙根,下磨牙有 2 个牙根,上磨牙有 3 个牙根。如图 2-5 所示。

临床上为了准确而简便地记录各个牙在口腔中的部位,常以被检查者的体位为标准,用横线表示上、下牙的分界,以纵线表示左、右侧的分界,即"十"字记号来划分四个区域;用罗马数字Ⅰ～Ⅴ表示乳牙,以阿拉伯数字 1～8 表示恒牙,这种记录方式称**牙式**。如"$\dfrac{\quad}{\;}\!\!\!\!\!\Big|^{V}$"表示左上颌第 2 乳磨牙,"$\dfrac{8}{\;}\!\!\!\!\!\Big|$"表示右下颌第 3 磨牙。

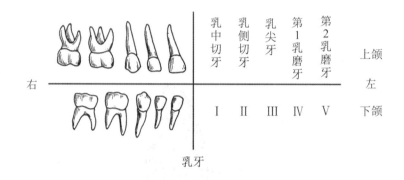

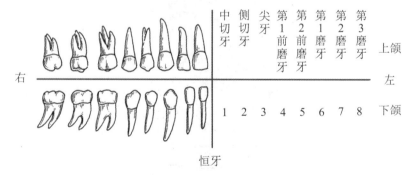

**图 2-5 乳牙、恒牙的名称和符号**

**2. 舌**

**舌**(tongue)(图 2-3、图 2-6)位于口腔底,以骨骼肌为基础,表面覆以黏膜构成。舌有协助咀嚼、吞咽食物、辅助发音和感受味觉等功能。

（1）舌的形态

舌上面中后部有一向前开放的 V 字形的**界沟**,将舌分为后 1/3 的**舌根**和前 2/3 的**舌体**。舌体的前端称**舌尖**(图 2-3)。舌下面正中线有一纵行的黏膜皱襞连于口腔底,称**舌系带**(图 2-6)。在舌系带根部的两侧各有一小黏膜隆起,称**舌下阜**,其顶端有下颌下腺管和舌下腺大管的共同开口。由舌下阜向两侧延伸,各有一黏膜隆起,称**舌下襞**,其深面有舌下腺,舌下腺小管开口于舌下襞表面。

（2）舌黏膜

呈淡红色，被覆于舌的表面。舌黏膜上有许多小突起，称**舌乳头**。按其形状可分为丝状乳头、菌状乳头和轮廓乳头等（图2-3）。**丝状乳头**数量最多，体积最小，呈白色丝绒状，具有一般感觉功能。**菌状乳头**数量较少，为红色钝圆形小突起，散在于丝状乳头之间，内含**味蕾**，司味觉。**轮廓乳头**最大，有7～11个，排列于界沟前方，含有味蕾，司味觉。正常情况下，丝状乳头脱落的上皮细胞碎片与食物残渣等成分黏附于舌的表面，形成薄薄的一层白色的舌苔。

（3）舌肌

**舌肌**为骨骼肌，可分为舌内肌和舌外肌。**舌内肌**有舌纵肌、舌横肌和舌垂直肌三种，收缩时可改变舌的形状。**舌外肌**起自舌附近各骨，止于舌内，收缩时可改变舌的位置。舌外肌中最重要的一对为**颏舌肌**，它起自下颌骨体的内面，呈扇形止于舌体中线两侧；两侧颏舌肌同时收缩使舌伸出口腔（吐舌），单侧收缩时可使舌尖伸向对侧；如一侧颏舌肌瘫痪，伸舌时，舌尖歪向患侧。

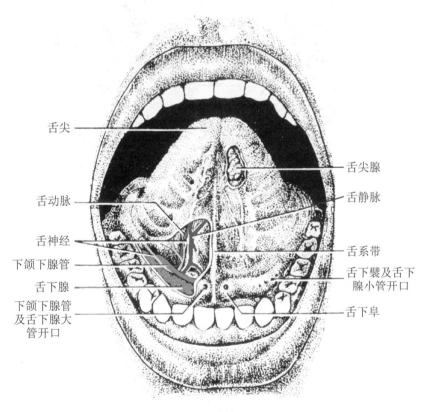

**图2-6 舌的下面**

（三）大唾液腺

在口腔周围有三对大唾液腺（图2-7），即腮腺、下颌下腺、舌下腺。分泌的唾液具有湿润、清洁口腔、调和食物及消化淀粉等作用。

**1. 腮腺**

**腮腺**（parotid gland）最大，略呈三角形，位于耳郭的前下方。**腮腺管**由腮腺的前缘穿出，在颧弓下一横指处紧贴咬肌表面前行，至咬肌前缘处弯转向内侧，穿过颊肌，开口于平对上颌第 2 磨牙颊黏膜的腮腺管乳头。临床上小儿麻疹早期可在腮腺管开口周围出现灰白色的斑点。

**2. 下颌下腺**

**下颌下腺**（submandibular gland）呈卵圆形，位于下颌体后部的内面，其导管自腺的内侧面发出，开口于舌下阜。

**3. 舌下腺**

**舌下腺**（sublingual gland）最小，呈杏核状，位于舌下襞的深面。舌下腺的大导管开口于舌下阜，另有 5～15 条小导管直接开口于舌下襞。

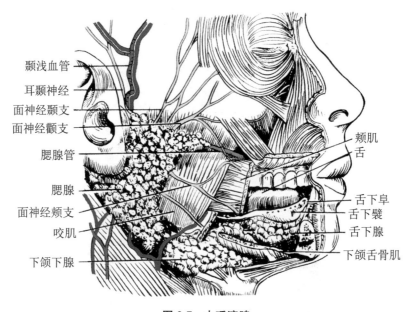

**图 2-7 大唾液腺**

## 二、咽

（一）咽的形态和位置

**咽**（pharynx）（图 2-8）为上宽下窄、前后略扁的漏斗形肌性管道，是消化管和呼吸道的共同通道。上起自颅底，下至第 6 颈椎体下缘连于食管，全长约 12 cm。咽位于上 6 个颈椎的前方，鼻腔、口腔和喉腔之后，两侧是颈部的大血管和神经。

（二）咽的分部和结构

根据咽前方的毗邻，以软腭后缘和会厌上缘为界，自上而下将咽分为鼻咽、口咽和喉咽 3 部分（图 2-8）。

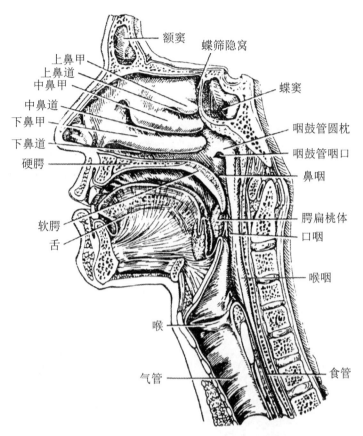

图 2-8　头颈部正中矢状切面

**1. 鼻咽**

**鼻咽**（nasopharynx）位于鼻腔的后方，为颅底至软腭后缘之间的一段，向前借鼻后孔与鼻腔相通。在其两侧壁约平下鼻甲后方 1 cm 处有**咽鼓管咽口**，咽腔经该口通过咽鼓管与中耳的鼓室相通；该口平时是关闭的，当吞咽或用力张口时，该口开放，空气可经此通过咽鼓管进入鼓室，以维持鼓膜两侧的气压平衡。咽鼓管咽口的前、上、后方有半环状的隆起，称**咽鼓管圆枕**。在圆枕与咽后壁之间有一纵行深窝，称**咽隐窝**，是鼻咽癌的好发部位。

**2. 口咽**

**口咽**（oropharynx）位于口腔的后方，为软腭后缘与会厌上缘之间的一段，向前借咽峡与口腔相通。在其侧壁上，腭舌弓和腭咽弓之间有一凹窝，称**扁桃体窝**，窝内容纳**腭扁桃体**。腭扁桃体是淋巴器官，具有防御功能。

**3. 喉咽**

**喉咽**（laryngopharynx）位于喉的后方，为会厌上缘平面至第 6 颈椎下缘之间的一段，向前经喉口通喉腔，向下通食管。在喉口两侧与咽侧壁之间有一对深窝，称**梨状隐窝**，是异物易滞留的部位。

## 三、食管

### （一）食管的形态和位置

**食管**（esophagus）（图 2-9）是一前后略扁的肌性管道，是消化管各部中最狭窄的部分，长约 25 cm。食管上端于第 6 颈椎体下缘水平接续咽，下端至第 11 胸椎左侧连于胃的贲门，依其行程可分颈、胸、腹 3 部。颈部长约 5 cm，在气管颈部的后方、脊柱的前方下行，经胸廓上口入胸腔。胸部最长，约 18～20 cm，先行于气管胸部与脊柱之间，继而经过左主支气管之后，沿胸主动脉右侧下行，至第 9 胸椎平面斜跨胸主动脉的前方至其左侧，然后穿膈的食管裂孔入腹腔。腹部最短，长仅 1～2 cm，由膈的食管裂孔处至胃的贲门。

### （二）食管的狭窄

食管全长有三个生理性狭窄（图 2-9）。

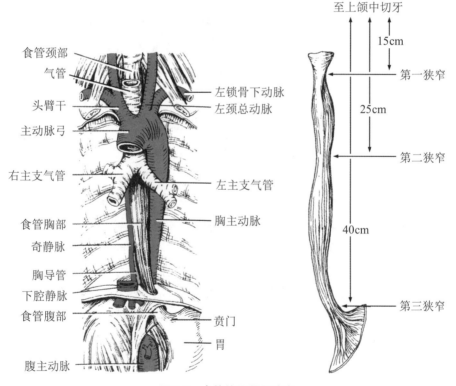

**图 2-9　食管的位置和狭窄**

**1. 第一狭窄**

位于咽与食管相续处，正对第 6 颈椎体下缘平面，距中切牙 15 cm。

**2. 第二狭窄**

位于食管与左主支气管交叉处，平第 4、5 胸椎之间，距中切牙约 25 cm。

**3. 第三狭窄**

位于食管穿过膈的食管裂孔处，平第 10 胸椎平面，距中切牙约 40 cm。

这些狭窄是食管异物易滞留的部位,也是食管癌和食管静脉曲张的好发部位。临床上进行食管插管时,要注意食管的狭窄处。

## 四、胃

**胃**(stomach)是消化管中最膨大的部分,上连食管,下续十二指肠。胃主要有受纳食物、分泌胃液、对食物进行初步消化和内分泌等功能。胃的位置、形态因年龄、性别、体型、体位和充盈不同而有所差异。

### (一)胃的形态和分部

**1. 胃的形态**

成年人的胃,空虚时可缩成管状,充盈时则呈球囊形,容量可达到 1500 mL。胃有两口、两壁、两缘(图 2-10)。胃的近端与食管相连处是胃的入口,称**贲门**,胃的远端接续十二指肠处是胃的出口,称**幽门**。**胃前壁**朝向前上方,**胃后壁**朝向后下方。上缘凹向右上方称**胃小弯**,该弯的最低点弯曲成角状,称**角切迹**;下缘大部分凸向左下方称**胃大弯**。

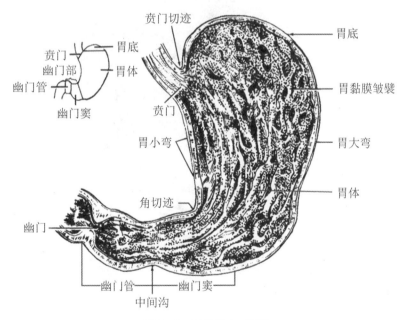

**图 2-10 胃的形态、分部**

**2. 胃的分部**

胃通常分为胃底、胃体、贲门部和幽门部 4 部(图 2-10)。靠近贲门的部分称**贲门部**。自贲门向左上方膨出的部分,称**胃底**。角切迹与幽门之间的部分,称**幽门部**。幽门部靠近幽门的一段呈管状,称**幽门管**,幽门管与角切迹之间的部分称**幽门窦**。胃底与幽门部之间的广大区域,称**胃体**。

### (二)胃的位置和毗邻

胃中等充盈时,大部分位于左季肋区,小部分位于腹上区。胃的贲门和幽门位置比较固

85

定,贲门约在第 11 胸椎的左侧,幽门约在第 1 腰椎的右侧。胃大弯的最低点一般在脐平面。当胃特别充盈时,胃大弯可降至脐以下。

胃前壁的右侧部与肝左叶相邻,左侧部与膈相邻,被左肋弓遮盖。胃前壁的中间部分位于剑突下,直接与腹前壁相贴,是胃触诊的部位。胃后壁与左肾、左肾上腺、横结肠及胰相邻。胃底与膈和脾相邻。

（三）胃壁的结构

胃壁由内向外分为黏膜、黏膜下层、肌层和外膜 4 层。胃黏膜呈淡红色,有丰富的胃腺。胃空虚时,黏膜形成许多不规则的皱襞;充盈时则皱襞减少。在胃小弯处皱襞多为纵行,在贲门和幽门附近的皱襞则呈放射状排列,在幽门处的黏膜向内形成环状皱襞,称**幽门瓣**（图 2-10）,有阻止胃内容物进入十二指肠的作用。黏膜下层由疏松结缔组织构成,内含丰富的血管、淋巴管和神经丛。胃的肌层比较发达,由外纵、中环、内斜 3 层平滑肌交织而成。在幽门处环形肌明显增厚,形成**幽门括约肌**（图 2-11）,有延缓胃的排空和阻止肠内容物逆流入胃的功能。胃的外膜为浆膜。

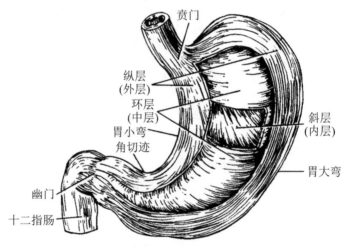

图 2-11　胃壁的肌层

## 五、小肠

**小肠**（small intestine）（图 2-1）是消化管中最长的一段,上起于胃的幽门,下接续盲肠,成人全长 5～7 m,可分为十二指肠、空肠和回肠 3 部。小肠是食物消化和吸收最重要的场所。

（一）十二指肠

**十二指肠**（duodenum）（图 2-12）为小肠的起始段,长约 25 cm。上端起于幽门,下端续于空肠,呈 C 字形包绕胰头,可分为上部、降部、水平部和升部。

**1. 上部**

长约 5 cm,在第 1 腰椎右侧起于幽门,水平向右,至肝门下方、胆囊颈附近急转向下,续于降部。上部左侧与幽门相连结的一段肠壁较薄,黏膜光滑无环状襞,称**十二指肠球**,是十二指肠溃疡的好发部位。

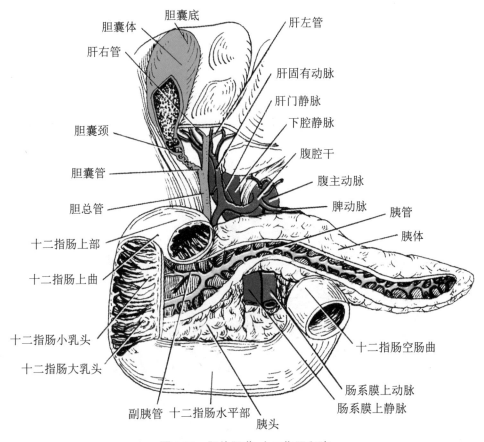

图 2-12 肝外胆道、十二指肠和胰

**2. 降部**

长约 7～8 cm,起自十二指肠上部,沿第 1～3 腰椎和胰头的右侧垂直下行,达第 3 腰椎体下缘处又急转向左,移行于水平部。在降部肠腔的后内侧壁上有一纵行的黏膜皱襞,称**十二指肠纵襞**,是由斜穿肠壁的胆总管使黏膜隆起而形成的;此襞下端的乳头状隆起,称**十二指肠大乳头**,距中切牙约 75 cm,为肝胰壶腹的开口处。

**3. 水平部**

水平部又称下部,长约 10 cm,起自十二指肠降部,在第 3 腰椎平面向左,横过下腔静脉至腹主动脉的前面,移行为升部。

**4. 升部**

升部最短,长约 2～3 cm,起自水平部的末端,斜向左上方,至第 2 腰椎体左侧急转向下,移行为空肠。十二指肠与空肠之间形成比较恒定的弯曲称**十二指肠空肠曲**,被一条由少量平滑肌和结缔组织构成的**十二指肠悬韧带(Treitz 韧带)**固定于腹后壁。十二指肠悬韧带是腹部外科手术中确认空肠起始的重要标志。

### (二) 空肠和回肠

**空肠**(jejunum)和**回肠**(ileum)(图 2-13)位于腹腔的中、下部,上端起于十二指肠空肠曲,下端于右髂窝接续盲肠,全长被腹膜包裹,周围为大肠所环绕。空肠约占空、回肠全长的近侧 2/5,主要占据腹腔的左上部(左腹外侧区和脐区);回肠约占空、回肠全长的远侧 3/5,主要占据腹腔的右下部(脐区和右腹股沟区)。

空、回肠的形态结构不完全一致,但变化是逐渐发生的,故两者之间无明显界限。一般而言,空肠管径较粗,管壁较厚,血管较丰富,颜色较红润,黏膜环状皱襞密而高,黏膜内有许多散在的**孤立淋巴滤泡**;而回肠则管径较细,管壁较薄,血管较少,颜色较淡,黏膜环状皱襞疏而低,黏膜内除有孤立淋巴滤泡以外,还有**集合淋巴滤泡**。集合淋巴滤泡由孤立淋巴滤泡汇集而成。这些淋巴滤泡具有防御功能,肠伤寒时细菌常侵犯回肠集合淋巴滤泡,从而导致肠出血或肠穿孔。

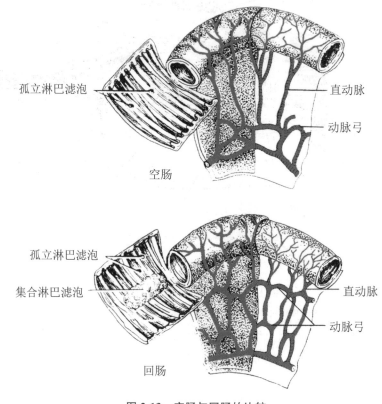

**图 2-13 空肠与回肠的比较**

## 六、大肠

**大肠**(large intestine)是消化管的末段,全长约 1.5 m。分为盲肠、阑尾、结肠、直肠和肛管 5 部分,其主要功能为吸收水分、维生素和无机盐,并将食物残渣形成粪便,排出体外。

大肠外形与小肠有明显不同,大肠口径较粗,肠壁较薄,其中盲肠和结肠还具有 3 个特征性结构(图 2-14):一是沿肠的表面排列的三条纵行的**结肠带**,由纵行平滑肌增厚而成;二是由肠壁上的许多横沟隔开而成的环形囊状突起,称**结肠袋**;三是在结肠带附近由于浆膜下脂肪聚集,形成的许多大小不等的脂肪突起,称**肠脂垂**。这 3 个特征可作为识别盲肠和结肠的标志。

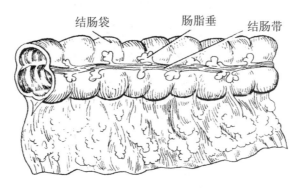

图 2-14 结肠的特征(横结肠)

## (一)盲肠

**盲肠**(caecum)(图 2-15)是大肠的起始部,位于右髂窝内,长约 6～8 cm。盲肠下端是膨大的盲端,上续升结肠,其左侧有**回盲口**连通回肠。在回盲口的上、下缘各有一半月形的黏膜皱襞,称**回盲瓣**,此瓣的作用为阻止小肠内容物过快地流入大肠,以利食糜在小肠内充分消化吸收,又可防止盲肠内容物逆流回小肠。在回盲口的下方约 2 cm 处,有阑尾的开口。

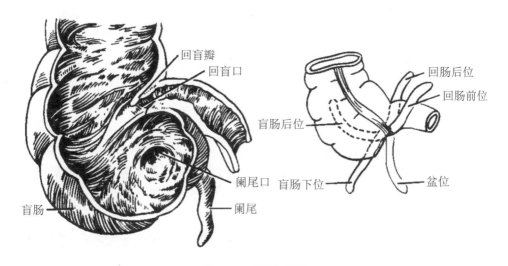

图 2-15 盲肠和阑尾

## (二)阑尾

**阑尾**(vermiform appendix)(图 2-15、图 2-16)是一条细长的盲管,形如蚯蚓,又称蚓突,一般长 6～8 cm。阑尾的内腔狭小,经阑尾口通盲肠。

阑尾尖端为游离盲端,游动性较大,故阑尾的位置较不恒定,以盆位者多见。因为三条结肠带最后都汇集于阑尾根部,故沿结肠带向下追踪,是寻找阑尾的可靠方法。

阑尾根部附于盲肠下端后内侧壁,位置较固定,其体表投影通常在脐与右髂前上棘连线的中、外 1/3 交界处,称**麦氏点(McBurney 点)**(图 2-16)。急性阑尾炎时,此点可有压痛或反跳痛。

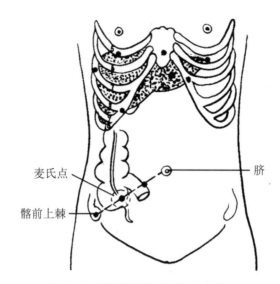

图 2-16 阑尾根部和肝的体表投影

（三）结肠

**结肠**(colon)(图 2-1)为介于盲肠和直肠之间的肠管。按其所在位置和形态,分为升结肠、横结肠、降结肠和乙状结肠 4 部分。

**1. 升结肠**

**升结肠**(ascending colon)在右髂窝内起自盲肠上端,沿腹后壁右侧上升,至肝右叶下面转向左移行为横结肠。升结肠移行为横结肠处的弯曲,称**结肠右曲**。升结肠借结缔组织贴附于腹后壁,故升结肠活动性很小。

**2. 横结肠**

**横结肠**(transverse colon)由结肠右曲呈弓状向左行,至脾下方转折向下,移行为降结肠。横结肠移行为降结肠处的弯曲,称**结肠左曲**。横结肠由横结肠系膜连于腹后壁,活动性较大。

**3. 降结肠**

**降结肠**(descending colon)起自结肠左曲,沿腹后壁左侧下降,至左髂嵴处移行为乙状结肠。降结肠借结缔组织固定于腹后壁,活动性很小。

**4. 乙状结肠**

**乙状结肠**(sigmoid colon)在左髂嵴处接降结肠,向下进入盆腔,至第 3 骶椎水平续于直肠。乙状结肠借乙状结肠系膜固定于盆腔左后壁,故有较大的活动性。有时可因乙状结肠系膜过长而造成肠扭转。

（四）直肠

**直肠**(rectum)(图 2-17、图 2-18)位于盆腔内,上端平第 3 骶椎处接乙状结肠,下端至盆膈处续为肛管。直肠后面与骶骨和尾骨相邻。在直肠前面,男性毗邻膀胱、前列腺、精囊等,女性毗邻子宫和阴道。因此男、女性直肠指诊时，可触及直肠前方的器官，如前列腺、子宫等。

直肠在矢状面上观察，可见有两个弯曲：上段与骶骨前面的曲度一致，形成一凸向后的弯曲，称**骶曲**；下段绕过尾骨尖前面转向后下方，形成一凸向前的弯曲，称**会阴曲**（图 2-17）。直肠下段肠腔膨大，称**直肠壶腹**。直肠壶腹内面有 2～3 条半月形黏膜皱襞，称**直肠横襞**。其中最大而恒定的一条直肠横襞，在直肠壶腹上份的前右侧壁，距肛门约 7 cm，可作为直肠镜检查的定位标志（图 2-18）。

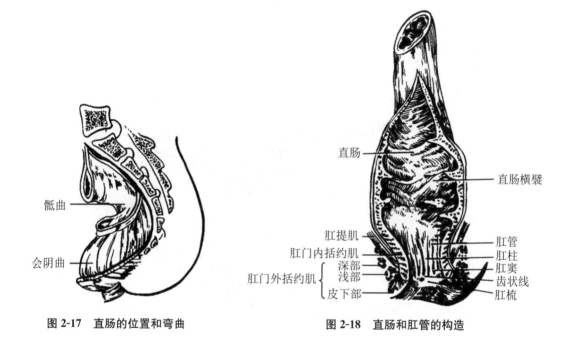

图 2-17　直肠的位置和弯曲　　　　　　图 2-18　直肠和肛管的构造

### （五）肛管

**肛管**（anal canal）（图 2-18）为盆膈以下的消化管，长约 3～4 cm，上端于盆膈处与直肠相连，下端开口于肛门。

肛管上段的黏膜形成 6～10 条纵行的皱襞称**肛柱**。连结各肛柱下端的半月形黏膜皱襞称**肛瓣**。两相邻的肛柱与肛瓣围成一开口向上的小凹陷称**肛窦**。肛窦内易潴留粪屑，引起肛窦炎甚至肛瘘。

各肛柱下端和肛瓣共同连成一锯齿状的环形线称**齿状线**（肛皮线），是皮肤和黏膜的分界线。齿状线下方有一宽约 1 cm 的环状带，表面光滑并略有光泽称**肛梳**（痔环）。在齿状线以上的黏膜下和肛梳的皮下有丰富的静脉丛，当这些静脉丛淤血曲张时即形成痔，临床上将发生在齿状线以上者称内痔，发生在齿状线以下者称外痔，跨越于齿状线上、下者称混合痔。

肛梳下缘有一环状线，称**白线**。白线适对肛门内、外括约肌的交界处，临床肛门指诊时，触及此处是一环状沟。肛管处的环形平滑肌特别增厚，形成**肛门内括约肌**，可协助排便。肛门内括约肌的周围有环形的骨骼肌，称**肛门外括约肌**，肛门外括约肌受意志支配，有较强的控制排便功能。

# 第三节 消 化 腺

## 一、肝

肝(liver)(图 2-19、图 2-20)是人体最大的消化腺,成人肝重约 1350 g。新生儿肝相对较大,相当于自身体重的 1/20。肝的血液供应十分丰富,活体的肝呈棕红色,质软而脆,受暴力打击易破裂出血。

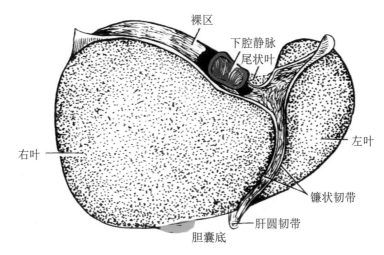

图 2-19 肝的上面

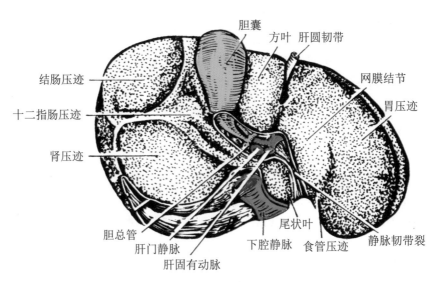

图 2-20 肝的下面

肝是人体新陈代谢最活跃的器官,不仅参与蛋白质、脂类、糖类和维生素等物质的合成、转化和分解,还参与药物、激素等物质的转化和解毒,而且还具有分泌胆汁、吞噬、防御和胚胎时期造血等功能。

（一）肝的形态

肝呈楔形,可分为上、下两面,前、后两缘。肝的上面膨隆,与膈相邻,称为**膈面**,可由**镰状韧带**分为**肝左叶**和**肝右叶**。肝右叶大而厚,左叶小而薄。肝的下面凹凸不平,与许多内脏相邻,称**脏面**。脏面有一呈 H 形的沟,即左、右纵沟和横沟。右纵沟的前部有一凹窝,称**胆囊窝**,容纳胆囊;右纵沟的后部有下腔静脉通过,称**腔静脉沟**。左纵沟的前部有肝圆韧带通过,后部容纳**静脉韧带**。肝下面中间部位的横沟为**肝门**,有肝门静脉,肝固有动脉,肝左、右管和神经、淋巴管等出入。出入肝门的这些结构被结缔组织包绕,构成**肝蒂**。肝的前缘(也称下缘)锐利,在胆囊窝处,肝前缘有一胆囊切迹,胆囊底常在此处露出。肝的后缘钝圆(图2-19、图 2-20)。

（二）肝的位置和体表投影

**1. 位置**

肝大部分位于右季肋区和腹上区,小部分位于左季肋区(图 2-2、图 2-16)。肝大部分被肋所覆盖,仅有一小部分在腹上区左、右肋弓间露出于剑突之下,直接与腹前壁相接触。

**2. 体表投影**

（1）肝上界

与膈穹隆一致,在右侧腋中线处起自第 7 肋,由此向左上至右锁骨中线处平第 5 肋,在前正中线处平胸剑结合,至左锁骨中线平第 5 肋间隙。此上凸弧线即为肝上界(图 2-16)。

（2）肝下界

与肝前缘一致,在右侧腋中线处起自第 10 肋,沿右肋弓下缘向左上,至右侧第 8、9 肋软骨结合处离开右肋弓,进入腹上区,经剑突下 3～5 cm 处继续向左上,至左肋弓第 7、8 肋软骨结合处,进入左季肋区,连于上界左端(图 2-16)。因此在正常成年人,肝的下界在肋弓下一般不能触及,剑突下可触及。3 岁以下的健康幼儿,由于腹腔容积较小,而肝脏的体积相对较大,肝的下缘常低于右肋弓下 1.5～2.0 cm,到 7 岁以后,右肋弓下不能触及到肝。

（三）肝外胆道

肝外胆道是指肝门之外的胆道系统,包括胆囊和输胆管道。

**1. 胆囊**

**胆囊**(gallbladder)(图 2-21)位于肝脏面的胆囊窝内,上面借结缔组织与肝相连,下面有腹膜覆盖。胆囊略呈鸭梨形,长约 8～12 cm,可分为底、体、颈、管 4 部分。**胆囊底**为突向前下方的盲端,多露出于肝前缘,其体表投影相当于右侧腹直肌外侧缘与右肋弓相交处。当胆囊发炎时,此处可有压痛。**胆囊体**占胆囊中央大部分,与胆囊底间没有明确的分界线,约在肝门右侧缘续于胆囊颈。**胆囊颈**细而短,常以直角弯向左,与胆囊管相连。**胆囊管**是胆囊颈的延续,最后与肝总管会合,形成胆总管。胆囊颈和胆囊管的黏膜向内呈螺旋状隆起,构成**螺旋襞**。螺旋襞可控制胆汁的出入,胆囊结石易嵌顿于此。胆囊有贮存和浓缩胆汁的功能,胆囊收缩可促进胆汁的排泄。

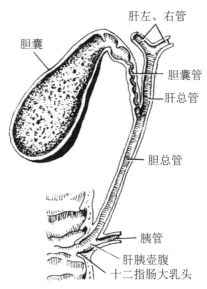

图 2-21　胆囊及输胆管道

**2. 输胆管道**

**输胆管道**包括肝左管、肝右管、肝总管、胆囊管及胆总管。

肝细胞产生的胆汁在肝内流入胆小管,胆小管逐渐汇合成**肝左管**和**肝右管**,肝左、右管出肝门后汇合成**肝总管**,肝总管末端与位于其右侧的**胆囊管**汇合,共同形成**胆总管**(图 2-22)。胆总管长 4～8 cm,管径宽约 0.6～0.8 cm。胆总管走行于肝十二指肠韧带内,肝固有动脉的右侧,肝门静脉右前方,向下经十二指肠上部的后方,至胰头与十二指肠降部之间下行,在进入十二指肠降部的左后壁处,与胰管汇合,形成略膨大的**肝胰壶腹**(**Vater 壶腹**),开口于十二指肠大乳头。在肝胰壶腹的壁内有环形平滑肌,称**肝胰壶腹括约肌**(**Oddi 括约肌**)。此肌可控制胆汁的排出和防止十二指肠内容物逆流入胆总管和胰管。

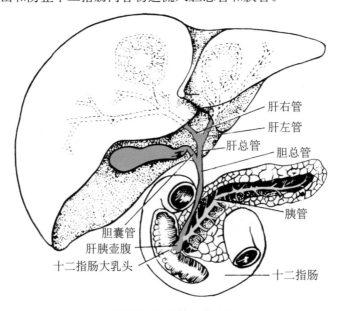

图 2-22　输胆管道模式图

肝胰壶腹括约肌平时保持收缩状态,由肝分泌的胆汁,经肝左管、肝右管、肝总管、胆囊管进入胆囊内储存。进食后,尤其是进食高脂食物后,在神经、体液因素调节下,胆囊收缩,肝胰壶腹括约肌舒张,使胆汁自胆囊经胆囊管、胆总管、肝胰壶腹、十二指肠大乳头,排入十二指肠内。

## 二、胰

胰(pancreas)是人体第二大消化腺,由外分泌部和内分泌部组成。其外分泌部分泌胰液,内含多种消化酶(如蛋白酶、脂肪酶、淀粉酶等),有分解蛋白质、脂类和糖类的作用。其内分泌部即**胰岛**,散在于胰实质内,胰尾部较多,主要分泌胰岛素,调节血糖浓度。

### (一)胰的位置

胰是一个狭长的腺体,质地柔软,呈灰红色,重约 100 g,位于胃的后方,在第 1、2 腰椎水平横贴于腹后壁,前面有腹膜覆盖。胰的前面与胃相邻;后面有下腔静脉、胆总管、肝门静脉和腹主动脉等重要结构。

### (二)胰的形态和分部

胰可分为头、体、尾 3 部分,各部之间无明显界限(图 2-12、图 2-22)。**胰头**较宽大,被十二指肠所包绕;**胰体**是胰的中间大部分,横跨下腔静脉、腹主动脉、左肾及左肾上腺前面;**胰尾**是左端狭细部,伸向左上方抵达脾门。

**胰管**位于胰的实质内,自胰尾沿胰的长轴右行,沿途汇集各小叶导管,最后与胆总管汇合成肝胰壶腹,开口于十二指肠大乳头。

# 第四节 腹 膜

## 一、腹膜的概念

腹膜(peritoneum)(图 2-23)是覆盖于腹、盆腔壁内面及脏器表面的半透明浆膜。衬于腹、盆腔壁内面的腹膜称**壁腹膜**(腹膜壁层),由壁腹膜返折并覆盖于腹、盆腔脏器表面的腹膜称**脏腹膜**(腹膜脏层)。壁腹膜和脏腹膜相互返折移行,共同围成不规则的潜在性腔隙称**腹膜腔**,腔内含有少量浆液。男性腹膜腔为封闭的腔隙,女性腹膜腔可借输卵管腹腔口,经输卵管、子宫、阴道与外界相通。

腹膜具有分泌、吸收、保护、支持、修复和固定脏器等功能。腹膜分泌少量浆液,可润滑脏器表面,减少脏器间的摩擦。上腹部的腹膜吸收能力较强,所以腹腔炎症或手术后的病人多采取半卧位,使有害液体流至下腹部,以减缓腹膜对有害物质的吸收。腹膜和腹膜腔内浆液中含有大量巨噬细胞,可吞噬细菌和有害物质。

## 二、腹膜与腹、盆腔脏器的关系

根据腹、盆腔脏器被腹膜覆盖的范围大小，可将腹、盆腔脏器分为 3 类（图 2-23、图 2-24）。

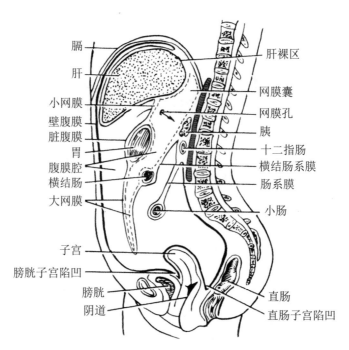

图 2-23　腹膜腔正中矢状切面示意图（女性）

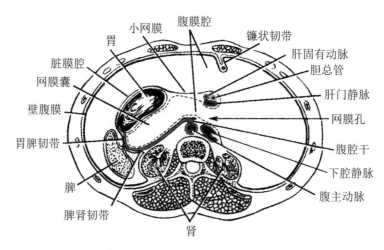

图 2-24　腹膜（经网膜孔的横切面）

### （一）腹膜内位器官

脏器表面几乎都被腹膜包裹的器官称腹膜内位器官，如胃、十二指肠上部、空肠、回肠、盲肠、阑尾、横结肠、乙状结肠、脾、卵巢和输卵管等。

## （二）腹膜间位器官

脏器表面大部分被腹膜包裹的器官称腹膜间位器官,如肝、胆囊、升结肠、降结肠、子宫、膀胱和直肠上段等。

## （三）腹膜外位器官

脏器仅有一面被腹膜覆盖的器官称腹膜外位器官,如肾,肾上腺,输尿管,十二指肠降部、水平部和升部,直肠中、下段及胰等。

了解脏器与腹膜的关系有着重要的临床意义,如腹膜内位器官的手术必须通过腹膜腔,而肾、输尿管等腹膜外位器官则不必打开腹膜腔便可进行手术,从而避免腹膜腔的感染和术后粘连。

### 三、腹膜形成的结构

壁腹膜与脏腹膜之间或脏腹膜之间互相返折移行,形成许多结构,这些结构不仅对器官起着支持和保护的作用,也是血管、神经等出入脏器的途径。

### （一）网膜

**网膜**(omentum)(图 2-23、图 2-25)包括大网膜、小网膜和网膜囊。

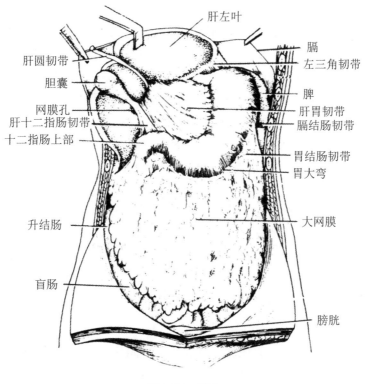

图 2-25 网膜

### 1. 小网膜

**小网膜**(lesser omentum)是由肝门移行到胃小弯和十二指肠上部的双层腹膜结构。从肝门连于胃小弯的部分称**肝胃韧带**,其内含有胃左、右血管、淋巴结、淋巴管及分布到胃的神经等。从肝门连于十二指肠上部的部分,称**肝十二指肠韧带**,其内有位于右前方的胆总管,位于左前方的肝固有动脉,以及两者后方的肝门静脉。小网膜的右缘游离,其后为**网膜孔**,经此孔可进入网膜囊(图 2-24)。

**2. 大网膜**

**大网膜**(greater omentum)是连于胃大弯和横结肠之间的腹膜结构,形似围裙,遮盖于空、回肠和横结肠的前方。大网膜由四层腹膜构成,由经过胃前、后两面向下延伸的腹膜,在胃大弯处互相愈合,形成大网膜的前两层,并下降至脐平面稍下方,然后向后返折向上,形成大网膜的后两层,再从前后包裹横结肠,形成横结肠系膜,连于腹后壁。大网膜具有重要防御功能。当腹膜腔内有炎症时,大网膜可移动到病灶周围包裹病灶,防止炎症扩散蔓延。

**3. 网膜囊**

**网膜囊**(omental bursa)是小网膜和胃后壁与腹后壁的腹膜之间的一个扁窄间隙(图 2-23),是腹膜腔的一部分,又称小腹膜腔。肝十二指肠韧带的后方有**网膜孔**,可容 1～2 指通过,是网膜囊和腹膜腔之间的唯一通道。当胃后壁穿孔或某些炎症导致网膜囊内积液(脓)时,早期常局限于囊内,给诊断带来一定困难。晚期可因体位变化,经网膜孔流到腹膜腔的其他部位,引起弥漫性腹膜炎。

(二)系膜

**系膜**是指将肠管连于腹后壁的双层腹膜结构。两层之间夹有到达该器官的神经、血管、淋巴管和脂肪。主要的系膜有肠系膜、阑尾系膜、横结肠系膜和乙状结肠系膜等。

**1. 肠系膜**

**肠系膜**(mesentery)是将空肠和回肠连于腹后壁的双层腹膜结构,呈扇形。其附着于腹后壁的部分称为**肠系膜根**,长约 15 cm,起自第 2 腰椎左侧,斜向右下,止于右骶髂关节前方。

**2. 阑尾系膜**

**阑尾系膜**(mesoappendix)呈三角形,将阑尾连于肠系膜下方。阑尾的血管行走于系膜的游离缘,故切除阑尾时,应从系膜游离缘进行血管结扎。

**3. 横结肠系膜**

**横结肠系膜**(transverse mesocolon)是将横结肠连于腹后壁的双层腹膜结构,其根部起自结肠右曲,向左沿胰体前缘到达结肠左曲。

**4. 乙状结肠系膜**

**乙状结肠系膜**(sigmoid mesocolon)是将乙状结肠连于左下腹的双层腹膜结构,其根部附着于左髂窝和骨盆左后壁。该系膜较长,故乙状结肠活动度较大,因而易发生肠扭转。

(三)盆腔内的腹膜陷凹

腹膜陷凹主要位于盆腔内,是腹膜在盆腔脏器之间移行转折而成的(图 2-23)。男性在直肠与膀胱之间有**直肠膀胱陷凹**。女性在膀胱与子宫之间有**膀胱子宫陷凹**,在直肠与子宫之间有**直肠子宫陷凹**(又称 **Douglas 腔**),与阴道后穹仅隔阴道后壁和腹膜。站立或坐位时,男性的直肠膀胱陷凹和女性的直肠子宫陷凹是腹膜腔的最低点,故腹膜腔内的积液多聚集于此。

## 复习思考题

1. 临床上为患者放置十二指肠引流管,自口腔至十二指肠大乳头,引流管沿途需要经过哪些结构? 需要注意哪些狭窄部位?

2. 简述胃的位置、形态和分部。

3. 腹腔手术中如何运用解剖学知识区分结肠和小肠?

4. 试述胆汁的产生部位和排入十二指肠的途径。

# 第三章

# 呼 吸 系 统

## 【学习目标】

**掌握**

呼吸系统的组成,上、下呼吸道的划分。鼻甲、鼻道、鼻中隔的位置,固有鼻腔黏膜分部。喉的位置,主要喉软骨名称,气管位置及结构,左、右主支气管的区别。肺的形态、结构、位置。胸膜的分部,胸膜腔的概念,肋膈隐窝的构成。

**熟悉**

喉黏膜的主要形态结构,喉腔分部,肺和胸膜的体表投影,纵隔的概念。

**了解**

外鼻的形态结构,鼻腔的分部,弹性圆锥和喉肌,气管的分段,纵隔分部及内容。

**呼吸系统**(respiratory system)(图 3-1)由肺外呼吸道和肺组成。肺外呼吸道包括鼻、咽、喉、气管和主支气管。肺由肺实质和肺间质组成,肺实质包括肺内各级支气管和肺泡,肺间质包括血管、淋巴管、神经和结缔组织等。临床上常把鼻、咽、喉称为**上呼吸道**,把气管、主支气管和肺内各级支气管称为**下呼吸道**。

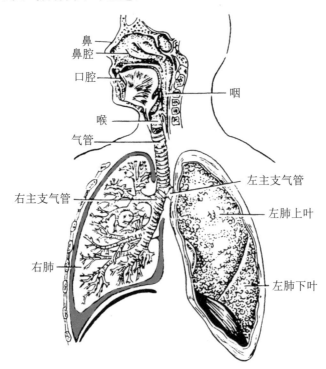

鼻
鼻腔
口腔
咽
喉
气管
左主支气管
右主支气管
左肺上叶
右肺
左肺下叶

图 3-1  呼吸系统模式图

呼吸系统的主要功能是进行机体与外界之间的气体交换，即吸入氧，呼出二氧化碳。机体在进行新陈代谢的过程中，经过呼吸系统不断从外界吸入氧，由循环系统将氧运送到全身的组织和细胞，经过氧化，产生组织细胞所需要的能量，同时氧化过程中所产生的二氧化碳，再通过循环系统送至呼吸系统，排出体外，以保证机体生理活动的正常进行。此外，鼻还有嗅觉功能，喉还有发音功能。

# 第一节　肺外呼吸道

## 一、鼻

鼻(nose)是呼吸道的起始部分，包括外鼻、鼻腔和鼻旁窦 3 部分。也是嗅觉器官，并辅助发音。

### (一)外鼻

外鼻(external nose)位于面部中央，呈三棱锥体形。外鼻上部狭窄，位于两眶之间，称为**鼻根**，向下延伸为隆起的**鼻背**，下端突出部分称**鼻尖**，鼻尖两侧的弧形扩大称**鼻翼**，当呼吸困难时，可见鼻翼扇动。外鼻下方的一对开口为**鼻孔**。

### (二)鼻腔

鼻腔(nasal cavity)以骨和软骨作支架，内面覆以黏膜和皮肤。鼻腔被鼻中隔分为左、右两腔。向前经鼻孔通外界，向后经鼻后孔通鼻咽。鼻腔皮肤与黏膜分界处的弧形隆起称**鼻阈**，每侧鼻腔以鼻阈为界，可分为前下部的鼻前庭和后部的固有鼻腔。

**1. 鼻前庭**

鼻前庭(nasal vestibule)由鼻翼围成，内衬皮肤，生有鼻毛，借以滤过、净化空气。由于该处缺乏皮下组织，故发生疖肿时，疼痛较剧烈。

**2. 固有鼻腔**

固有鼻腔(proper nasal cavity)是鼻腔的主要部分，由骨性鼻腔覆以黏膜构成。临床上所称的鼻腔指的是固有鼻腔。鼻腔底为腭，与口腔相邻；鼻腔顶隔筛板邻颅前窝，颅前窝筛板骨折时，脑脊液或血液可经鼻腔流出；鼻腔内侧壁为鼻中隔，由筛骨垂直板、犁骨及鼻中隔软骨被覆黏膜而成。鼻中隔居中者少见，多偏向左侧。鼻中隔前下部有一易出血区，此区黏膜下有丰富的毛细血管丛，外伤或空气干燥时易破裂出血，90%的鼻衄均发生于此。鼻腔外侧壁形态结构复杂，自上而下有卷曲的**上鼻甲**、**中鼻甲**和**下鼻甲**突向鼻腔。各鼻甲下方相应的裂隙分别称为**上鼻道**、**中鼻道**和**下鼻道**。上鼻道和中鼻道有鼻旁窦的开口，下鼻道的前部有鼻泪管的开口(图 3-2、图 3-3)。

固有鼻腔的黏膜据其结构和功能的不同，分为嗅区和呼吸区两部分。**嗅区**位于鼻腔顶、上鼻甲及其相对应的鼻中隔部的黏膜，富含嗅细胞，能感受嗅觉刺激。**呼吸区**为嗅区以外的部分,黏膜上皮有纤毛,黏膜内富含血管和黏液腺,对吸入的空气起净化、加温及湿润作用。

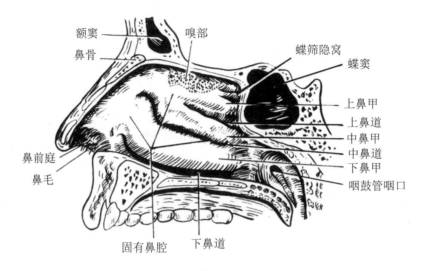

图 3-2　鼻腔外侧壁

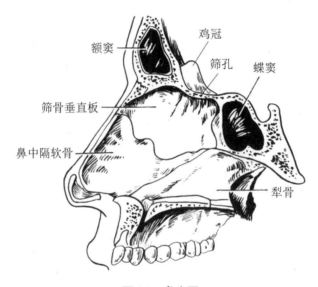

图 3-3　鼻中隔

（三）鼻旁窦

参见第一章第一节相关内容。

## 二、咽

参见第二章第二节相关内容。

## 三、喉

（一）喉的位置

**喉**（larynx）既是呼吸管道，又是发音器官。位于颈前部正中，位置表浅，前方被皮肤、浅筋膜、深筋膜和舌骨下肌群所覆盖，后方与喉咽相邻，两侧有颈部血管、神经和甲状腺左、右叶。

喉上通咽，下接气管。成年人喉平对第 3～6 颈椎，女性略高。由于喉与舌骨和咽紧密相连，故喉的活动性较大，可随吞咽或发音而上下移动。

（二）喉的结构

喉是复杂的管状器官，由软骨、软骨间连结、喉肌和黏膜构成。

**1. 喉软骨**

**喉软骨**（laryngeal cartilages）（图 3-4）构成喉的支架，主要包括不成对的甲状软骨、环状软骨、会厌软骨和成对的杓状软骨。

（1）甲状软骨

**甲状软骨**（thyroid cartilage）是最大的喉软骨，位于舌骨的下方，环状软骨的上方，构成喉的前壁和外侧壁。甲状软骨由左、右对称的两块方形软骨板构成，两软骨板前缘融合处称**前角**，前角上端向前突出称**喉结**，成年男性中尤为明显。两软骨板后缘游离，向上、下各发出一对突起，分别称为**上角**和**下角**。上角借韧带与舌骨大角相连，下角与环状软骨构成环甲关节。

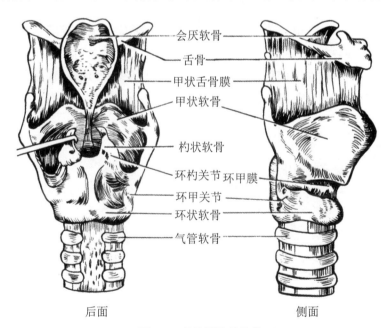

会厌软骨
舌骨
甲状舌骨膜
甲状软骨
杓状软骨
环杓关节　环甲膜
环甲关节
环状软骨
气管软骨

后面　　　　侧面

**图 3-4　喉软骨及其连结**

（2）环状软骨

**环状软骨**（cricoid cartilage）位于甲状软骨的下方，构成喉的底座。环状软骨形似指环，其前部低窄呈弓形，称**环状软骨弓**，平第 6 颈椎，是颈部重要标志；后部高宽呈板状，称**环状**

103

软骨板。

（3）会厌软骨

**会厌软骨**（epiglottic cartilage）形似树叶，上宽下窄，其上端斜向后上，游离于喉口上方，下端借韧带连于甲状软骨前角的后面。会厌软骨被覆黏膜而构成**会厌**，吞咽时，喉上提，会厌封闭喉口，防止食物误入喉腔。

（4）杓状软骨

**杓状软骨**（arytenoid cartilage）左右各一，位于环状软骨板上方，近似三棱锥体形，尖朝上，底朝下，底与环状软骨上缘形成环杓关节。杓状软骨底有两个突起，向前的突起称**声带突**，有声韧带附着。

**2. 喉软骨的连结**

喉软骨的连结包括关节和膜性连结两种。关节有环甲关节和环杓关节，膜性连结主要有弹性圆锥。

（1）环甲关节

**环甲关节**（cricothyroid joint）由甲状软骨下角与环状软骨板侧面的关节面构成，可使甲状软骨绕冠状轴做前倾和复位的运动，使声带紧张或松弛。

（2）环杓关节

**环杓关节**（cricoarytenoid joint）由杓状软骨底与环状软骨板上缘的关节面构成，可使杓状软骨绕垂直轴做旋转运动，使声带突向内、外侧移动，从而使声门缩小或开大。

（3）弹性圆锥

**弹性圆锥**（conus elasticus）（图 3-5）又称**环甲膜**，为弹性纤维组成的膜状结构。其下缘附着于环状软骨上缘，上缘游离，张于甲状软骨前角后面与杓状软骨声带突之间，称**声韧带**，是发音的主要结构。弹性圆锥前部较厚，张于甲状软骨下缘中部和环状软骨弓上缘之间的部分，称为**环甲正中韧带**。因该处位置表浅，急性喉阻塞时，可在此穿刺或切开，以建立暂时的通气道。

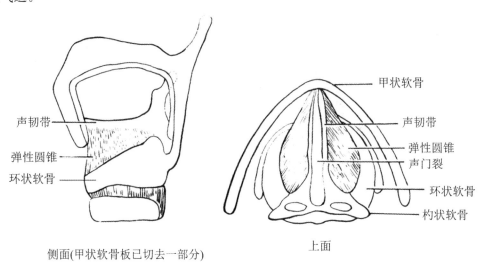

侧面(甲状软骨板已切去一部分)　　　　上面

**图 3-5　弹性圆锥**

**3. 喉肌**

**喉肌**（muscles of larynx）为骨骼肌，附着于喉软骨的表面，其主要功能是通过运动喉的关节和软骨，紧张或松弛声带，调节声门裂大小及喉口的开合等。

**4. 喉腔**

**喉腔**（laryngeal cavity）（图 3-6、图 3-7）是由喉软骨为支架围成的腔隙，内面衬以黏膜，其黏膜与咽和气管黏膜相连续。喉腔位于喉口至环状软骨下缘之间，向上经喉口与咽相通，向下通气管。

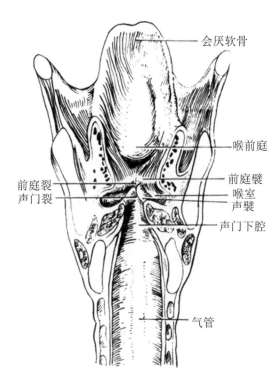

会厌软骨

喉前庭

前庭裂
声门裂

前庭襞
喉室
声襞

声门下腔

气管

**图 3-6　喉冠状切面**

喉腔的两侧壁上有上、下两对呈矢状位的黏膜皱襞，上方的一对称**前庭襞**，与发音无直接关系；下方的一对称**声襞**，内含声韧带和声带肌，三者合称**声带**。两侧前庭襞之间的裂隙称**前庭裂**，两侧声襞及杓状软骨基底部之间的裂隙称**声门裂**，是喉腔最狭窄的部位。

喉腔借前庭襞和声襞可分为 3 部分：前庭襞以上的部分为**喉前庭**；前庭襞和声襞之间的部分为**喉中间腔**，喉中间腔向两侧突出的隐窝称**喉室**；声襞以下的部分为**声门下腔**。

## 四、气管和主支气管

### （一）气管

**气管**（trachea）（图 3-8）位于食管的前方，上端平第 6 颈椎体下缘，起自环状软骨下缘，向下至胸骨角平面（平对第 4、5 胸椎之间），分为左、右主支气管，分叉处称**气管杈**，气管杈内面有一向上突出的半月形纵嵴，称**气管隆嵴**，常略偏向左侧，是支气管镜检查的定位标志。

105

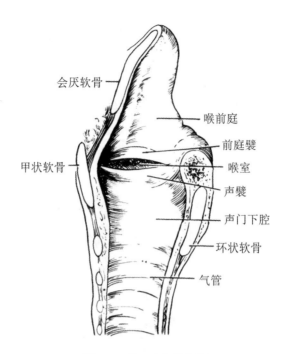

图 3-7　喉正中矢状切面

　　气管由 14～16 个 C 形的气管软骨环以及连结各软骨环之间的平滑肌和结缔组织构成，其内面衬有黏膜。气管的后壁缺少软骨，由平滑肌和纤维结缔组织构成的膜壁所封闭。

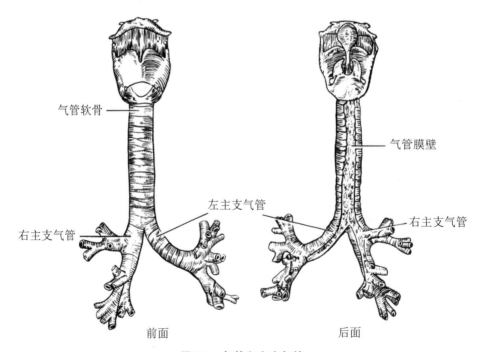

图 3-8　气管和主支气管

　　气管按其行程和位置可分为颈段和胸段。**颈段**较短，沿颈前正中线下行，其前方除有舌骨下肌群外，在第 2～4 气管软骨环前方还有甲状腺峡部，两侧与颈部大血管和甲状腺左、右叶相邻,后方紧贴食管。**胸段**较长,位于后纵隔内,两侧纵隔胸膜之间,前方有胸腺、左头臂静脉和主动脉弓,后方仍紧贴食管。临床上气管切开术常在第3~5气管软骨处进行。

### (二)主支气管

**主支气管**(principal bronchus)(图3-8)是指气管杈至肺门之间的管道,左、右各一,分别称为左主支气管和右主支气管。**左主支气管**细而长,走向较水平;**右主支气管**粗而短,走向较垂直。故气管异物容易落入右主支气管。主支气管的构造与气管相似。

# 第二节　肺

肺(lungs)为呼吸系统最重要的器官,是进行气体交换的场所,表面光滑,质软呈海绵状,富有弹性。幼儿肺呈淡红色,随着年龄增长,吸入的尘埃沉积于肺内,成人的肺可变为暗红色,老年人的肺可变为蓝黑色。

## 一、肺的位置

肺位于胸腔内,纵隔的两侧,分为左肺和右肺。

## 二、肺的形态

两肺外形不同,左肺因心偏左,故较狭长,右肺因肝的影响,位置相对较高,故较短宽。肺呈半圆锥形,包括一尖、一底、两面和三缘。如图3-9、图3-10所示。

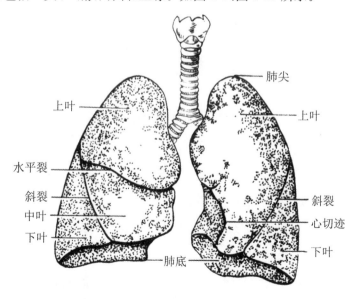

**图3-9　气管、主支气管和肺**

肺尖圆钝,经胸廓上口向上突至颈根部,高出锁骨内侧段上方 2～3 cm ,故在锁骨上方针刺或臂丛阻滞麻醉时,要避免刺伤肺尖造成气胸。**肺底**向上凹陷,与膈相贴,又称**膈面**。外侧面广阔圆隆,贴近肋和肋间隙,又称**肋面**。内侧面朝向纵隔,又称**纵隔面**,其中央凹陷处称**肺门**,有主支气管、肺动脉、肺静脉、淋巴管和神经等出入,这些出入肺的结构被结缔组织和胸膜包绕构成**肺根**。

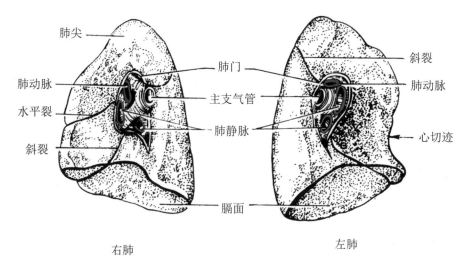

**图 3-10　左、右肺内侧面**

肺的**前缘**薄锐,右肺前缘近于垂直,左肺前缘下部有一明显凹陷,称**心切迹**,其下方向内下的突起称**左肺小舌**。肺的**后缘**圆钝,贴于脊柱两侧。肺的**下缘**也较薄锐,伸入膈与胸壁之间。

左肺由自后上斜向前下的**斜裂**分为上、下 2 叶。右肺除有斜裂外,其上方还有一条起自斜裂后部水平向前的**水平裂**,故右肺被斜裂和水平裂分为上、中、下 3 叶(图 3-9、图 3-10)。

左、右主支气管在肺门处分出**肺叶支气管**,肺叶支气管入肺后再分为**肺段支气管**,此后反复分支,越分越细,形似树枝,故称**支气管树**。支气管分支可达 23～25 级,最后连于肺泡。

# 第三节　胸膜和纵隔

## 一、胸膜

### (一)胸膜的概念

**胸膜**(pleura)(图 3-11)是覆于胸壁内面和肺表面的一层浆膜,可分为脏、壁两层。**脏胸膜**紧贴于肺的表面并伸入肺裂内,构成肺外膜,故又称**肺胸膜**。**壁胸膜**贴于胸壁内面、膈上面和纵隔侧面。脏、壁胸膜在肺根处相互移行,在左、右两肺周围各形成一个完全封闭的潜在性腔隙,称**胸膜腔**。腔内呈负压,有少量浆液,可减少呼吸时胸膜间的摩擦。

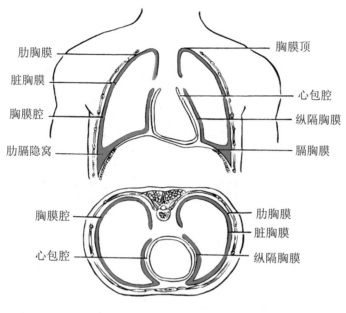

**图 3-11　胸膜模式图**

（二）壁胸膜的分部

壁胸膜据其所覆盖的部位可分为 4 部分,即肋胸膜、膈胸膜、纵隔胸膜和胸膜顶。**肋胸膜**紧贴于胸壁内面;**膈胸膜**覆盖于膈的上面;**纵隔胸膜**贴于纵隔的两侧面;**胸膜顶**位于肺尖上方,向上突出于胸廓上口达颈根部,其最高点高出锁骨内侧段上方 2～3 cm。

在壁胸膜相互移行转折处,可形成潜在的间隙,即使在深吸气时,肺缘也不能伸入其内。其中最重要的间隙为**肋膈隐窝**,由肋胸膜与膈胸膜转折形成,呈半环形,是胸膜腔的最低点。

（三）胸膜和肺的体表投影

**1. 肺的体表投影**

两肺尖和肺前缘的体表投影均起自锁骨内侧段上方 2～3 cm 处,斜向下内方,经胸锁关节后方至胸骨角两侧,两肺前缘靠拢,右肺前缘由此垂直下行,至右侧第 6 胸肋关节处右转,移行于右肺下缘;左肺前缘垂直下行至左侧第 4 胸肋关节处沿左肺心切迹弯向左下,至左侧第 6 肋软骨中点处移行于左肺下缘。

两肺下缘的体表投影基本相同,右肺下缘起自第 6 胸肋关节的后方,左肺下缘起自第 6 肋软骨中点,两侧均斜向外下,在锁骨中线与第 6 肋相交,在腋中线与第 8 肋相交,在肩胛线与第 10 肋相交,最后在接近后正中线处,平第 10 胸椎棘突。

**2. 胸膜的体表投影**

两侧胸膜顶和胸膜前界与两肺尖和肺前缘的体表投影基本一致。两侧胸膜下界的体表投影也基本一致,一般比两肺下缘低两个肋的距离(图 3-12)。右侧胸膜下界起自第 6 胸肋关节后方,左侧胸膜下界起自第 6 肋软骨后方,两侧均斜向外下方,在锁骨中线与第 8 肋相交,在腋中线与第 10 肋相交,在肩胛线与第 11 肋相交,在接近后正中线处,平第 12 胸椎棘突。

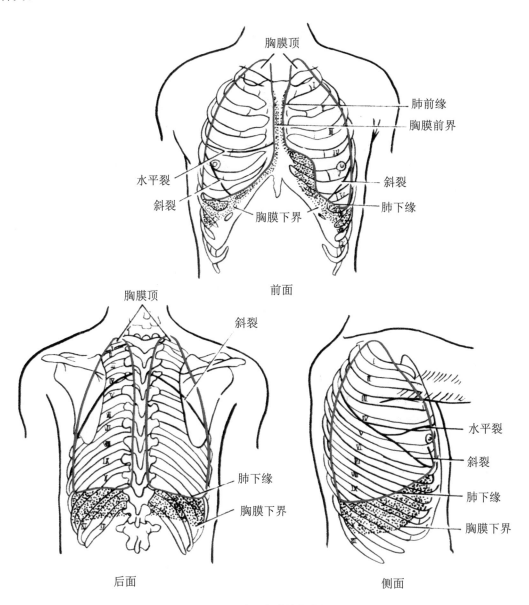

图 3-12　肺和胸膜的体表投影

## 二、纵隔

**纵隔**(mediastinum)是两侧纵隔胸膜之间全部器官、结构和结缔组织的总称。

(一)纵隔的位置

纵隔呈矢状位,上窄下宽,稍偏左。前界为胸骨,后界为脊柱胸段,两侧为纵隔胸膜,上界为胸廓上口,下界为膈。

（二）纵隔的分部和内容

纵隔（图 3-13）通常以胸骨角平面（平对第 4 胸椎体下缘）分为**上纵隔**和**下纵隔**。下纵隔又以心包为界分为前纵隔、中纵隔和后纵隔 3 部分。**前纵隔**位于胸骨与心包前壁之间；**后纵隔**位于心包后壁与脊柱之间；**中纵隔**位于前、后纵隔之间，即相当于心包的位置。

上纵隔内主要有胸腺，左、右头臂静脉，上腔静脉，膈神经，迷走神经，喉返神经，主动脉弓及其三大分支，食管，气管，胸导管和淋巴结等。前纵隔内仅有少量结缔组织和淋巴结。中纵隔内主要有心包、心和出入心的大血管根部以及淋巴结等。后纵隔内主要有胸主动脉，奇静脉及其属支，气管杈及左、右主支气管，食管，胸导管，迷走神经，交感干和淋巴结等。

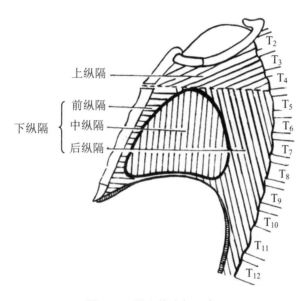

图 3-13 纵隔的分部示意图

## 复习思考题

1. 支气管镜检查时，判断气管分叉的重要标志是什么？气管内异物常容易坠入哪一侧主支气管？为什么？

2. 何为肋膈隐窝？有何临床意义？

# 第四章

# 泌 尿 系 统

## 【学习目标】

**掌握**

泌尿系统的组成,肾的形态和位置,输尿管的分段及三个狭窄的部位,膀胱的形态、位置及膀胱三角的构成特点。

**熟悉**

肾的内部结构,女性尿道的位置、结构特点及开口部位。

**了解**

肾的被膜,膀胱壁的结构,输尿管的走行位置和毗邻。

**泌尿系统**(urinary system)(图 4-1)由肾、输尿管、膀胱及尿道组成。

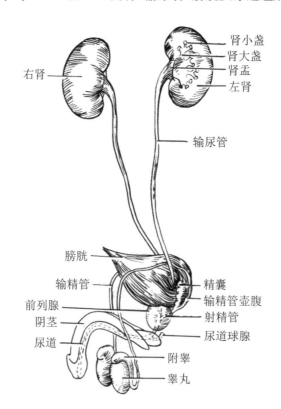

右肾

肾小盏
肾大盏
肾盂
左肾

输尿管

膀胱

输精管
前列腺
阴茎
尿道

精囊
输精管壶腹
射精管
尿道球腺
附睾
睾丸

**图 4-1 男性泌尿生殖系统模式图**

泌尿系统的主要功能是排出机体在新陈代谢中产生的废物(如尿素、尿酸)和多余的水分等,从而调节体液中某些物质的浓度,维持电解质平衡,保持机体内环境的平衡和稳定,保证新陈代谢的正常进行。此外,肾还有内分泌功能,可产生如肾素、促红细胞生成素等多种生物活性物质,对机体的生理功能起重要调节作用。

# 第一节　肾

## 一、肾的形态

肾(kidney)(图 4-2)为成对的实质性器官,形似豇豆,新鲜时呈红褐色,质地柔软,表面光滑。成人肾的重量为 120~150 g。肾分为上、下端,前、后面和内、外侧缘。上端宽而薄,下端窄而厚。前面较凸,后面较平。外侧缘隆凸,内侧缘中部凹陷称**肾门**,是肾盂、肾动脉、肾静脉、神经和淋巴管等出入的部位。通过肾门的结构被结缔组织包裹成束称**肾蒂**。由肾门伸入肾内的腔隙称**肾窦**,主要容纳肾盂、肾盏、肾的神经、血管及脂肪组织等。

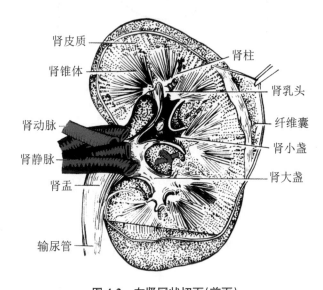

**图 4-2　左肾冠状切面(前面)**

## 二、肾的位置和毗邻

肾是腹膜外位器官,位于腹腔后上部,左、右各一,分列于脊柱两侧(图 4-3)。左、右肾位置不对称,左肾上端平第 11 胸椎下缘,下端平第 2 腰椎下缘;右肾比左肾低半个椎体高度。在两肾后方,左、右第 12 肋分别斜过左肾的中部和右肾的上部。肾门平第 1 腰椎椎体,距正中线约 5 cm。临床上常将竖脊肌外侧缘与第 12 肋相交的区域称**肾区(脊肋角)**,患肾病时,叩击或触压此区可引起疼痛(图 4-4)。两肾的上端为肾上腺。左肾前面上部邻胃底,中部邻胰尾,下部邻空肠和结肠左曲;右肾前面上部邻肝右叶,下部邻结肠右曲,内侧有十二指肠降部。

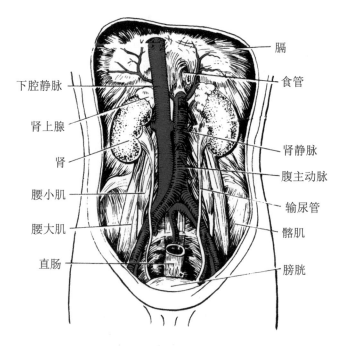

图 4-3 肾和输尿管

下腔静脉
肾上腺
肾
腰小肌
腰大肌
直肠
膈
食管
肾静脉
腹主动脉
输尿管
髂肌
膀胱

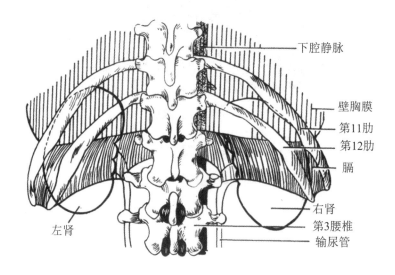

图 4-4 肾与肋骨、椎骨的位置关系(后面观)

下腔静脉
壁胸膜
第11肋
第12肋
膈
右肾
第3腰椎
输尿管
左肾

## 三、肾的内部结构

在肾的冠状切面(图 4-2)上,肾实质分为肾皮质和肾髓质。**肾皮质**(renal cortex)主要位于肾实质的浅层,富含血管,新鲜标本呈红褐色,主要由肾小体和肾小管组成。**肾髓质**(renal medulla)位于肾皮质的深部,呈淡红色,由 15～20 个**肾锥体**构成。肾锥体在切面上呈三角形,底朝向皮质,尖端钝圆,称**肾乳头**,伸向肾窦。有时 2～3 个肾锥体合成一个肾乳头。肾乳头上有许多小孔称**乳头孔**,肾脏生成的尿液由此排入肾小盏。肾皮质伸入肾锥体之间的部分称**肾柱**。

肾窦内的膜状管道由包绕肾乳头的**肾小盏**开始,向肾门方向走行,并依次汇合成**肾大盏**及扁漏斗形的**肾盂**。每肾约有 7～8 个肾小盏,2～3 个肾大盏,1 个肾盂。肾盂出肾门后行向下方,至第 2 腰椎体上缘高度移行为输尿管。

## 四、肾的被膜

肾的表面包有 3 层被膜,由内向外依次为纤维囊、脂肪囊和肾筋膜(图 4-5)。

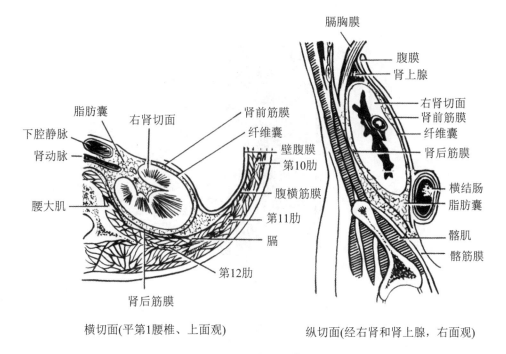

横切面(平第1腰椎、上面观)　　　　纵切面(经右肾和肾上腺,右面观)

**图 4-5　肾的被膜**

**1. 纤维囊**

**纤维囊**(fibrous capsule)主要由致密结缔组织和弹性纤维构成。质薄而坚韧,覆盖于肾表面。正常情况下,纤维膜与肾表面连结疏松,易于剥离,但在某些病理状态时,可与肾表面粘连。肾外伤或部分切除时,应缝合此膜。

**2. 脂肪囊**

**脂肪囊**(fatty renal capsule)是包裹在肾及肾上腺周围的脂肪组织,并在肾门处延入肾窦内,填充肾窦内管道之间的空隙。脂肪囊对肾有保护和支持作用。临床上做肾囊封闭时,即将药液注入此囊内。

**3. 肾筋膜**

**肾筋膜**(renal fascia)位于脂肪囊的外面,分为前、后两层,包裹肾及肾上腺。两层肾筋膜在肾上腺上方和肾外侧缘融合,在肾下方分开,其间有输尿管通过。在肾内侧,肾筋膜前层紧贴腹主动脉和下腔静脉前面越过,与对侧肾筋膜相连续;后层与腰大肌筋膜相融合。自肾筋膜深面发出许多结缔组织小束,穿脂肪囊连至纤维囊,起固定作用。

肾的被膜、肾蒂、肾周围器官、腹膜及腹内压等因素对维持肾的正常位置起重要作用。

# 第二节 输 尿 管

输尿管(ureter)(图 4-3、图 4-6)位于腹膜后方,为成对细长的肌性管道,左、右各一,长20～30 cm,起于肾盂,终于膀胱。管壁内平滑肌发达,有利于推送尿液下输膀胱。根据输尿管的行程,由上向下可依次分为腹部、盆部和壁内部 3 部。

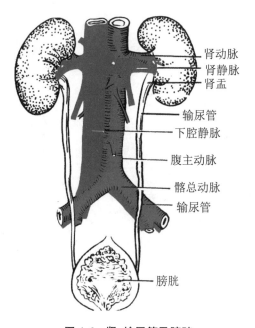

肾动脉
肾静脉
肾盂

输尿管
下腔静脉

腹主动脉

髂总动脉

输尿管

膀胱

**图 4-6 肾、输尿管及膀胱**

## 一、输尿管的行程和毗邻

**输尿管腹部**在第 2 腰椎体上缘高度与肾盂相连,沿腰大肌前面下行,至小骨盆入口处,左输尿管越过左髂总动脉末端的前方,右输尿管越过右髂外动脉起始处的前方。

**输尿管盆部**自小骨盆入口处向下,男性输尿管沿盆侧壁弯曲向前内下,经输精管后外方交叉至膀胱底;女性输尿管在子宫颈外侧约 2.5 cm 处,经子宫动脉后下方交叉而过,向下内达膀胱底。

**输尿管壁内部**长约 1.5 cm,在膀胱底外上角处,向内下斜穿膀胱壁,以**输尿管口**开口于膀胱。膀胱空虚时,两输尿管口间距约 2.5 cm。膀胱充盈时,内压升高引起壁内部管腔闭合,阻止尿液由膀胱向输尿管逆流。由于输尿管的蠕动,尿液仍可不断地进入膀胱。

## 二、输尿管的狭窄

输尿管全长有 3 处狭窄:**上狭窄**位于输尿管起始处,即与肾盂移行的部位,口径约 0.2 cm;**中狭窄**位于小骨盆入口,输尿管跨过髂血管处,口径约 0.3 cm;**下狭窄**位于膀胱壁内,口径约 0.1~0.2 cm。这些狭窄是尿路结石容易嵌留的部位。

# 第三节　膀　　胱

**膀胱**(urinary bladder)是贮存尿液的肌性囊状器官,其形状、大小、位置以及壁的厚度均随尿液充盈程度和年龄不同而变化。一般情况下,成人的膀胱容量为 300~500 mL,最大可达 800 mL,新生儿的膀胱容量约为成人的 1/10,老年人因膀胱肌张力降低而容量增大,女性的膀胱容量小于男性。

## 一、膀胱的形态

空虚的膀胱近似锥体形,分为尖、体、底、颈 4 部(图 4-7),各部间无明显界线。**膀胱尖**细小,朝向前上方。**膀胱底**朝向后下,其上外侧角处有左右输尿管斜穿膀胱壁。**膀胱体**位于膀胱尖与膀胱底之间。**膀胱颈**位于膀胱最下部,与前列腺(男)或尿生殖膈(女)相邻。

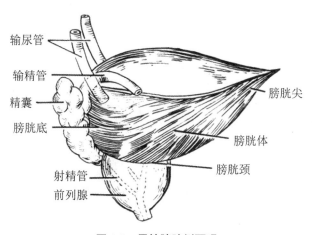

**图 4-7　男性膀胱侧面观**

## 二、膀胱的位置和毗邻

成人的膀胱位于盆腔内,居耻骨联合的后方。膀胱空虚时,其上界不超过耻骨联合上缘。充盈后,膀胱体积增大,变为卵圆形,超出耻骨联合上缘,此时由腹前壁折向膀胱上面的腹膜随之上移,膀胱前下壁直接与腹前壁相贴(图 4-8)。临床上,让病人憋尿后,在耻骨联合上缘经腹前壁进行膀胱穿刺或手术,可不经腹膜腔而直达膀胱,避免伤及腹膜和污染腹膜腔(图 4-9)。

男、女性膀胱的毗邻不同。膀胱底后方,在男性与精囊、输精管末端和直肠相邻;在女性与子宫、阴道相邻。膀胱下方,男性邻接前列腺,女性邻接尿生殖膈。

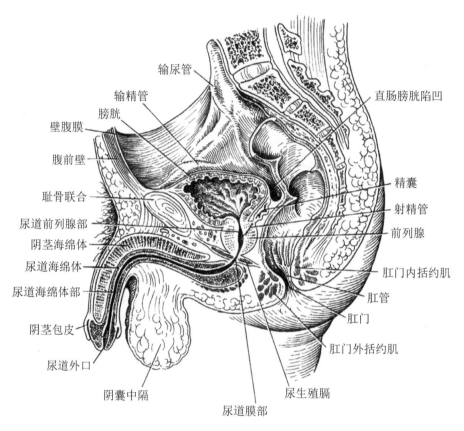

**图 4-8　男性盆腔正中矢状切面**

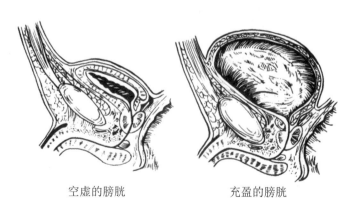

空虚的膀胱　　　　充盈的膀胱

**图 4-9　膀胱与腹膜的关系**

### 三、膀胱壁的结构

膀胱壁(图 4-10)由黏膜、黏膜下组织、肌织膜和外膜构成。在膀胱底的内面,位于 2 个输尿管口和 1 个尿道内口之间的三角形区域,称为**膀胱三角**(trigone of bladder),此区的黏膜与膀胱肌织膜结合紧密,始终处于光滑状态,是膀胱结核和肿瘤的好发部位。在膀胱三角的底(即上边界)处,两侧输尿管口之间的横行黏膜皱襞称为**输尿管间襞**,活体观察呈苍白色,是膀胱镜检查时寻找输尿管口的标志。除膀胱三角外,其他部位的黏膜与膀胱肌层疏松结合,在膀胱空虚时形成许多皱襞,充盈后皱襞消失。

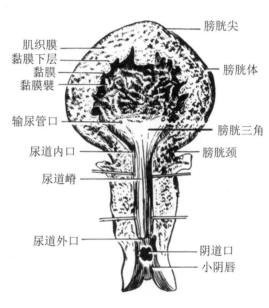

膀胱尖
肌织膜
黏膜下层
黏膜
黏膜襞
膀胱体
输尿管口
膀胱三角
尿道内口
膀胱颈
尿道嵴
尿道外口
阴道口
小阴唇

**图 4-10　女性膀胱及尿道冠状切面(前面观)**

# 第四节　尿　　道

男、女性尿道的形态和功能不完全相同。男性尿道兼具排尿和排精的双重作用,在男性生殖系统中叙述。

**女性尿道**(female urethra)(图 4-10)较男性尿道短而直,平均管径亦较男性略宽。其长度为 3～5 cm,直径为 0.6 cm。上端起自尿道内口,经耻骨联合后下方与阴道前壁之间下行,穿过尿生殖膈,开口于阴道前庭的**尿道外口**。尿道外口为矢状位裂隙,位于阴蒂头的后方,阴道口的前方。尿道通过尿生殖膈处,有骨骼肌形成的**尿道阴道括约肌**环绕,该肌有控制排尿和缩紧阴道的作用。由于女性尿道的上述解剖结构特征,故较易引起逆行性尿道感染。

## 复习思考题

1. 尿液从肾乳头排出至体外,需要经过哪些结构?
2. 何为肾区? 两肾与第 12 肋的位置关系如何?
3. 何为膀胱三角? 有何临床意义?

# 第五章

# 生 殖 系 统

## 【学习目标】

**掌握**

男、女性生殖系统的组成和功能,睾丸、附睾的位置及形态结构。输精管的行程、位置,精索的位置及其组成,前列腺的位置,男性尿道的分部、狭窄、弯曲。卵巢的位置和形态,输卵管的位置和分部,子宫的位置和形态结构。

**熟悉**

精囊和尿道球腺的位置,射精管的组成和开口,阴茎的分部和结构,子宫的固定装置,尿道口和阴道口的位置,女性乳房的位置和形态结构。

**了解**

阴囊壁的结构,会阴的位置和分部及会阴的层次结构。

生殖系统分为男性生殖器与女性生殖器,两者均由内生殖器和外生殖器组成。

男性内生殖器(图 5-1)包括生殖腺(睾丸)、输精管道(附睾、输精管、射精管、男性尿道)和附属腺(精囊、前列腺、尿道球腺)。睾丸是产生精子和分泌雄性激素的器官。输精管道是输送精子并将其排出体外的管道。附属腺体的分泌物参与组成精液,供给精子营养并增加精子的活力。男性外生殖器为阴茎和阴囊。

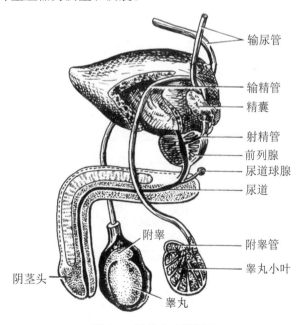

输尿管

输精管
精囊

射精管
前列腺
尿道球腺
尿道

附睾管
睾丸小叶

附睾

阴茎头

睾丸

**图 5-1 男性生殖器概况**

女性内生殖器(图 5-9)包括生殖腺(卵巢)、生殖管道(输卵管、子宫、阴道)和附属腺(前庭大腺)。卵巢是产生卵子和分泌雌性激素的器官。卵巢内的卵泡成熟后,卵子排入腹膜腔,再经输卵管腹腔口进入输卵管。在管内受精后,移行于子宫腔内发育成为胎儿,胎儿成熟后经阴道娩出。附属腺前庭大腺的分泌物可润滑阴道口。外生殖器即女阴(图 5-13)。

生殖系统的功能是产生生殖细胞,繁衍后代;分泌性激素以维持性的特征。

# 第一节　男性生殖器

## 一、男性内生殖器

### (一)睾丸

**1. 位置和形态**

**睾丸**(testis)(图 5-2)位于阴囊内,左、右各一,为略扁的卵圆形实质性器官,表面光滑。睾丸可分为内、外侧面,上、下端和前、后缘。前缘游离,后缘与附睾、输精管下段接触,有血管、神经和淋巴管等出入。

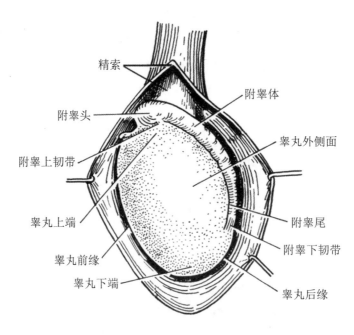

精索
附睾体
附睾头
睾丸外侧面
附睾上韧带
睾丸上端
附睾尾
附睾下韧带
睾丸前缘
睾丸下端
睾丸后缘

**图 5-2　左侧睾丸与附睾**

**2. 结构**

睾丸表面有一层致密的结缔组织膜,包被整个睾丸,称**睾丸白膜**。在睾丸后缘,白膜增厚并突入睾丸内形成**睾丸纵隔**。从睾丸纵隔发出许多**睾丸小隔**呈放射状伸入睾丸实质并与白膜相连,将其分隔成 100～200 个锥体形的**睾丸小叶**。每个小叶内含有 2～4 条盘曲的**精曲小管**,精曲小管在小叶的尖部汇合成**精直小管**。各小叶内的精直小管进入睾丸纵隔后,相互吻合成**睾丸网**。由睾丸网发出 12～15 条**睾丸输出小管**,经睾丸后缘上部进入附睾头。睾丸的精曲小管上皮能产生精子。精曲小管之间的间质细胞能分泌雄性激素。

### (二)附睾

**附睾**(epididymis)(图 5-2)为成对的器官,呈新月形,紧贴睾丸的后缘和上端。上端膨大而钝圆,称**附睾头**,中部为**附睾体**,下端变细为**附睾尾**。睾丸输出小管进入附睾后,弯曲盘绕成膨大的附睾头,其末端最后汇合成一条**附睾管**。此管迂回盘曲于附睾体和附睾尾内,最后转向后上,移行为输精管。

附睾可储存和运送精子,其分泌物可供给精子营养,使精子进一步成熟。附睾是结核的好发部位。

### (三)输精管和射精管

**1. 输精管**

**输精管**(ductus deferens)(图 5-3)是附睾管的直接延续,长约 50 cm。管壁较厚,肌层发达而管腔细小,活体触摸时呈坚实的圆索状。输精管行程较长,按其部位可分为 4 部:① **睾丸部**起于附睾尾,沿睾丸后缘和附睾内侧迂曲上行至睾丸上端。② **精索部**介于睾丸上端与腹股沟管皮下环之间。此段位置表浅,易于触及,为输精管结扎的常用部位。③ **腹股沟管部**位于腹股沟管内。④ **盆部**为输精管最长的一段。自腹股沟管深环弯向内下入盆腔,沿盆腔侧壁行向后下方,经输尿管末端前方,沿精囊内侧至膀胱底的后面,两侧输精管在此逐渐靠近。输精管末端扩大形成**输精管壶腹**。壶腹的下端逐渐变细,与精囊的排泄管汇合成射精管。

**精索**(spermatic cord)为位于睾丸上端至腹股沟管深环之间的一对柔软的圆索状结构。精索的主要结构有输精管、睾丸动脉、蔓状静脉丛、神经丛和淋巴管等,其表面有被膜包裹。

**2. 射精管**

**射精管**(ejaculatory duct)(图 5-3)由输精管壶腹的末端与精囊腺的排泄管汇合而成,长约 2 cm,向前下穿前列腺实质,开口于尿道的前列腺部。

### (四)精囊

**精囊**(seminal vesicle)(图 5-3、图 5-4)又称**精囊腺**,是一对长椭圆形的囊状器官,表面凹凸不平,位于膀胱底的后方及输精管壶腹的外侧。精囊排泄管与输精管壶腹的末端汇合成射精管。精囊分泌的液体参与精液的组成。

### (五)前列腺

**前列腺**(prostate gland)(图 5-3、图 5-4)为单个的实质性器官,位于膀胱与尿生殖膈之间,包绕尿道的起始部。前方为耻骨联合,后方为直肠壶腹。

前列腺由腺组织、平滑肌和结缔组织构成,呈前后略扁的栗子形,上端宽大,下端尖细,体的后面平坦,其正中线上有一纵行浅沟,称**前列腺沟**,临床经肛门指检可触及此沟,前列腺肥大时,此沟变浅或消失。前列腺的分泌物为乳白色的液体,是精液的主要组成部分。

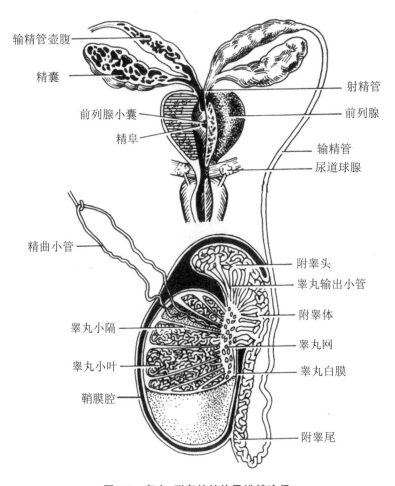

输精管壶腹

精囊

前列腺小囊

精阜

射精管

前列腺

输精管

尿道球腺

精曲小管

附睾头

睾丸输出小管

附睾体

睾丸网

睾丸白膜

睾丸小隔

睾丸小叶

鞘膜腔

附睾尾

图 5-3　睾丸、附睾的结构及排精途径

老年人前列腺组织逐渐退化,常见腺内结缔组织增生,形成病理性肥大,可压迫尿道,引起排尿困难。

### (六)尿道球腺

**尿道球腺**(bulbourethral gland)(图 5-3、图 5-4)为一对豌豆大小的腺体,位于尿道球的后上方,埋藏于尿生殖膈内。其排泄管细长,开口于尿道球部。

**精液**(semen)由睾丸产生的精子和各附属腺、输精管道分泌的液体组成,呈乳白色,弱碱性,适于精子的生存和活动。正常成年男性,一次射精约 2~5 mL,含精子约 3 亿~5 亿个。

## 二、男性外生殖器

### (一)阴囊

**阴囊**(scrotum)(图 5-5)是位于阴茎与会阴之间的皮肤囊袋。阴囊的皮肤薄而柔软,易于伸展,颜色深暗,成人生有少量阴毛。阴囊壁由皮肤和肉膜构成。**肉膜**是阴囊的浅筋膜,含致密的结缔组织及平滑肌纤维,外界温度的变化可引起平滑肌的舒缩,以调节阴囊内的温度,有利于精子的生长发育。肉膜在正中线向深部发出阴囊中隔,将阴囊腔分为左、右两部,其内各容纳一侧的睾丸和附睾。

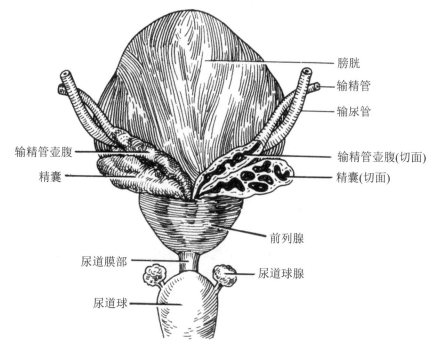

膀胱
输精管
输尿管
输精管壶腹(切面)
精囊(切面)
输精管壶腹
精囊
前列腺
尿道膜部
尿道球腺
尿道球

图 5-4 前列腺、精囊和尿道球腺(后面观)

125

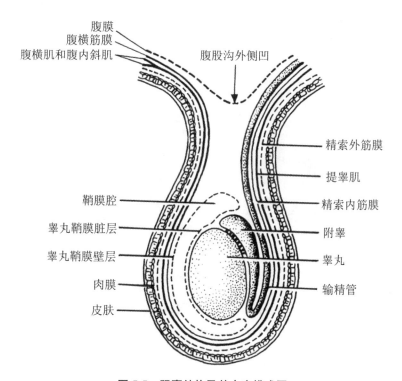

腹膜
腹横筋膜
腹横肌和腹内斜肌
腹股沟外侧凹
精索外筋膜
提睾肌
精索内筋膜
鞘膜腔
睾丸鞘膜脏层
睾丸鞘膜壁层
肉膜
皮肤
附睾
睾丸
输精管

图 5-5 阴囊结构及其内容模式图

阴囊壁的深面尚有包绕睾丸、附睾和精索的被膜,它们分别是腹前壁各层结构的延续。由外向内为:① **精索外筋膜**是腹外斜肌腱膜的延续。② **提睾肌**腹内斜肌和腹横肌向下延续而成,随精索下行并包绕睾丸,有上提睾丸的作用。③ **精索内筋膜**由腹横筋膜延续而成。④ **睾丸鞘膜**是腹膜的延续,分为壁层和脏层,脏层紧贴在睾丸和附睾的表面,于后缘处反折移行为壁层。脏、壁两层之间为**鞘膜腔**,腔内含少量浆液,利于睾丸在阴囊内活动。在病理情况下鞘膜腔内液体增多,形成睾丸鞘膜腔积液。

### (二)阴茎

阴茎(Penis)(图 5-6、图 5-7)分为头、体、根 3 部分。阴茎的后端为**阴茎根**,附着于耻骨下支和坐骨支上,为阴茎的固定部。中部呈圆柱形的为**阴茎体**,以韧带悬于耻骨联合的前下方,为阴茎的可动部。阴茎的前端膨大为**阴茎头**,又称龟头,其尖端处有呈矢状位的**尿道外口**。头与体的移行部变细为阴茎颈。

阴茎主要由 2 个阴茎海绵体和 1 个尿道海绵体构成,外面包裹筋膜和皮肤。其中**阴茎海绵体**位于阴茎的背侧(前上面),左、右各一,两者紧密结合,其前端变细,嵌入阴茎头后面的陷窝内,构成阴茎的主体(图 5-6)。另一个为**尿道海绵体**,位于阴茎海绵体的腹侧(后下面),尿道贯穿其全长。尿道海绵体的前端膨大成为**阴茎头**,中部呈圆柱形,向后逐渐增大成为**尿道球**,位于两侧阴茎脚之间。

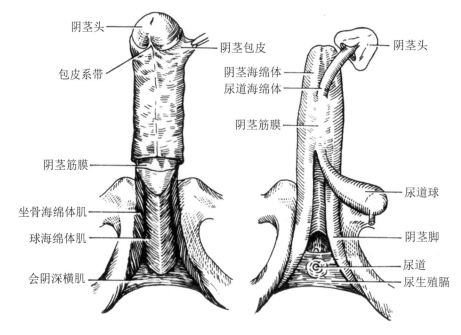

**图 5-6 阴茎的海绵体**

每个海绵体的外面都包裹有一层坚厚的纤维膜,此膜富于伸展性,称为**海绵体白膜**。海绵体的内部由许多海绵体小梁和小梁间的腔隙构成,腔隙相互通连,并与动、静脉直接相通(图 5-7)。当腔隙充血时,阴茎即变粗变硬而勃起。

阴茎的皮肤薄而柔软,皮下无脂肪组织,易于伸缩。皮肤自阴茎颈处向前反折游离,形成包绕阴茎头的双层环形皮肤皱襞,称**阴茎包皮**。包皮的前端游离缘围成**包皮口**。在阴茎头腹侧的中线上,有一连于包皮与尿道外口下端的皮肤皱襞,称**包皮系带**。当进行包皮环切手术时,应注意避免损伤包皮系带,影响阴茎的正常勃起。

包皮的长度在个体差异较大,幼儿的包皮较长,包被整个阴茎头。随着年龄的增长,包皮逐渐向后退缩,包皮口也随之扩大,阴茎头自然外露。在成年人,若包皮覆盖尿道外口,但能上翻露出尿道外口和阴茎头者,称为**包皮过长**;若包皮口过小,包皮完全包着阴茎头且不能翻开时,称为**包茎**。上述的两种情况,都会因包皮腔内易积存污物而发生炎症,也是诱发阴茎癌的原因之一。

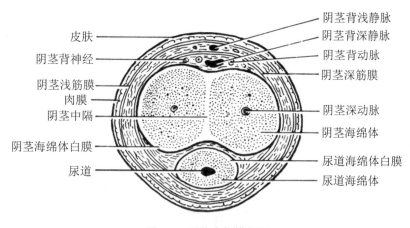

图 5-7  阴茎中部横切面

### 三、男性尿道

**男性尿道**(male urethra)(图 5-8)具有排尿和排精的功能。起于膀胱的尿道内口,终于阴茎头的尿道外口。成年人尿道长 16~22 cm,管径 0.5~0.7 cm。

(一)分部

男性尿道按其行程可分为前列腺部、膜部和海绵体部 3 部。临床上把前列腺部和膜部称为后尿道,海绵体部称为前尿道。

**1. 前列腺部**

**前列腺部**(prostatic part)为尿道穿过前列腺的一段,长约 3 cm,管腔呈梭形,其中部最宽。输精管和前列腺排泄管开口于此部。

**2. 膜部**

**膜部**(membranous part)为尿道穿过尿生殖膈的一段,长约 1.2 cm,管径最细,是尿道的最短部。膜部位置较固定,周围有**尿道膜部括约肌**环绕,可控制排尿。

**3. 海绵体部**

**海绵体部**(cavernous part)为尿道纵穿尿道海绵体的部分,长约 15 cm,是尿道最长的一段。此段的起始部,在尿道球内的尿道扩大称为**尿道球部**,尿道球腺开口于此。

（二）狭窄和弯曲

男性尿道粗细不一，有三处狭窄和两处弯曲（图 5-8）。三个狭窄分别是尿道内口、尿道膜部和尿道外口，以尿道外口最窄。尿道结石常易嵌顿在这些狭窄部位。两个弯曲，一个为**耻骨下弯**，位于耻骨联合下方，包括尿道前列腺部、膜部和海绵体部的起始处，形成凹面向上的弯曲，此弯曲恒定不能改变；另一个为**耻骨前弯**，位于耻骨联合的前下方，由阴茎根与阴茎体之间的部分构成。如将阴茎向上提起，此弯曲可变直而消失。临床上进行男性尿道插入导尿管操作时，即采取这种位置。尿道狭窄是临床上向尿道插入器械或导尿管时容易损伤的部位和尿路结石经常滞留的部位。

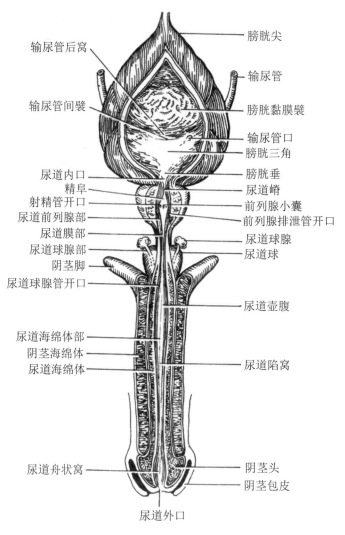

图 5-8　膀胱与男性尿道

# 第二节　女性生殖器

## 一、女性内生殖器

### （一）卵巢

**卵巢**（ovary）（图 5-9、图 5-10）为成对的实质性器官,位于盆腔内,髂内、外动脉起始部之间的夹角处。卵巢呈扁卵圆形,可分为内、外侧面,上、下端和前、后缘。内侧面朝向盆腔,与小肠相邻,外侧面贴靠盆腔侧壁。上端钝圆与输卵管末端接触,并借**卵巢悬韧带**连于盆壁。下端借**卵巢固有韧带**连于子宫,卵巢前缘有系膜附着,有血管、神经等出入,后缘游离。

卵巢的大小和形状随年龄而异。幼女卵巢较小,表面光滑,性成熟期卵巢最大。此后由于多次排卵,卵巢表面出现瘢痕而凹凸不平。35~40 岁卵巢开始缩小,50 岁左右随月经的停止而逐渐萎缩。

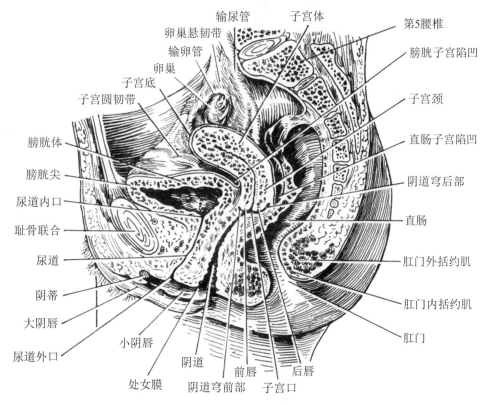

图 5-9　女性盆腔正中矢状切面

（二）输卵管

**输卵管**（uterine tube）（图 5-10）是一对输送卵子的肌性管道，长约 10～14 cm，连于子宫底的两侧，包裹在子宫阔韧带上缘内。输卵管内侧端通子宫腔，外侧端开口于腹膜腔。输卵管由内侧向外侧可分为如下 4 部：① **输卵管子宫部**为输卵管穿行于子宫壁内的一段，以输卵管子宫口通子宫腔。② **输卵管峡**短而狭窄，是输卵管结扎术的常选部位。③ **输卵管壶腹**管腔膨大成壶腹状，行程长而弯曲，约占输卵管全长的 2/3，卵子通常在此部受精。若受精卵未能迁移入子宫而停留在输卵管或植入腹膜腔内发育，即为宫外孕。④ **输卵管漏斗**为输卵管外侧端，呈漏斗状膨大，漏斗末端的中央有**输卵管腹腔口**，开口于腹膜腔。输卵管腹腔口周围，其边缘形成许多长短不一的指状突起，称**输卵管伞**。临床上常以输卵管伞作为识别输卵管的标志。

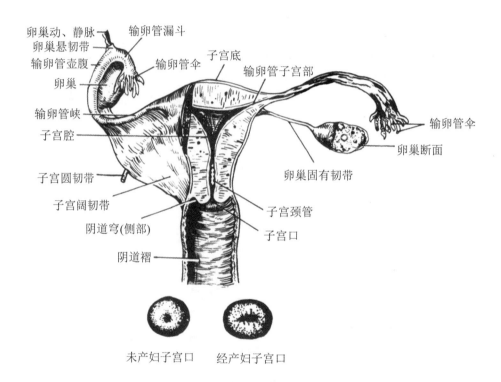

图 5-10　女性内生殖器（冠状面）

（三）子宫

**子宫**（uterus）（图 5-10、图 5-11）为一壁厚、腔小的肌性器官，具有产生月经和孕育胎儿的作用。

**1. 子宫的形态**

成年未孕子宫呈前后稍扁的倒置鸭梨形，长约 8 cm，最宽处约 4 cm，厚约 2 cm。子宫与输卵管相接处称**子宫角**。子宫自上而下分为 3 部：两侧输卵管子宫口连线以上的圆凸部分，称**子宫底**；子宫底向下移行为**子宫体**；子宫下端较窄而呈圆柱状的部分为**子宫颈**，成人长 2.5～3 cm。子宫颈下端插入阴道的部分，称**子宫颈阴道部**；在阴道以上的部分，称**子宫颈阴道**

**上部**。子宫颈为肿瘤的好发部位。子宫体与子宫颈之间较为狭细的部分称**子宫峡**。非妊娠时,子宫峡不明显,长约 1 cm;妊娠期间子宫峡逐渐伸展变长可达 7～11 cm,形成子宫下段,此时峡壁变薄,产科常在此处进行剖宫术。

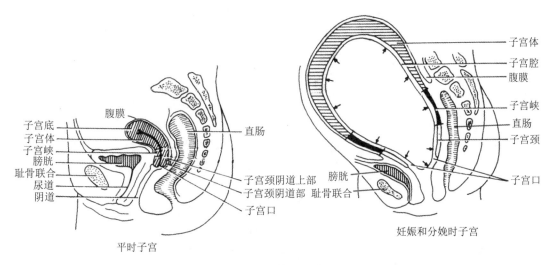

左图标注(自上而下、由外向内):
子宫底
子宫体
子宫峡
膀胱
耻骨联合
尿道
阴道

腹膜
直肠
子宫颈阴道上部
子宫颈阴道部 耻骨联合
子宫口

平时子宫

右图标注:
子宫体
子宫腔
腹膜
子宫峡
直肠
子宫颈
子宫口
膀胱

妊娠和分娩时子宫

**图 5-11 子宫的分部和位置**

子宫内腔较为狭窄,分为上、下两部。上部在子宫体内,称**子宫腔**。子宫腔呈前后略扁的三角形腔隙。底在上,底的两侧接输卵管子宫口,尖向下通子宫颈管。下部在子宫颈内,称**子宫颈管**。子宫颈管呈梭形,其上端通子宫腔,下端开口称**子宫口**,通阴道。未产妇的子宫口为圆形,边缘光滑整齐;分娩后的子宫口则呈横裂状,前、后缘分别称为**前唇**和**后唇**。

**2. 子宫壁的结构**

子宫壁分为 3 层,从外向内由浆膜、肌层和黏膜构成。浆膜又称子宫外膜,为腹膜的脏层;肌层最厚,由平滑肌构成;内层为黏膜,称**子宫内膜**。从青春期到绝经期,子宫底和体部的内膜随月经周期而变化,呈周期性的增生和脱落,脱落后的子宫内膜由阴道流出成为月经。

**3. 子宫的位置**

子宫位于盆腔的中央,在膀胱与直肠之间。成人子宫的正常体位为前倾、前屈位。**前倾**指子宫向前倾斜,其长轴与阴道的长轴形成向前开放的钝角,略大于 90°。**前屈**是指子宫体与子宫颈之间形成向前开放的钝角,约 170°。子宫的位置可随膀胱与直肠的充盈程度而发生变化。

**4. 子宫的固定装置**

固定子宫的结构主要是子宫周围的韧带。

(1) 子宫阔韧带

**子宫阔韧带**(broad ligament of uterus)(图 5-10)位于子宫两侧,略呈冠状位,由子宫前后面的腹膜自子宫侧缘向两侧延伸至盆腔侧壁所形成的双层腹膜皱襞,其上缘游离,包裹输卵管。子宫阔韧带的前层覆盖子宫圆韧带,后层覆盖卵巢,两层之间有血管、神经、淋巴管和

131

结缔组织等。该韧带可限制子宫向两侧移动。

（2）子宫圆韧带

**子宫圆韧带**（round ligament of uterus）（图 5-10）起于子宫角的前下方，在阔韧带前层的覆盖下向前外侧弯行，穿经腹股沟管，止于阴阜和大阴唇的皮下。该韧带是维持子宫前倾位的主要结构。

（3）子宫主韧带

**子宫主韧带**（cardinal ligament of uterus）（图 5-12）位于子宫阔韧带下部两层之间，自子宫颈两侧延伸至骨盆侧壁。该韧带的主要作用是固定子宫颈，防止子宫向下脱垂。

（4）子宫骶韧带

**子宫骶韧带**（uterosacral ligament）（图 5-12）起自子宫颈阴道上部的后面，向后弯行，绕过直肠的两侧，止于骶骨前面。该韧带有牵引子宫颈向后上，维持子宫前屈位的作用。

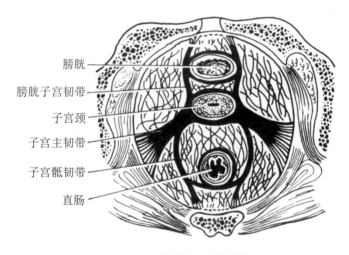

膀胱
膀胱子宫韧带
子宫颈
子宫主韧带
子宫骶韧带
直肠

**图 5-12　子宫的固定装置模式图**

（四）阴道

**阴道**（vagina）为连结子宫与外生殖器的肌性管道，是导入精液、排出月经和娩出胎儿的通道。阴道有前壁、后壁和侧壁，前、后壁互相贴近。阴道的下部较窄，其下端以**阴道口**开口于阴道前庭。阴道口周缘有处女膜或处女膜痕。阴道的上部较宽阔，包绕子宫颈阴道部，形成环形的凹陷称**阴道穹**。阴道穹分为前部、后部和两侧部，以阴道穹后部最深，它与直肠子宫陷凹之间仅隔以阴道后壁和腹膜。当该陷凹积液或积血时，临床上可经此处进行穿刺或引流，以协助诊断和治疗。阴道位于小骨盆中央，前有膀胱和尿道，后邻直肠和肛管。

（五）前庭大腺

**前庭大腺**（greater vestibular gland）位于前庭球后端的深面，形如豌豆，以细小的腺管开口于阴道口的两侧，其分泌物有润滑阴道口的作用。

## 二、女性外生殖器

### （一）阴阜

**阴阜**（mons pubis）为耻骨联合前方的皮肤隆起，皮下富有脂肪，性成熟后生长有阴毛。

### （二）大阴唇

**大阴唇**（grcatcr lip of pudendum）为一对纵长隆起的皮肤皱襞，两侧大阴唇的前后端互相连合，形成唇前连合和唇后连合。

### （三）小阴唇

**小阴唇**（lesser lip of pudendum）为一对较薄的皮肤皱襞，位于大阴唇的内侧，表面光滑无毛。其前端延伸为阴蒂包皮和阴蒂系带，后端两侧互相会合，形成阴唇系带。

### （四）阴道前庭

**阴道前庭**（vaginal vestibule）（图 5-13）为位于两侧小阴唇之间的裂隙，其前部有较小的尿道外口，后部有较大的阴道口，阴道口两侧有前庭大腺导管的开口。

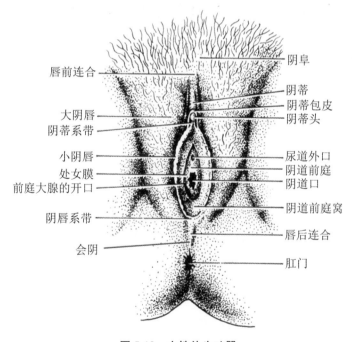

**图 5-13　女性外生殖器**

### （五）阴蒂

**阴蒂**（clitoris）（图 5-14）由两个阴蒂海绵体构成，相当于男性的阴茎海绵体，也可分为脚、体、头 3 部。阴蒂脚附着耻骨下支和坐骨支，两侧阴蒂脚向前结合形成阴蒂体，其表面有阴蒂包皮包绕，阴蒂头露于表面，富含神经末梢，感觉敏锐。

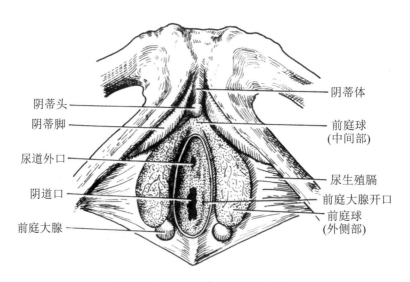

阴蒂头

阴蒂脚

尿道外口

阴道口

前庭大腺

阴蒂体

前庭球
(中间部)

尿生殖膈

前庭大腺开口

前庭球
(外侧部)

**图 5-14　阴蒂、前庭球和前庭大腺**

### (六) 前庭球

**前庭球**(bulb of vestibule)(图 5-14)相当于男性的尿道海绵体,呈蹄铁形。外侧部较大,位于大阴唇的深面,中间部较细小,位于尿道外口与阴蒂体之间的皮下。

## 附一　女乳房

**乳房**(mamma)为人类和哺乳动物特有的结构。男性乳房不发达,女性乳房于青春期开始发育,妊娠和哺乳期的乳房有分泌活动,老年妇女的乳腺萎缩。

**1. 形态和位置**

成年未哺乳妇女的乳房呈半球形,紧张而富有弹性,位于胸前部,在胸大肌和胸筋膜的表面,在第 3～6 肋之间,内侧至胸骨旁线,外侧可达腋中线。乳房中央有**乳头**,平对第 5 肋或第 4 肋间隙,其上有输乳管的开口。乳头周围颜色较深的环形区域称**乳晕**,乳晕处有乳晕腺和皮脂腺,可分泌脂性物质润滑乳头,尤其在哺乳期,腺体分泌功能增强,对乳头起保护作用(图 5-15)。

**2. 结构**

乳房由皮肤、乳腺和结缔组织构成。乳腺被结缔组织分隔成 15～20 个**乳腺叶**,每个乳腺叶又分为若干**乳腺小叶**。每一个乳腺叶内有一条**输乳管**,由该腺叶中各乳腺小叶的导管汇合而成,开口于乳头。乳腺叶和输乳管呈放射状排列在乳头周围,临床进行乳房浅部脓肿切开手术时,应尽量做放射状切口,以减少对乳腺叶和输乳管的损伤(图 5-16)。乳房皮肤与乳腺深面的深筋膜之间,有许多结缔组织小束相连,这些小束称**乳房悬韧带**或 **Cooper 韧带**,对乳房有支持作用。当乳腺癌时,Cooper 韧带缩短,牵引皮肤出现不同程度的凹陷,类似橘皮,临床上称橘皮样变,是乳腺癌早期的常见体征。

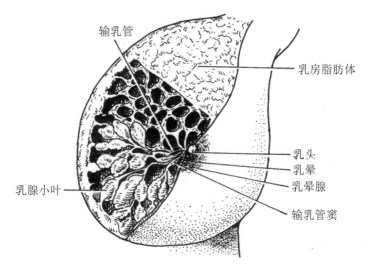

图 5-15  女性乳房示意图

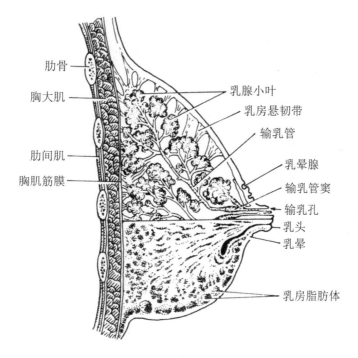

图 5-16  女乳房矢状切面

## 附二  会阴

### 1. 位置和分部

**会阴**(perineum)有狭义和广义之分。狭义的会阴是指肛门和外生殖器之间的区域。产妇分娩时,需保护此区,以免造成会阴撕裂。广义的会阴是指封闭骨盆下口的全部软组织,近似菱形,前界为耻骨联合下缘,两侧界为耻骨下支、坐骨支、坐骨结节和骶结节韧带,后界为尾骨尖。通过左、右坐骨结节的连线,将会阴分为前、后两个三角形区域。前区称**尿生殖区**(或称尿生殖三角),男性有尿道穿过,女性有尿道和阴道穿过。后区称**肛区**(或称肛门三角),有肛管通过(图 5-17)。

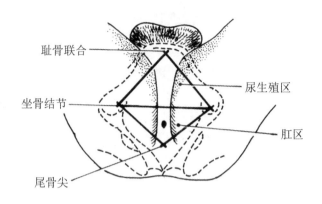

**图 5-17 会阴的界限**

**2. 层次结构**

会阴浅层结构在尿生殖区和肛区基本相同,均由皮肤、浅筋膜和浅层肌构成。会阴深层结构主要是尿生殖膈和盆膈,两者共同封闭骨盆下口。

(1)尿生殖膈

**尿生殖膈**(urogenital diaphragm)由会阴深横肌,尿道括约肌(女性为尿道阴道括约肌)及覆盖其上、下面的**尿生殖膈上筋膜**和**尿生殖膈下筋膜**共同构成。尿生殖膈位于尿生殖区深部,封闭骨盆下口的前下方部位。尿生殖膈在男性有尿道通过,在女性有尿道和阴道通过。

(2)盆膈

**盆膈**(pelvic diaphragm)由肛提肌,尾骨肌及覆盖其上、下面的**盆膈上筋膜**和**盆膈下筋膜**共同构成,位于肛区深部,封闭骨盆下口的大部分。盆膈主要有肛管通过。

## 复习思考题

1. 试述精子的产生部位和排出体外的途径。

2. 男性肾盂结石,随小便排出体外,结石沿途经过哪几处狭窄?

3. 从解剖学角度看,临床上经男性尿道向膀胱内插入导尿管应注意哪几处狭窄和弯曲?

4. 正常情况下子宫在盆腔内呈什么姿势?维持子宫正常位置的韧带有哪些?各有什么作用?

# 第六章

# 循 环 系 统

## 【学习目标】

**掌握**

（1）心血管系统的组成，体循环和肺循环的路径，心的位置、外形、各腔结构、传导系统、血管分布及体表投影。

（2）主动脉的分段和其重要分支，颈总动脉及其分支的起始、走行位置和分布范围，锁骨下动脉及其分支的起始及分布范围，上肢动脉的起始、走行位置及分布范围，腹腔干及其分支的名称及分布范围，肠系膜上、下动脉和肾动脉的名称和分布范围，盆部动脉的起始及分布范围，下肢动脉的起始、走行位置及分布范围。

（3）上腔静脉及其属支的收纳范围和汇入，颈外静脉、头静脉、贵要静脉和肘正中静脉的起始、走行位置和汇入，下腔静脉及其属支的收纳范围和汇入，大隐静脉、小隐静脉的起始、走行位置及汇入，肝门静脉的组成、位置、收纳范围及侧支循环。

（4）淋巴系的组成和主要功能，胸导管的组成、走行位置、收纳范围和汇入。

**熟悉**

肺循环的动脉和静脉，动脉韧带的位置。颈动脉窦及颈动脉小球的位置和功能，脾的位置、形态。

**了解**

心壁和心包的形态结构，掌浅弓和掌深弓的组成及其分布，胸主动脉的分支及分布范围，右淋巴导管的组成、收纳范围和汇入，淋巴结和脾的主要功能。

**循环系统**又称为脉管系统，是人体内执行运输功能的一套封闭的管道系统，包括心血管系统和淋巴系统。心血管系统由心、动脉、毛细血管和静脉组成，其内有血液循环流动。淋巴系统由淋巴管道、淋巴器官和淋巴组织组成，其内有淋巴向心流动，最后汇入静脉。

循环系统的主要功能是将消化系统吸收的营养物质和肺吸收的氧气输送到身体各器官、组织和细胞，同时将各器官、组织和细胞的代谢产物及二氧化碳运送至肾、肺和皮肤等器官排出体外，以保证机体新陈代谢的正常进行。此外，内分泌器官所分泌的激素也通过血液循环输送至相应的靶器官和靶细胞，调节其生理功能。淋巴系统还能产生淋巴细胞和抗体，参与机体的免疫反应。

# 第一节 心血管系统

## 一、心血管系统的组成

心血管系统包括心、动脉、毛细血管和静脉。**心**（heart）是循环系统的动力器官。心在神经、体液的调节下，有节律地收缩和舒张，如同一个泵将血液从静脉吸入，由动脉射出，从而推动血液在血管内循环流动。**动脉**（artery）是输送血液离心的血管。动脉由心室发出，反复分支达全身各器官组织，最后移行为毛细血管。**毛细血管**（capillary）是连于动、静脉之间呈网状的微细血管。毛细血管是血液与组织、细胞间进行物质及气体交换的场所。**静脉**（vein）是引导血液回心的血管。小静脉起自毛细血管，在回心的过程中不断接纳属支，汇合成中静脉、大静脉，最终注入心房。

## 二、血液循环的路径

血液由心室射出，经动脉、毛细血管和静脉返回心房，这种周而复始的循环流动称为**血液循环**（图 6-1）。依循环途径的不同，可将血液循环分为体循环和肺循环两种。

**1. 体循环**

**体循环**（大循环）（systemic circulation）：心室收缩时，动脉血由左心室射入主动脉，经主动脉的各级分支到达全身各处的毛细血管，在此与周围组织、细胞进行物质和气体交换；再经各级静脉，最后经上、下腔静脉和冠状窦返回右心房。体循环的特点是循环路径长，流经范围广，以动脉血滋养全身各部，并将全身各部的代谢产物和二氧化碳运回心房。

**2. 肺循环**

**肺循环**（小循环）（pulmonary circulation）：心室收缩时，静脉血由右心室射入肺动脉干，经肺动脉各级分支到达肺泡毛细血管网，经过气体交换后，动脉血再经肺静脉流入左心房。肺循环的特点是循环路径较短，只通过肺，主要功能是进行气体交换。

## 三、血管吻合和侧支循环

人体的血管除动脉经毛细血管和静脉互相沟通外，动脉与动脉之间，静脉与静脉之间，都可彼此直接连通，形成血管吻合。这些吻合对调节血流量，保证器官的血液供应有着重要的作用。

此外，较大的动脉还发出与主干平行的**侧副管**，它自主干近端发出，且与主干远端的返支汇合形成侧支吻合。正常情况下，侧副管的管腔较细，血流量很小，若主干血流受阻（如结扎或血栓），侧副管可逐渐增粗，替代主干发挥运血的作用，形成**侧支循环**（图 6-2），从而使缺血部位得到一定程度的代偿,对恢复组织、器官的血液供应具有重要意义。

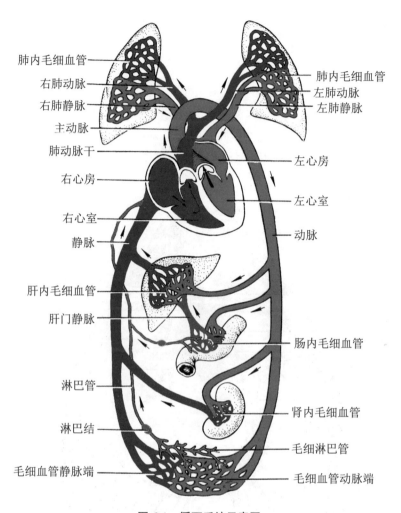

肺内毛细血管
右肺动脉
右肺静脉
主动脉
肺动脉干
右心房
右心室
静脉
肝内毛细血管
肝门静脉
淋巴管
淋巴结
毛细血管静脉端

肺内毛细血管
左肺动脉
左肺静脉
左心房
左心室
动脉
肠内毛细血管
肾内毛细血管
毛细淋巴管
毛细血管动脉端

图 6-1　循环系统示意图

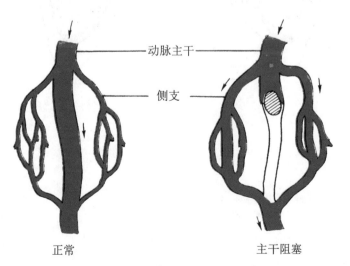

动脉主干
侧支

正常　　　　　主干阻塞

图 6-2　侧支吻合与侧支循环

139

## 四、心

### (一) 心的位置

心(图6-3)是一个中空的肌性器官,位于胸腔中纵隔内,外面覆以心包,约2/3位于身体正中矢状面的左侧,1/3在其右侧。心的上方为出入心的大血管;下方隔着心包与膈相邻;两侧与纵隔胸膜和肺相邻;前方大部分被肺和胸膜遮盖,仅下部一个小区域借心包与胸骨体下部及左侧第4~6肋软骨相邻,此区称为**心包裸区**,此处为临床抢救病人时心内注射的部位;后方平对第5~8胸椎,与食管、迷走神经和胸主动脉等毗邻。

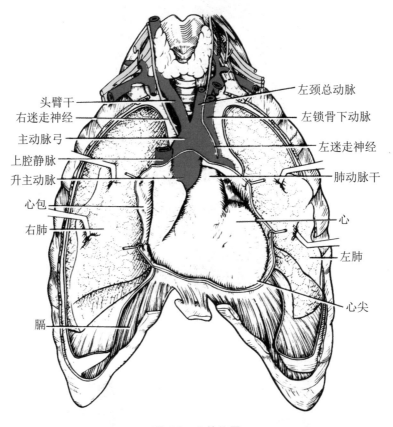

图6-3 心的位置

### (二) 心的外形

心形似倒置的圆锥体,稍大于本人拳头。可分为一尖、一底、两面、三缘,表面有三条浅沟(图6-4、图6-5)。

**心尖**朝向左前下方,圆钝而游离,由左心室构成。心尖体表投影在左侧第5肋间隙,锁骨中线内侧1~2 cm处,是心脏听诊最常用的部位。**心底**朝向右后上方,由左、右心房构成,与出入心的大血管相连。**肋面**朝向前上方,大部分由右心房和右心室构成。**膈面**朝向后下方,邻接膈,由左、右心室构成。**右缘**垂直向下,由右心房构成。**左缘**钝圆,主要由左心室构成。**下缘**接近水平位,由右心室和左心室构成。

心表面有三条浅沟,可作为心腔在心表面的分界,心的血管行于沟内。**冠状沟**接近冠状位,近似环形,是心房与心室在心表面的分界。在心室的胸肋面和膈面各有一条自冠状沟延伸至心尖右侧的浅沟,分别称为**前室间沟**和**后室间沟**,两沟在心下缘相连,是左、右心室在心表面的分界线。

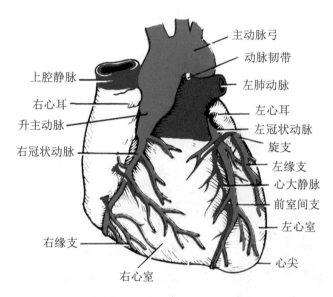

图 6-4  心的外形及血管(胸肋面)

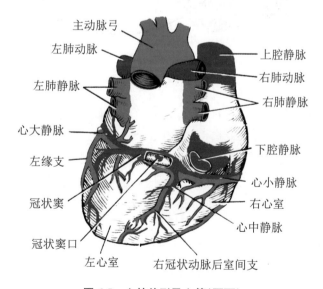

图 6-5  心的外形及血管(膈面)

### (三)心的各腔

心有四个腔,即两个心房和两个心室。左、右心房间有**房间隔**,左、右心室间有**室间隔**,因此心的左、右两侧互不相通。

**1. 右心房**

**右心房**(right atrium)(图 6-6)为心的右上部分,其向左前方突出部称**右心耳**,内面有近乎平行排列的梳状肌。按血流方向,右心房有 3 个入口:上方有**上腔静脉口**,接纳上半身的血液回右心房;下方有**下腔静脉口**,接纳下半身的血液回右心房;在下腔静脉口与右房室口之间有**冠状窦口**,接纳心壁的血液回右心房。出口为**右房室口**,右心房的血液由此流入右心室。在房间隔右侧面的下部有一椭圆形的浅窝,称**卵圆窝**,是胚胎时期卵圆孔闭锁后的遗迹。此处是房间隔缺损的好发部位。

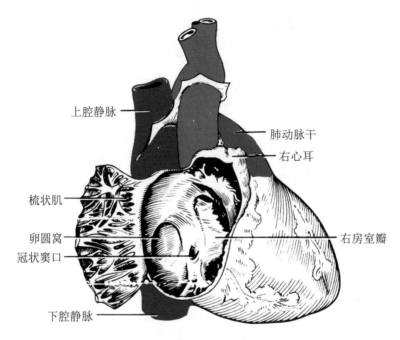

上腔静脉

肺动脉干

右心耳

梳状肌

卵圆窝

冠状窦口

右房室瓣

下腔静脉

图 6-6 右心房

**2. 右心室**

**右心室**(right ventricle)(图 6-7)位于右心房的左前下方,构成心胸肋面的大部分。右心室的入口即**右房室口**,口周缘的纤维环上附有 3 片三角形的瓣膜,称**三尖瓣(右房室瓣)**,垂向心室,分别为前尖、后尖和隔侧尖。瓣膜的边缘连有数条**腱索**,分别附着于心室壁上的**乳头肌**。当右心室收缩时,三尖瓣受血流推挤,封闭右房室口,由于腱索的牵拉,瓣膜不致翻向右心房,可防止血液向右心房逆流。在功能上纤维环、三尖瓣、腱索和乳头肌是一个整体,称**三尖瓣复合体**。

右心室的出口,称**肺动脉口**,口周围的纤维环上附有 3 个袋状的瓣膜,称**肺动脉瓣**,其袋口朝向肺动脉一侧。当右心室收缩时,血流冲开瓣膜,进入肺动脉;当右心室舒张时,3 个袋状瓣膜被血液充盈而关闭,防止血液从肺动脉逆流入右心室。

**3. 左心房**

**左心房**(left atrium)(图 6-8)位于右心房的左后方,构成心底的大部,其向右前方突出的部分称**左心耳**,内有梳状肌。左心房有 4 个入口为左、右各一对的**肺静脉口**,出口是下方的**左房室口**,左心房的血液由此流向左心室。

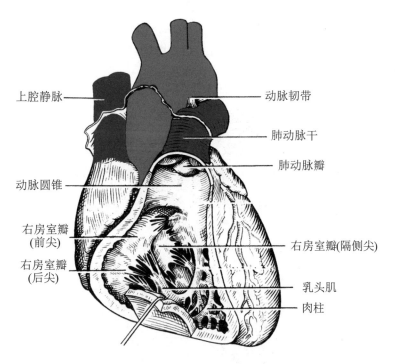

图 6-7　右心室

左侧标注（从上到下）：上腔静脉、动脉圆锥、右房室瓣（前尖）、右房室瓣（后尖）

右侧标注（从上到下）：动脉韧带、肺动脉干、肺动脉瓣、右房室瓣（隔侧尖）、乳头肌、肉柱

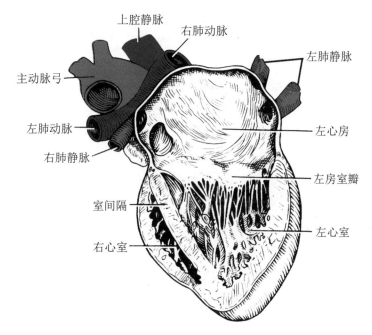

图 6-8　左心房和左心室

上方标注：上腔静脉、右肺动脉

左侧标注（从上到下）：主动脉弓、左肺动脉、右肺静脉、室间隔、右心室

右侧标注（从上到下）：左肺静脉、左心房、左房室瓣、左心室

143

## 4. 左心室

**左心室**(left ventricle)(图 6-9)位于右心室的左后下方,构成心尖及心左缘。左心室的入口即**左房室口**,口周围的纤维环上附有 2 片近似三角形的瓣膜称**二尖瓣**(**左房室瓣**),分为

前尖和后尖,瓣膜的边缘有数条**腱索**连到**乳头肌**上。左心室的乳头肌较右心室强大,分前、后两组。纤维环、二尖瓣、腱索和乳头肌在功能上是一个整体,称**二尖瓣复合体**,其功能与右心室的相同。出口位于前内侧部,称**主动脉口**,口周围的纤维环上也有 3 个袋口向上的半月形瓣膜,称**主动脉瓣**,其形态与功能均与肺动脉瓣相同。

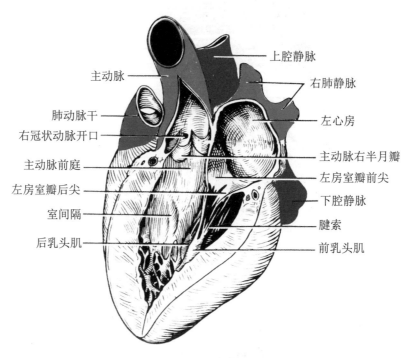

图 6-9　左心室

心室出入口处的瓣膜,对保证血液定向流动起到很重要的作用。当心室收缩时,二尖瓣和三尖瓣关闭,主动脉瓣和肺动脉瓣开放,血液由心室射入动脉。当心室舒张时,二尖瓣和三尖瓣开放,主动脉瓣和肺动脉瓣关闭,血液由心房进入心室(图 6-10)。

（四）心的构造

**1. 心壁的构造**

心壁由心内膜、心肌和心外膜构成。

**心内膜**(endocardium)是衬于心房和心室壁内面的一层光滑的薄膜,与血管的内膜相连续,并在房室口和动脉口处折叠形成瓣膜(图 6-11)。

**心肌**(myocardium)由心肌细胞(心肌纤维)构成,可分为心房肌和心室肌。心房肌较薄,心室肌肥厚。心房肌与心室肌在房室口处被纤维环隔开而不连续,因此心房肌与心室肌的收缩是不同步的。

**心外膜**(epicardium)是心肌外面的一层光滑的浆膜,即浆膜心包的脏层。

**2. 房间隔和室间隔**

**房间隔**位于左、右心房之间,由两层心内膜夹少量心肌细胞和结缔组织构成(图 6-12)。**室间隔**位于左、右心室之间。可分为两部,下方大部分为肌部;上方小部分缺乏肌质称**膜部**(图 6-12),此处是室间隔缺损的好发部位。

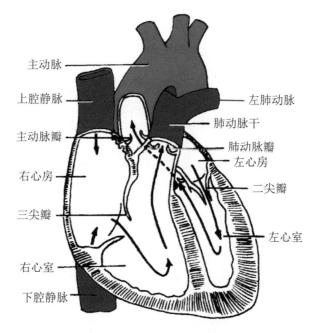

**图 6-10 心各腔的血流方向**

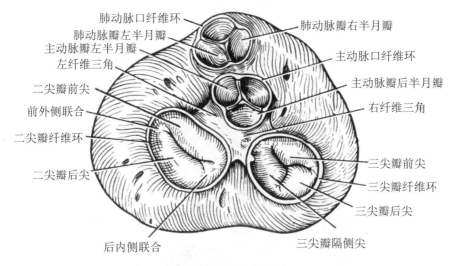

**图 6-11 瓣膜和纤维环**

**心纤维环**由致密结缔组织构成,质地坚韧而有弹性,位于房室口、肺动脉口和主动脉口的周围,为心肌和心瓣膜的附着处。

（五）心的传导系统

心的传导系统位于心壁内,由特殊分化的心肌细胞构成。主要功能是产生和传导冲动,控制心的节律性活动。包括窦房结、房室结、房室束、左右束支和浦肯野(Purkinje)纤维网（图 6-13）。

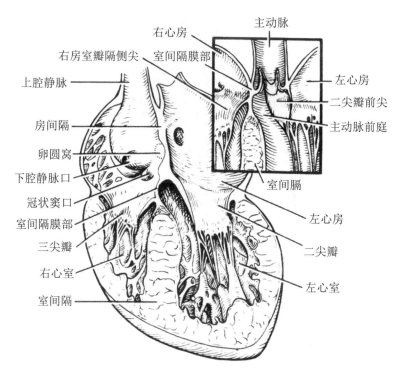

图 6-12 房间隔和室间隔

146

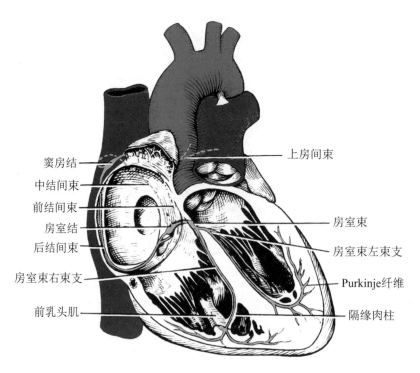

图 6-13 心的传导系统

### 1. 窦房结

**窦房结**(sinuatrial node)呈长椭圆形,位于上腔静脉与右心耳交界处,心外膜的深面,是心的正常起搏点。窦房结发放的节律性冲动传向心房和房室结。

### 2. 房室结

**房室结**(atrioventricular node)呈扁椭圆形,位于房间隔下部右侧,冠状窦口的前上方的心内膜深面。房室结的主要功能是将窦房结传来的冲动传向心室。

### 3. 房室束

**房室束**(atrioventricular bundle)又称 **His 束**,自房室结发出后入室间隔膜部,至室间隔肌部上缘分为左、右束支。

### 4. 左、右束支

**左、右束支**分别沿室间隔左、右侧心内膜深面下行到左、右心室,并在心内膜深面分为许多细小的分支,交织成网,称为**浦肯野**(Purkinje)**纤维网**,且与普通的心肌细胞相连。

#### (六)心的血管

### 1. 动脉

心壁的血液供应主要来自左、右冠状动脉(图 6-4、图 6-5)。

(1)左冠状动脉

**左冠状动脉**(left coronary artery)发自升主动脉起始部的左侧,在肺动脉干与左心耳之间左行,随即分为**前室间支**和**旋支**。左冠状动脉主要分布到左心房、左心室、室间隔前 2/3 和右心室前壁一部分。

(2)右冠状动脉

**右冠状动脉**(right coronary artery)发自升主动脉起始部的右侧,经右心耳与肺动脉干之间进入冠状沟右行,绕过心右缘至冠状沟后部分为**后室间支**和**右旋支**。右冠状动脉主要分布到右心房、右心室、室间隔后 1/3 和左心室膈侧面的一部分,此外还分支分布到窦房结和房室结。

### 2. 静脉

心的静脉绝大部分都汇集于冠状窦,再经冠状窦口注入右心房。

**冠状窦**(coronary sinus)位于心膈面的冠状沟内,左心房和左心室之间,其主要属支有 3 条(图 6-4、图 6-5)。

(1)心大静脉

起于心尖,在前室间沟与前室间支伴行,向后上行至冠状沟,再沿冠状沟左行达心膈面,注入冠状窦。

(2)心中静脉

在后室间沟内伴后室间支上行至冠状沟,注入冠状窦。

(3)心小静脉

在冠状沟内与右冠状动脉伴行,向左注入冠状窦。

此外尚有心前静脉直接注入右心房,心最小静脉直接注入心房或心室腔。

#### (七)心包

**心包**(pericardium)为包裹心和出入心的大血管根部的锥形囊,可分为纤维心包和浆膜心包(图 6-14)。

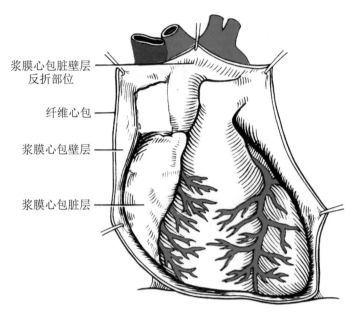

浆膜心包脏壁层
反折部位

纤维心包

浆膜心包壁层

浆膜心包脏层

图 6-14　心包

**1. 纤维心包**

**纤维心包**(fibrous pericardium)为心包外层,是坚韧的结缔组织囊,上方与出入心的大血管外膜相移行,下方与膈的中心腱愈着。

**2. 浆膜心包**

**浆膜心包**(serous pericardium)薄而光滑,位于纤维心包的内面,可分为脏、壁两层。壁层紧贴于纤维心包的内面;脏层覆盖在心肌的表面,构成心外膜。脏、壁两层在出入心的大血管根部相互移行,两层之间的潜在性腔隙称为**心包腔**,内含少量浆液。

心包对心具有保护作用,正常时能防止心的过度扩大,以保持血容量的恒定。

（八）心的体表投影

心在胸前壁的体表投影可用四点及其连线来确定(图 6-15)。

左上点在左侧第 2 肋软骨下缘,距胸骨左缘 1.2 cm 处。

右上点在右侧第 3 肋软骨上缘,距胸骨右缘 1.0 cm 处。

左下点在左侧第 5 肋间隙,锁骨中线内侧 1～2 cm(距前正中线 7～9 cm)处,即心尖部。

右下点在右侧第 6 胸肋关节处。

左、右上点的连线为心的上界;左、右下点的连线为心的下界;右上、下点的连线为心的右界,略向右凸;左上、下点的连线为心的左界,略向左凸。了解心的体表投影,对临床诊断心界是否正常有实用意义。

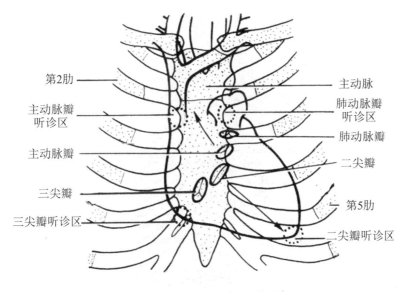

左侧标注：第2肋、主动脉瓣听诊区、主动脉瓣、三尖瓣、三尖瓣听诊区

右侧标注：主动脉、肺动脉瓣听诊区、肺动脉瓣、二尖瓣、第5肋、二尖瓣听诊区

图 6-15　心的体表投影

## 五、肺循环的血管

### （一）肺循环的动脉

**肺动脉干**（pulmonary trunk）（图 6-4）为一短粗的动脉干，位于心包内，长约 5 cm。起自右心室的肺动脉口，至主动脉弓的下方分为左、右肺动脉。左、右肺动脉在肺门处入肺内反复分支，与支气管的分支相伴行，最后在肺泡壁形成毛细血管网。在左肺动脉和主动脉弓下缘有一条结缔组织索，称**动脉韧带**，是胚胎时期动脉导管闭锁后的遗迹。

### （二）肺循环的静脉

**肺静脉**（pulmonary veins）左、右各一对，分别为**左上、左下肺静脉**和**右上、右下肺静脉**。肺静脉均起自肺门，向内穿过心包，将含氧丰富的动脉血运回左心房。

## 六、体循环的血管

### （一）体循环的动脉

**1. 主动脉**

**主动脉**（aorta）（图 6-16）为体循环的动脉主干，按行程分为升主动脉、主动脉弓和降主动脉。

（1）升主动脉

**升主动脉**（ascending aorta）起自左心室的主动脉口，然后斜向右上至右侧第 2 胸肋关节处移行为主动脉弓，在升主动脉起始部发出左、右冠状动脉。

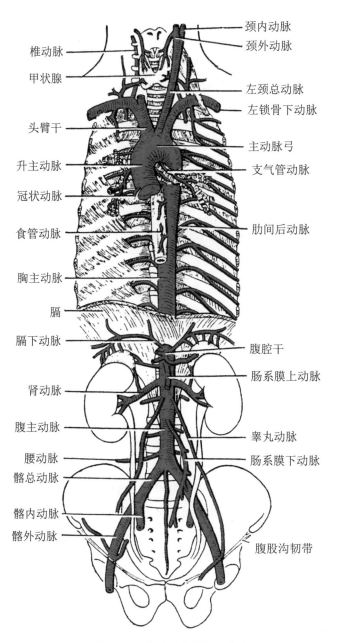

颈内动脉
颈外动脉
椎动脉
甲状腺
左颈总动脉
左锁骨下动脉
头臂干
主动脉弓
升主动脉
支气管动脉
冠状动脉
食管动脉
肋间后动脉
胸主动脉
膈
膈下动脉
腹腔干
肠系膜上动脉
肾动脉
腹主动脉
睾丸动脉
腰动脉
肠系膜下动脉
髂总动脉
髂内动脉
髂外动脉
腹股沟韧带

**图 6-16　主动脉分部及其分支**

（2）主动脉弓

**主动脉弓**（aortic arch）是升主动脉的延续，呈弓形弯向左后方，跨过左肺根达第 4 胸椎体下缘，移行为降主动脉。在主动脉弓的凸侧，从右向左发出 3 大分支，即**头臂干、左颈总动脉**和**左锁骨下动脉**。头臂干为一粗短动脉干，上行至右侧胸锁关节后方分为**右颈总动脉**和**右锁骨下动脉**。

（3）降主动脉

**降主动脉**（descending aorta）续于主动脉弓，沿脊柱左前方下降，穿膈主动脉裂孔入腹腔，下行至第 4 腰椎体下缘前方分为左、右髂总动脉。以膈为界，降主动脉又分为胸主动脉和腹主动脉。

**2. 头颈部的动脉**

（1）颈总动脉

**颈总动脉**（common carotid artery）（图 6-17）是头颈部的动脉主干，左侧起自主动脉弓，右侧起自头臂干。在甲状软骨上缘水平，颈总动脉分为颈内动脉和颈外动脉。颈总动脉与其外侧的颈内静脉、后方的迷走神经共同包裹在**颈动脉鞘**内。在颈总动脉分叉处有两个重要结构，即颈动脉窦和颈动脉小球。

**颈动脉窦**（carotid sinus）为颈总动脉末端及颈内动脉起始部的膨大部分。壁内有特殊的感觉神经末梢，为**压力感受器**。当血压升高时，窦壁扩张，刺激压力感受器，可反射性引起心跳减慢，末梢血管扩张，血压下降。

**颈动脉小球**（carotid glomus）是一个扁椭圆形小体，借结缔组织连于颈总动脉分叉处后方，属**化学感受器**，可感受血液中二氧化碳和氧浓度的变化。当二氧化碳浓度升高时，可反射性地促使呼吸加深加快。

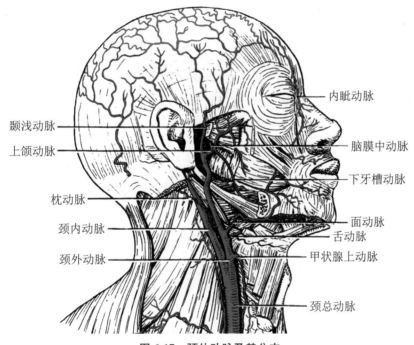

图 6-17  颈外动脉及其分支

（2）颈外动脉

**颈外动脉**（external carotid artery）（图 6-17）在甲状软骨上缘平面起自颈总动脉。颈外动脉发出的主要分支有：

① **甲状腺上动脉**（superior thyroid artery）起自颈外动脉起始部，行向前下方，分布于喉和甲状腺上部。

② **舌动脉**（lingual artery）平舌骨大角处起于颈外动脉，分布于舌、舌下腺和腭扁桃体等处。

③ **面动脉**（facial artery）在舌动脉的稍上方起自颈外动脉，向前经下颌下腺深面，于咬

肌前缘，绕下颌骨下缘达面部，沿口角和鼻翼外侧至内眦，改名为**内眦动脉**。面动脉分支分布于下颌下腺、面部和腭扁桃体等处。面动脉在咬肌前缘，绕下颌角下缘处位置表浅，在活体可触及搏动。当面部出血时，可在此处压迫止血。

④ **颞浅动脉**（superficial temporal artery）在下颌颈处上行于外耳门前方及颧弓根部浅面至颞部皮下，其分支分布于腮腺和额、颞、顶部软组织等处。颞浅动脉在耳屏前方位置表浅，体表可触及搏动，当颞部和头顶部出血时，可在此处压迫止血。

⑤ **上颌动脉**（maxillary artery）于下颌颈深面向前内行于上颌骨后面，分支分布至外耳道、中耳、鼻腔、腭、咀嚼肌、牙及牙龈、硬脑膜等处。主要分支有**脑膜中动脉**（middle meningeal artery），在下颌颈深面发出，上行穿棘孔入颅中窝，分前、后两支分布于颅骨和硬脑膜。前支较大，经翼点内面，故翼点处骨折时易受损伤，引起硬膜外血肿。

（3）颈内动脉

**颈内动脉**（internal carotid artery）（图 6-18）自颈总动脉发出后垂直上行至颅底，经颞骨岩部的颈动脉管入颅腔，分支分布于脑和视器。

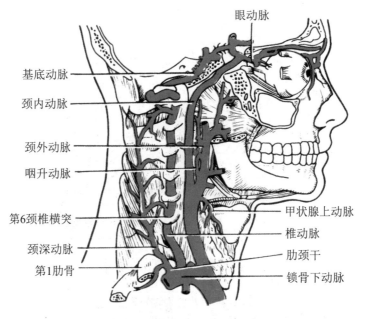

图 6-18　颈内动脉和椎动脉

（4）锁骨下动脉

**锁骨下动脉**（subclavian artery）（图 6-18、图 6-19）左侧起于主动脉弓，右侧起于头臂干，从胸锁关节后方斜向外上至颈根部，跨经胸膜顶前方，穿斜角肌间隙，行至第 1 肋外缘续为腋动脉。锁骨下动脉主要分支有：

① **椎动脉**（vertebral artery）在前斜角肌内侧起自锁骨下动脉，向上穿过第 6～1 颈椎横突孔，经枕骨大孔入颅腔，分支分布于脑和脊髓。

② **胸廓内动脉**（internal thoracic artery）在椎动脉起始处的相对侧发出，向下进入胸腔，沿第 1～6 肋软骨后方距胸骨外侧缘约 1.2 cm 处下行，分支分布于胸前壁、心包、膈等处。其较大终支为**腹壁上动脉**，穿膈入腹直肌鞘，下行于腹直肌后面，分布于腹直肌。

③ **甲状颈干**(thyrocervical trunk)为一短干,在椎动脉的外侧起于锁骨下动脉,其主要分支有**甲状腺下动脉**,分布于甲状腺。

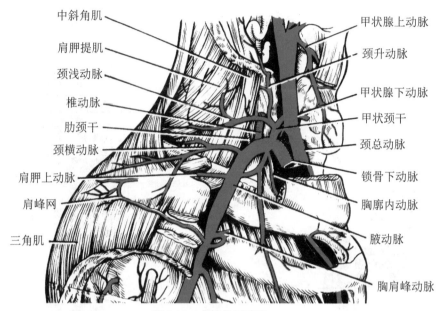

中斜角肌　　　　　　　　　　　　　　　甲状腺上动脉
肩胛提肌　　　　　　　　　　　　　　　颈升动脉
颈浅动脉　　　　　　　　　　　　　　　甲状腺下动脉
椎动脉　　　　　　　　　　　　　　　　甲状颈干
肋颈干　　　　　　　　　　　　　　　　颈总动脉
颈横动脉　　　　　　　　　　　　　　　锁骨下动脉
肩胛上动脉　　　　　　　　　　　　　　胸廓内动脉
肩峰网　　　　　　　　　　　　　　　　腋动脉
三角肌　　　　　　　　　　　　　　　　胸肩峰动脉

**图 6-19　右锁骨下动脉**

**3. 上肢的动脉**

(1) 腋动脉

**腋动脉**(axillary artery)(图 6-20)是锁骨下动脉的延续,行于腋窝,至背阔肌下缘移行为肱动脉。腋动脉的分支分布于肩关节、三角肌、胸肌、背阔肌和乳房等处。

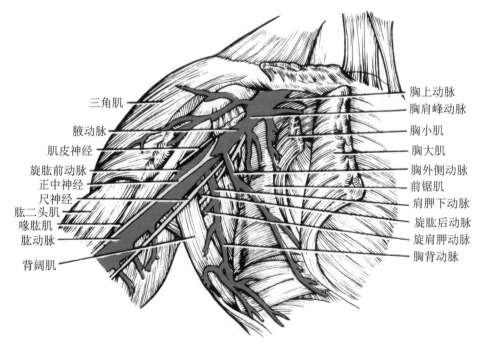

三角肌　　　　　　　　　　　　　　　胸上动脉
　　　　　　　　　　　　　　　　　　胸肩峰动脉
腋动脉　　　　　　　　　　　　　　　胸小肌
肌皮神经　　　　　　　　　　　　　　胸大肌
旋肱前动脉　　　　　　　　　　　　　胸外侧动脉
正中神经　　　　　　　　　　　　　　前锯肌
尺神经　　　　　　　　　　　　　　　肩胛下动脉
肱二头肌　　　　　　　　　　　　　　旋肱后动脉
喙肱肌　　　　　　　　　　　　　　　旋肩胛动脉
肱动脉　　　　　　　　　　　　　　　胸背动脉
背阔肌

**图 6-20　右腋动脉及其分支**

（2）肱动脉

**肱动脉**（brachial artery）（图 6-21、图 6-22）沿肱二头肌内侧沟下行至肘窝，平桡骨颈处分为尺、桡动脉。肱动脉的主要分支有**肱深动脉**，经桡神经沟分布于肱三头肌。肱动脉在肘关节前面肱二头肌腱的内侧位置表浅，可触及其搏动，该处常为测量血压的听诊部位。

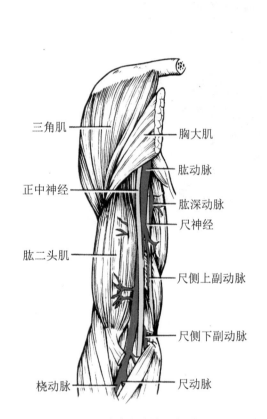

**图 6-21　肱动脉及其分支（右侧）**

三角肌
正中神经
肱二头肌
桡动脉

胸大肌
肱动脉
肱深动脉
尺神经
尺侧上副动脉
尺侧下副动脉
尺动脉

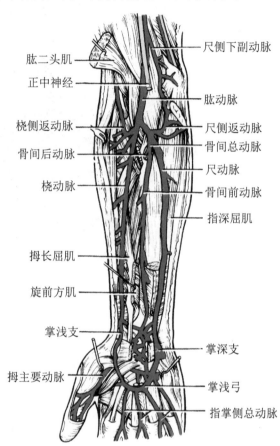

**图 6-22　前臂的动脉（右侧前面）**

肱二头肌
正中神经
桡侧返动脉
骨间后动脉
桡动脉
拇长屈肌
旋前方肌
掌浅支
拇主要动脉

尺侧下副动脉
肱动脉
尺侧返动脉
骨间总动脉
尺动脉
骨间前动脉
指深屈肌
掌深支
掌浅弓
指掌侧总动脉

（3）桡动脉

**桡动脉**（radial artery）（图 6-24、图 6-25）从肱动脉发出，先走行在肱桡肌与旋前圆肌之间，后在肱桡肌与桡侧腕屈肌腱间下行，绕桡骨茎突转向手背，再穿第 1 掌骨间隙至手掌深面，其终支与尺动脉掌深支构成掌深弓。桡动脉在腕上方桡侧腕屈肌腱外侧位置表浅，可扪及搏动，是临床最常用的切脉点。桡动脉发出的主要分支有：

① **掌浅支**在桡腕关节处发出，穿鱼际肌或沿其表面至手掌，与尺动脉终支吻合成掌浅弓（图 6-22、图 6-24）。

② **拇主要动脉**于手掌深部发出，分 3 支分布于拇指掌面的两侧缘和示指桡侧缘（图 6-23）。

（4）尺动脉

**尺动脉**（ulnar artery）（图 6-22、图 6-24、图 6-25）从肱动脉发出，在尺侧腕屈肌与指浅屈肌间下行，经豌豆骨桡侧至手掌，其终支在掌腱膜深面与桡动脉掌浅支吻合成掌浅弓。尺动脉在行程中除发出分支至前臂肌和尺、桡骨外,至手掌后于豌豆骨远侧发出**掌深支**,穿小鱼际肌至手掌深部,与桡动脉终支吻合成掌深弓(图 6-25)。

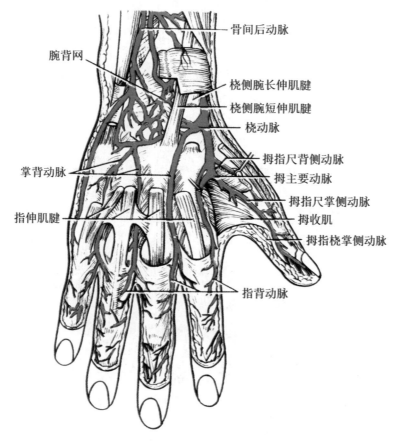

骨间后动脉
腕背网
桡侧腕长伸肌腱
桡侧腕短伸肌腱
桡动脉
拇指尺背侧动脉
拇主要动脉
掌背动脉
拇指尺掌侧动脉
拇收肌
指伸肌腱
拇指桡掌侧动脉
指背动脉

**图 6-23　手部的动脉(右侧背侧)**

(5) 掌浅弓

**掌浅弓**(superficial palmar arch)(图 6-24)位于掌腱膜深面,由尺动脉终支和桡动脉掌浅支吻合而成。掌浅弓的凸缘发出 3 条**指掌侧总动脉**和 1 条**小指尺掌侧动脉**。前者每条再分为 2 支**指掌侧固有动脉**至第 2~5 指的相对缘,后者分布于小指掌面尺侧缘。

(6) 掌深弓

**掌深弓**(deep palmar arch)(图 6-25)位于屈指肌腱深面,由桡动脉终支和尺动脉掌深支吻合而成。弓的凸缘在掌浅弓近侧,约平腕掌关节高度。掌深弓的凸缘发出 3 条**掌心动脉**,分别与指掌侧总动脉吻合。

**4. 胸部的动脉**

**胸主动脉**(thoracic aorta)(图 6-26)是胸部的动脉主干,于第 4 胸椎体下缘续于主动脉弓,先沿脊柱左侧,后渐转向其前方下行,穿膈的主动脉裂孔后移行为腹主动脉。胸主动脉的分支有壁支和脏支。

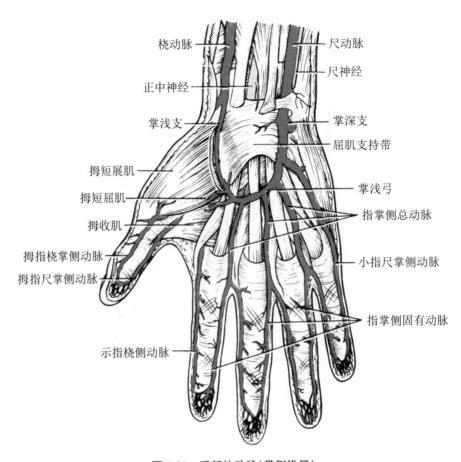

图 6-24　手部的动脉(掌侧浅层)

（1）壁支

有成对的第 3~11 **肋间后动脉**(第 1、2 肋间后动脉来自锁骨下动脉的肋颈干)和**肋下动脉**(沿第 12 肋下缘走行)，主要分布于胸壁和腹壁上部(图 6-26、图 6-27)。

（2）脏支

包括**支气管支**、**食管支**和**心包支**，分别分布于气管、食管、心包等处。

**5. 腹部的动脉**

**腹主动脉**(abdominal aorta)(图 6-28)是腹部的动脉主干。在膈的主动脉裂孔处续于胸主动脉，沿脊柱左前方壁腹膜之后下降，至第 4 腰椎下缘处分为左、右髂总动脉。腹主动脉的分支分为壁支和脏支。

（1）壁支

主要有**腰动脉**(4 对)、**膈下动脉**、**骶正中动脉**等，分布于腹后壁、脊髓、膈和盆腔。

（2）脏支

可分为成对脏支和不成对脏支两类。成对脏支有肾上腺中动脉、肾动脉、睾丸动脉(男性)或卵巢动脉(女性)，不成对脏支有腹腔干、肠系膜上动脉和肠系膜下动脉。

1）肾上腺中动脉

**肾上腺中动脉**(middle suprarenal artery)约平第 1 腰椎高度，起自腹主动脉，分布于肾

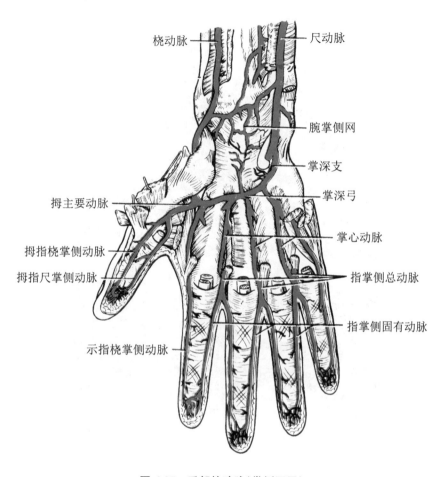

桡动脉　　　　　　　　　　　　尺动脉

腕掌侧网

掌深支

掌深弓

拇主要动脉

掌心动脉

拇指桡掌侧动脉

拇指尺掌侧动脉　　　　　　　　　　　指掌侧总动脉

指掌侧固有动脉

示指桡掌侧动脉

**图 6-25　手部的动脉(掌侧深层)**

上腺。

2）肾动脉

**肾动脉**（renal artery）约平第 1 腰椎下缘,起自腹主动脉,横向外侧,至肾门分为 4～5 支分布于肾。

3）睾丸动脉

**睾丸动脉**（testicular artery）细小,在肾动脉起点稍下方由腹主动脉前壁发出,沿腰大肌表面斜向外下,平第 4 腰椎高度跨输尿管前面,经腹股沟管入阴囊参与组成精索,分布于睾丸和附睾。在女性则为**卵巢动脉**（ovarian artery）,经卵巢悬韧带入盆腔,分布于卵巢和输卵管。

4）腹腔干

**腹腔干**（celiac trunk）为一粗短动脉干,在膈的主动脉裂孔稍下方起自腹主动脉前壁,立即分为胃左动脉、肝总动脉和脾动脉（图 6-29、图 6-30）。

**胃左动脉**（left gastric artery）向左上方行至贲门附近,沿胃小弯向右下行于小网膜两层之间与胃右动脉吻合,沿途发支至食管腹段、贲门及胃小弯附近的胃壁。

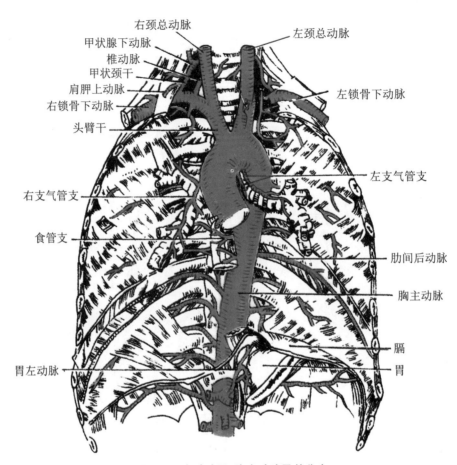

图 6-26 主动脉弓、胸主动脉及其分支

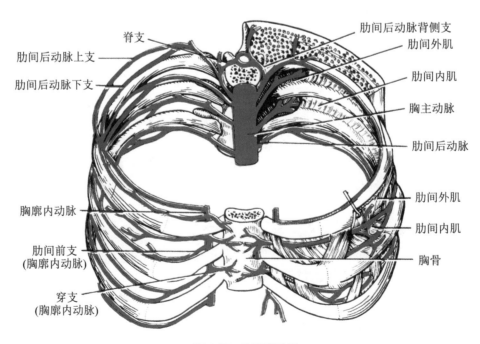

图 6-27 胸壁的动脉

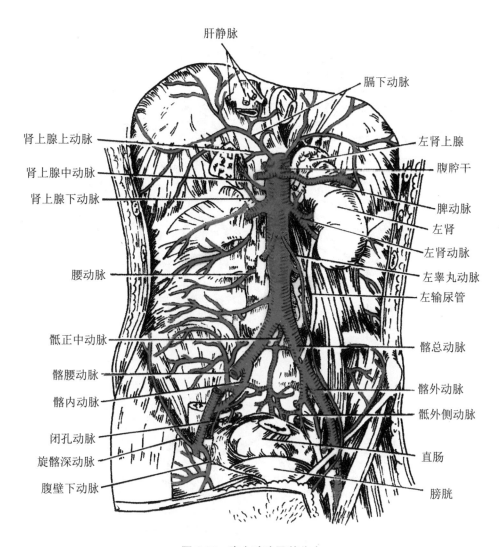

肝静脉

膈下动脉

肾上腺上动脉

肾上腺中动脉

肾上腺下动脉

腰动脉

骶正中动脉

髂腰动脉

髂内动脉

闭孔动脉

旋髂深动脉

腹壁下动脉

左肾上腺

腹腔干

脾动脉

左肾

左肾动脉

左睾丸动脉

左输尿管

髂总动脉

髂外动脉

骶外侧动脉

直肠

膀胱

**图 6-28　腹主动脉及其分支**

　　**肝总动脉**（common hepatic artery）自腹腔干发出后沿胰头上缘右行，至十二指肠上部的上方进入肝十二指肠韧带，分为肝固有动脉和胃十二指肠动脉。**肝固有动脉**在肝十二指肠韧带内，上行至肝门附近，分为**左、右支**入肝左、右叶。右支在入肝门前发出一支**胆囊动脉**，分布于胆囊。肝固有动脉尚发出**胃右动脉**，在小网膜内行至幽门上缘，沿胃小弯向左与胃左动脉吻合，分支分布于十二指肠上部和胃小弯附近的胃壁。**胃十二指肠动脉**经十二指肠上部后方下行至幽门下缘处分为**胃网膜右动脉**和**胰十二指肠上动脉**。前者沿胃大弯向左，沿途发支分布至胃和大网膜；后者分支分布于胰头和十二指肠。

　　**脾动脉**（splenic artery）较粗大，沿胰上缘左行至脾门，分数支入脾。沿途发出数支至胰体、胰尾。入脾门前还发出胃网膜左动脉和胃短动脉。**胃网膜左动脉**沿胃大弯右行，与胃网膜右动脉吻合，分布于胃大弯左侧的胃壁和大网膜。**胃短动脉**有 3～5 支，经脾胃韧带至胃底（图 6-30）。

　　5）肠系膜上动脉

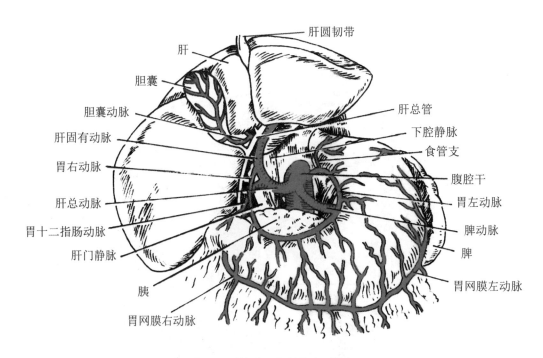

肝圆韧带
肝
胆囊
胆囊动脉
肝固有动脉
胃右动脉
肝总动脉
胃十二指肠动脉
肝门静脉
胰
胃网膜右动脉

肝总管
下腔静脉
食管支
腹腔干
胃左动脉
脾动脉
脾
胃网膜左动脉

图 6-29　腹腔干及其分支(前面)

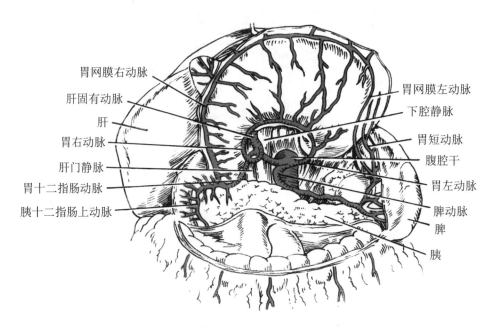

胃网膜右动脉
肝固有动脉
肝
胃右动脉
肝门静脉
胃十二指肠动脉
胰十二指肠上动脉

胃网膜左动脉
下腔静脉
胃短动脉
腹腔干
胃左动脉
脾动脉
脾
胰

图 6-30　腹腔干及其分支(胃翻向上)

**肠系膜上动脉**(superior mesenteric artery)(图 6-31)在腹腔干稍下方,约平第 1 腰椎高度起自腹主动脉前壁。其主要分支有:

① **胰十二指肠下动脉**分支分布于胰和十二指肠,并与胰十二指肠上动脉吻合。

② **空肠动脉**(jejunal arteries)和**回肠动脉**(ileal arteries)常有 13~18 支,由肠系膜上动脉左侧壁发出,行于肠系膜内,反复分支并吻合形成多级动脉弓,由末级动脉弓发出直支进

入肠壁,分布于空肠和回肠。

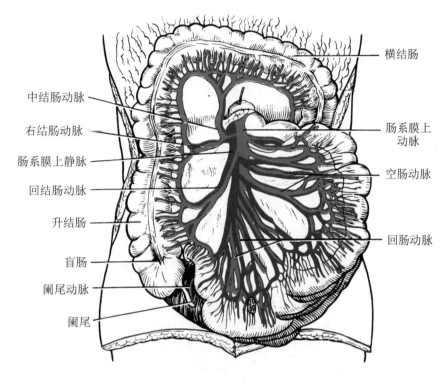

**图 6-31　肠系膜上动脉及其分支**

③ **回结肠动脉**(ileocolic artery)为肠系膜上动脉终支,斜向右下至盲肠附近,分数支营养回肠末端、盲肠、阑尾和升结肠。至阑尾的分支称**阑尾动脉**(appendicular artery),经回肠末端的后方进入阑尾系膜,营养阑尾(图 6-32)。

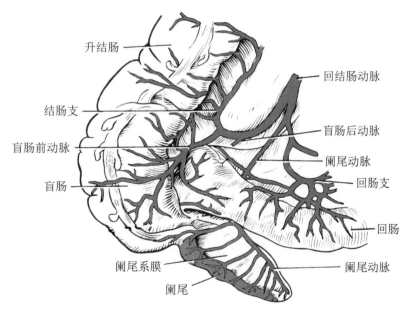

**图 6-32　回结肠动脉及其分支**

④ **右结肠动脉**(right colic artery)在回结肠动脉起点上方起自肠系膜上动脉,水平向右,分升、降支至升结肠,并与中结肠动脉、回结肠动脉吻合。

⑤ **中结肠动脉**(middle colic artery)在胰下缘起自肠系膜上动脉,向前稍偏右进入横结肠系膜,分支营养横结肠,并与左、右结肠动脉吻合。

6) **肠系膜下动脉**

**肠系膜下动脉**(inferior mesenteric artery)(图 6-33)约平第 3 腰椎处起自腹主动脉前壁。其主要分支有:

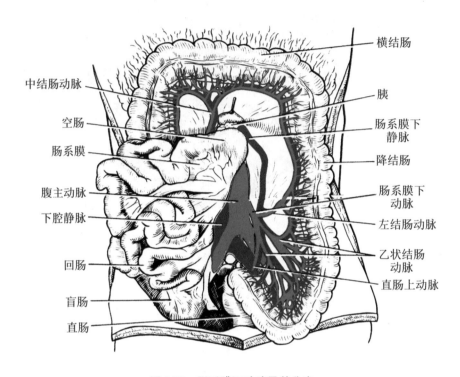

图 6-33　肠系膜下动脉及其分支

① **左结肠动脉**(left colic artery)横行向左,跨左侧输尿管前方至降结肠附近,分布于降结肠,并与中结肠动脉和乙状结肠动脉吻合。

② **乙状结肠动脉**(sigmoid arteries)2～3 支,斜向左下进入乙状结肠系膜,分支分布于乙状结肠。

③ **直肠上动脉**(superior rectal artery)为肠系膜下动脉的直接延续,在乙状结肠系膜内下降,平第 3 骶椎分为左、右支,沿直肠两侧下行,分布于直肠上部,并与直肠下动脉的分支吻合。

**6. 盆部的动脉**

**髂总动脉**(common iliac artery)(图 6-16)左、右各一条,平第 4 腰椎下缘,自腹主动脉分出,沿腰大肌内侧斜向外下方,至骶髂关节处分为髂内动脉和髂外动脉。

(1) *髂内动脉*

**髂内动脉**(internal iliac artery)(图 6-34)是盆部的动脉主干,为一短干,沿盆腔侧壁下行,发出壁支和脏支。

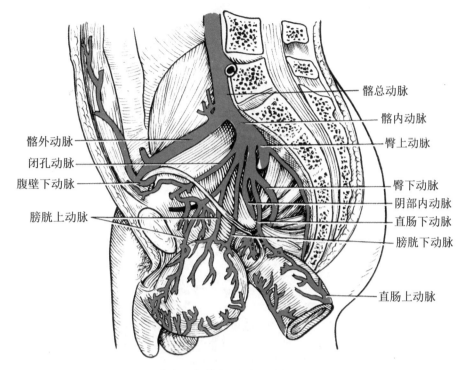

髂总动脉

髂内动脉

臀上动脉

髂外动脉

闭孔动脉

腹壁下动脉

臀下动脉

阴部内动脉

直肠下动脉

膀胱上动脉

膀胱下动脉

直肠上动脉

**图 6-34　髂内、外动脉及其分支**

1）壁支

主要有闭孔动脉、臀上动脉和臀下动脉(图 6-34)。

① **闭孔动脉**(obturator artery)沿盆腔侧壁行向前下,穿闭膜管至大腿内侧,分支营养大腿内侧群肌和髋关节。

② **臀上动脉**(superior gluteal artery)和**臀下动脉**(inferior gluteal artery)分别经梨状肌上、下孔出盆腔至臀部,分支营养臀肌和髋关节。

2）脏支

主要有直肠下动脉、子宫动脉和阴部内动脉(图 6-34、图 6-35)。

① **直肠下动脉**(inferior rectal artery)起点多,分布于直肠下部、肛管、前列腺(阴道)等处(图 6-34),与直肠上动脉、肛动脉有吻合。

② **子宫动脉**(uterine artery)沿盆腔侧壁下行,进入子宫阔韧带底部两层腹膜内,在子宫颈外侧约 2.5 cm 处,跨输尿管前上方达子宫颈,分布于子宫、阴道、输卵管和卵巢,与卵巢动脉有吻合(图 6-35)。

③ **阴部内动脉**(internal pudendal artery)沿梨状肌和骶丛前方下行,经梨状肌下孔穿出盆腔,再经坐骨小孔至坐骨肛门窝,发出**肛动脉**、**会阴动脉**、**阴茎(蒂)动脉**等分支,分布于肛门、会阴和外生殖器等处(图 6-36)。

（2）髂外动脉

**髂外动脉**(external iliac artery)(图 6-34)在骶髂关节前方,自髂总动脉分出后,沿腰大肌内侧缘行向外下方,经腹股沟韧带中点深面至股三角,移行为股动脉。髂外动脉在腹股沟

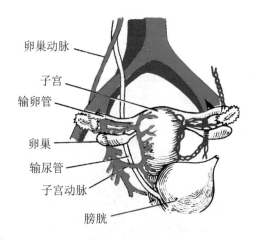

卵巢动脉

子宫

输卵管

卵巢

输尿管

子宫动脉

膀胱

**图 6-35　子宫动脉与输尿管的关系**

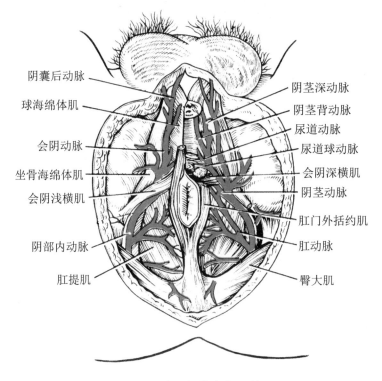

阴囊后动脉

球海绵体肌

会阴动脉

坐骨海绵体肌

会阴浅横肌

阴部内动脉

肛提肌

阴茎深动脉

阴茎背动脉

尿道动脉

尿道球动脉

会阴深横肌

阴茎动脉

肛门外括约肌

肛动脉

臀大肌

**图 6-36　会阴部的动脉(男性)**

韧带稍上方发出**腹壁下动脉**,经腹股沟管腹环内侧斜向内上,进腹直肌鞘,分布于腹直肌并与腹壁上动脉吻合。

**7. 下肢的动脉**

(1) 股动脉

**股动脉**(femoral artery)(图 6-37)是下肢的动脉主干。续于髂外动脉,在股三角内下行,其外侧有股神经,内侧有股静脉伴行,后经收肌管至腘窝,移行为腘动脉。在腹股沟韧带中点稍下方,股动脉位置表浅,可触及搏动,当下肢外伤出血时,可在此处将该动脉压向耻骨进行压迫止血。股动脉的主要分支有**股深动脉**(deep femoral artery),在腹股沟韧带下 2～5 cm 处起自股动脉,行自后内下,分支分布于大腿诸群肌。

(2)腘动脉

**腘动脉**(popliteal artery)由股动脉直接移行而来,在腘窝深部下行,至腘窝下角处分为胫前动脉和胫后动脉。腘动脉在腘窝内分支至邻近肌及膝关节,并参与膝关节网的构成。

(3)胫后动脉

**胫后动脉**(posterior tibial artery)(图 6-38)是腘动脉终支之一,沿小腿后群肌浅、深两层之间下行,经内踝后方转至足底,分为**足底内侧动脉**和**足底外侧动脉**(图 6-40)。胫后动脉沿途分支分布于小腿后群肌、外侧群肌和足底。

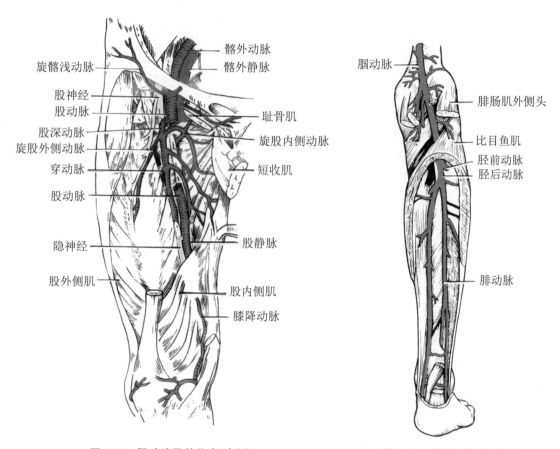

图 6-37 股动脉及其分支(右侧)       图 6-38 右小腿动脉(后面)

(4)胫前动脉

**胫前动脉**(anterior tibial artery)是腘动脉的另一终支。穿小腿骨间膜上部裂孔至小腿前面,在小腿前群肌之间下行,经距小腿关节前方移行为**足背动脉**(图 6-39)。胫前动脉沿途分支至小腿前群肌、足背、足趾等处,并分支参与膝关节网的构成。

最后给出体循环动脉汇总如图 6-41 所示。

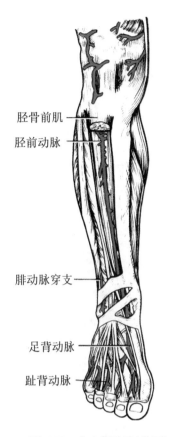

图 6-39　右小腿动脉（前面）

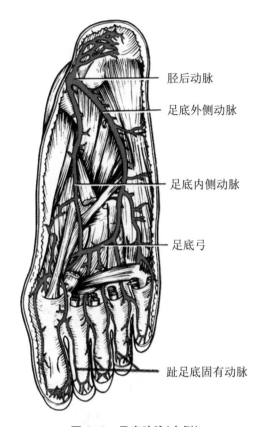

图 6-40　足底动脉（右侧）

胫骨前肌

胫前动脉

腓动脉穿支

足背动脉

趾背动脉

胫后动脉

足底外侧动脉

足底内侧动脉

足底弓

趾足底固有动脉

### （二）体循环的静脉

**静脉**（图 6-42）起于毛细血管，在向心汇集过程中不断接纳属支，最后汇合成大静脉注入右心房。静脉的管腔有由静脉内膜折叠形成的**静脉瓣**，上、下肢的静脉瓣最多，而下肢又多于上肢，头、颈部和胸部的静脉无静脉瓣。

体循环的静脉可分为浅静脉和深静脉。**浅静脉**位于皮下组织内，又称**皮下静脉**，不与动脉相伴行；**深静脉**位于深筋膜的深面或体腔内，大多数与同名动脉伴行。浅静脉与深静脉之间有丰富的吻合，浅静脉最终汇入深静脉。

体循环的静脉包括上腔静脉系、下腔静脉系和心静脉系。

**1. 上腔静脉系**

由上腔静脉及其属支组成。

**上腔静脉**（superior vena cava）是一条粗短的静脉干，由左、右头臂静脉在右侧第 1 胸肋关节后方汇合而成，垂直下降，至右侧第 3 胸肋关节下缘处注入右心房。上腔静脉收集头、颈、上肢、胸壁和部分胸腔脏器静脉血（图 6-42）。

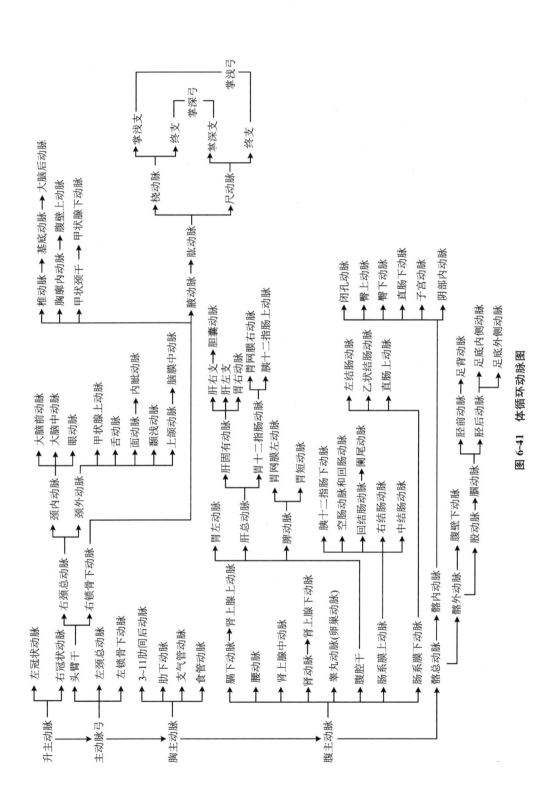

167

图 6-41 体循环动脉图

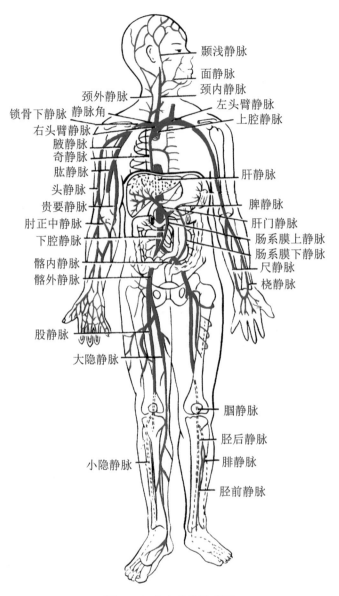

颞浅静脉
面静脉
颈内静脉
颈外静脉
左头臂静脉
锁骨下静脉 静脉角
上腔静脉
右头臂静脉
腋静脉
奇静脉
肝静脉
肱静脉
头静脉
脾静脉
贵要静脉
肝门静脉
肘正中静脉
肠系膜上静脉
下腔静脉
肠系膜下静脉
髂内静脉
尺静脉
髂外静脉
桡静脉
股静脉
大隐静脉
腘静脉
胫后静脉
腓静脉
小隐静脉
胫前静脉

**图 6-42　全身静脉模式图**

**头臂静脉**（brachiocephalic vein）又称无名静脉，左、右各一，分别由同侧颈内静脉和锁骨下静脉在胸锁关节后方汇合而成。汇合处所成的夹角称为**静脉角**，是淋巴导管注入处。

（1）头颈部的静脉

主要有颈内静脉、颈外静脉和锁骨下静脉等（图 6-43、图 6-44）。

1）颈内静脉

**颈内静脉**（internal jugular vein）在颈静脉孔处续于乙状窦，初伴颈内动脉，继沿颈总动脉外侧下行，至胸锁关节后方与锁骨下静脉汇合成头臂静脉。

颈内静脉属支较多，按它们所在部位不同可分为颅内属支和颅外属支。**颅内属支**为硬脑膜窦，收集脑、脑膜、颅骨、视器及前庭蜗器的静脉血。**颅外属支**主要有面静脉和下颌后静脉。

2) 颈外静脉

**颈外静脉**(external jugular vein)由下颌后静脉的后支、耳后静脉和枕静脉汇合而成,沿胸锁乳突肌表面斜行向下,至该肌后缘处注入锁骨下静脉或静脉角。颈外静脉位置表浅,于颈外侧皮下可见,临床常用于采血、注射等(图 6-44)。

(2) 锁骨下静脉

**锁骨下静脉**(subclavian vein)自第 1 肋外缘处续腋静脉,向内横行至胸锁关节后方,与颈内静脉汇成头臂静脉。锁骨下静脉的属支除腋静脉外,还有颈外静脉。锁骨下静脉主要收纳上肢、颈外浅层的静脉血(图 6-42、图 6-43)。

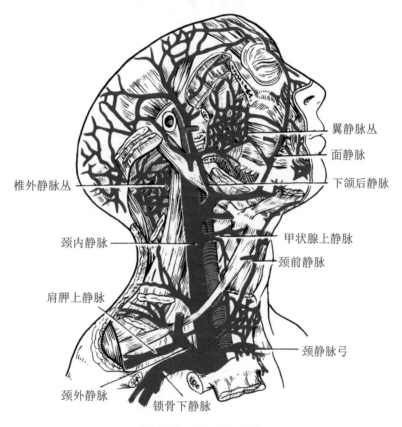

椎外静脉丛

颈内静脉

肩胛上静脉

颈外静脉

锁骨下静脉

翼静脉丛

面静脉

下颌后静脉

甲状腺上静脉

颈前静脉

颈静脉弓

**图 6-43 头颈部的静脉**

(3) 上肢的静脉

上肢的静脉分浅、深两类。

1) 上肢的浅静脉

位于皮下,手背的浅静脉形成**手背静脉网**,再由此向上汇合成头静脉、贵要静脉和肘正中静脉(图 6-45)。

① **头静脉**(cephalic vein)起自手背静脉网的桡侧部,沿前臂桡侧皮下上行,过肘窝,继沿肱二头肌外侧上行,经三角肌和胸大肌之间,穿深筋膜注入腋静脉或锁骨下静脉。头静脉在肘窝处通过肘正中静脉与贵要静脉相通。该静脉收集手背和前臂桡侧的浅静脉血。

② **贵要静脉**(basilic vein)起自手背静脉网的尺侧部,逐渐转至前臂前面上行,过肘窝处

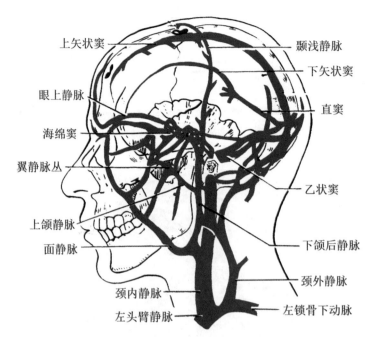

图 6-44　颅内、外静脉及其交通支

接受肘正中静脉,沿肱二头肌内侧继续上行至臂中点稍下方穿深筋膜,注入肱静脉或腋静脉。该静脉收集手背和前臂尺侧的浅静脉血。

③ **肘正中静脉**(median vein)短而粗,变异甚多,位于肘窝皮下,一般为一条,连结贵要静脉和头静脉。临床上常在此静脉做静脉取血或注射等。

2) 上肢的深静脉

与同名动脉伴行,臂以下有两条静脉伴行同名动脉,两条静脉之间有很多吻合支,并与浅静脉有吻合。肱静脉于胸大肌下缘处合成腋静脉,腋静脉在第 1 肋外缘处续于锁骨下静脉。

(4) 胸部的静脉

主要有奇静脉和胸廓内静脉等。

① **奇静脉**(azygos vein)起自右腰升静脉,沿胸椎体右侧上升至第 4 胸椎体高度,向前跨过右肺根,注入上腔静脉。奇静脉沿途主要收集右侧肋间后静脉、食管静脉、支气管静脉及半奇静脉的血液。

② **胸廓内静脉**(internal thoracic vein)由腹壁上静脉向上延续而成,在胸廓内与同名动脉伴行上升,注入头臂静脉。收集同名动脉供应区的静脉血。

2. 下腔静脉系

由下腔静脉及其属支组成。

**下腔静脉**(inferior vena cava)(图 6-46、图 6-47)是人体最大的静脉,在第 5 腰椎体的右前方由左、右髂总静脉汇合而成,沿腹主动脉右侧上行,经肝的腔静脉窝,穿膈的腔静脉孔达胸腔,注入右心房。下腔静脉收集腹部、盆部和下肢的静脉血。

**髂总静脉**(common iliac vein)在骶髂关节前方由髂内静脉和髂外静脉汇合而成,向内上方斜行,至第 5 腰椎处左、右髂总静脉汇合成下腔静脉。髂内静脉和髂外静脉分别收集同名动脉供应区的静脉血。

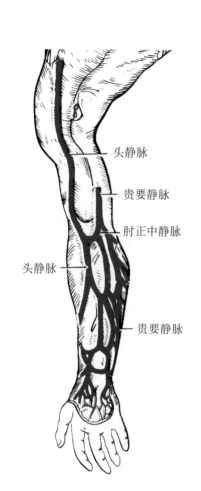

图 6-45 上肢的浅静脉(右侧前面观)

头静脉
贵要静脉
肘正中静脉
头静脉
贵要静脉

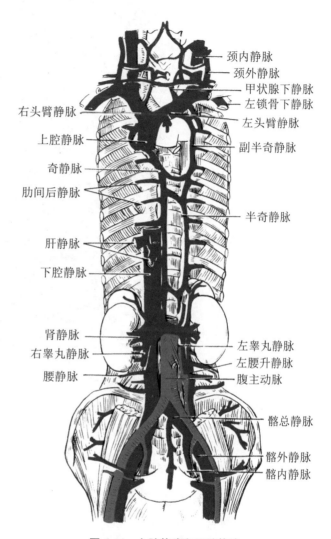

图 6-46 上腔静脉和下腔静脉

颈内静脉
颈外静脉
甲状腺下静脉
左锁骨下静脉
左头臂静脉
副半奇静脉
半奇静脉
左睾丸静脉
左腰升静脉
腹主动脉
髂总静脉
髂外静脉
髂内静脉
右头臂静脉
上腔静脉
奇静脉
肋间后静脉
肝静脉
下腔静脉
肾静脉
右睾丸静脉
腰静脉

(1)下肢的静脉

分浅、深两种,均有丰富的静脉瓣,浅、深静脉间借许多交通支相连。

1)浅静脉

趾背浅静脉合成**足背静脉弓**,该静脉弓横位于跖骨远侧端足背皮下,弓的两端沿足的内、外侧缘上行,内侧续大隐静脉,外侧续小隐静脉(图 6-48)。

① **大隐静脉**(great saphenous vein)在足的内侧缘起自足背静脉弓,经内踝前方沿小腿内侧上行,绕股骨内侧髁后方,再沿大腿内侧上行,于耻骨结节下外 3~4 cm 处注入股静脉。

② **小隐静脉**(small saphenous vein)在足的外侧缘起自足背静脉弓,经外踝后方,沿小腿后面中线上行,过腓肠肌两头之间至腘窝,注入腘静脉,沿途收集小腿的浅静脉。

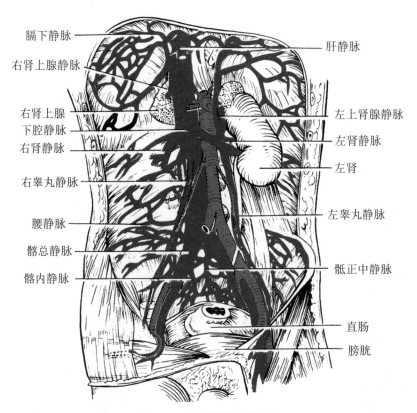

膈下静脉

右肾上腺静脉

右肾上腺
下腔静脉
右肾静脉

右睾丸静脉

腰静脉

髂总静脉

髂内静脉

肝静脉

左上肾腺静脉

左肾静脉

左肾

左睾丸静脉

骶正中静脉

直肠

膀胱

图 6-47　下腔静脉及其属支

2）深静脉

与同名动脉伴行,膝部以下 2 条深静脉伴行 1 条动脉。胫前、后静脉在腘窝下缘合成一条腘静脉,穿收肌管裂孔移行为股静脉,后经腹股沟韧带深面向上续为髂外静脉。

（2）盆部的静脉

主要有髂内静脉和髂外静脉。

1）髂内静脉

**髂内静脉**(internal iliac vein)在坐骨大孔的稍上方由盆部静脉合成,伴同名动脉的后内侧上行,至骶髂关节前方与髂外静脉合成髂总静脉。髂内静脉的属支分为壁支和脏支。

①　**壁支**:包括**臀上**、**下静脉**和**闭孔静脉**等,收集同名动脉供应区的静脉血。

②　**脏支**:包括**直肠下静脉**、**阴部内静脉**和**子宫静脉**等。

2）髂外静脉

**髂外静脉**(external iliac vein)与同名动脉伴行,是股静脉的直接延续,收集下肢所有深、浅静脉的血液。

（3）腹部的静脉

1）腹前壁的静脉

包括浅静脉和深静脉。

①　**浅静脉**:有**胸腹壁静脉**和**腹壁浅静脉**。胸腹壁静脉由脐以上的浅静脉汇合而成,行向外上,注入腋静脉;腹壁浅静脉由脐以下的浅静脉汇合而成,注入大隐静脉。

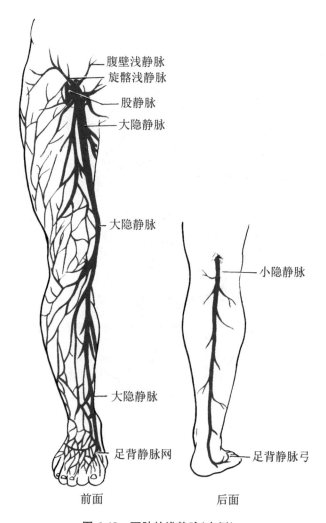

腹壁浅静脉
旋髂浅静脉
股静脉
大隐静脉

大隐静脉

小隐静脉

大隐静脉

足背静脉网

足背静脉弓

前面　　　　　　　　后面

**图6-48　下肢的浅静脉(右侧)**

② **深静脉**:有**腹壁上静脉**和**腹壁下静脉**。两静脉均与同名动脉伴行,且于腹直肌鞘内互相吻合。腹壁上静脉延续为胸廓内静脉,汇入头臂静脉;腹壁下静脉下行,注入髂外静脉。

2) 腹腔内脏的静脉

可分为成对的静脉和不成对的静脉。

**成对的静脉**:收集腹腔内成对脏器的静脉血,直接或间接注入下腔静脉。包括**睾丸静脉**(卵巢静脉)、**肾静脉**和**肾上腺静脉**。

**不成对的静脉**:腹腔内不成对脏器的静脉不直接注入下腔静脉,而是先汇合成**肝门静脉**。

(4) 肝门静脉

1) 肝门静脉的组成

**肝门静脉**(hepatic portal vein)为一条短而粗的静脉干,长约 6~8 cm,由**肠系膜上静脉**和**脾静脉**在胰头后方汇合而成,斜向右上方行走,进入肝十二指肠韧带,经肝固有动脉和胆总管的后方上行至肝门,分左、右两支分别入肝左、右叶,在肝内反复分支,最后汇入**肝血窦**,肝血窦最后经肝静脉注入下腔静脉(图 6-49、图 6-50)。

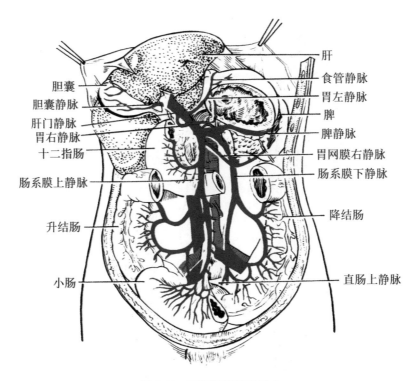

**图 6-49　肝门静脉及其属支**

2) 肝门静脉的主要属支

① **肠系膜上静脉**(superior mesenteric vein)伴同名动脉右侧上行,除收集同名动脉供应区的血液外,还收集胃十二指肠动脉供应范围的血液。

② **脾静脉**(splenic vein)于脾门处由数支静脉集合而成,在脾动脉的下方横行向右,除收集同名动脉供应区的静脉血外,通常还有肠系膜下静脉注入。

③ **肠系膜下静脉**(inferior mesenteric vein)与同名动脉伴行,至胰头后方注入脾静脉或肠系膜上静脉,收集同名动脉供应区的静脉血。

④ **胃左静脉**(left gastric vein)与胃左动脉伴行,与胃右静脉吻合。胃左静脉在贲门处与食管静脉丛吻合,后者注入奇静脉和半奇静脉,借此肝门静脉可与上腔静脉系相交通。

⑤ **胃右静脉**(right gastric vein)与胃右动脉伴行,并与胃左静脉吻合。胃右静脉在注入肝门静脉前常接受幽门前静脉的注入。

⑥ **附脐静脉**(paraumbilical veins)为数条细小静脉,起自脐周静脉网,沿肝圆韧带走行,注入肝门静脉。

⑦ **胆囊静脉**(gallbladder vein)在胆囊浆膜面的静脉汇合成 1～2 条,最终汇入肝门静脉。

3) 肝门静脉的收纳范围

肝门静脉收集食管腹段、胃、小肠、大肠(至直肠上部)、胰、胆囊和脾等器官的静脉血。

4）肝门静脉与上、下腔静脉的吻合及侧支循环

肝门静脉通过**食管静脉丛**、**直肠静脉丛**、**脐周静脉网**与上、下腔静脉之间有丰富吻合（图 6-50）。

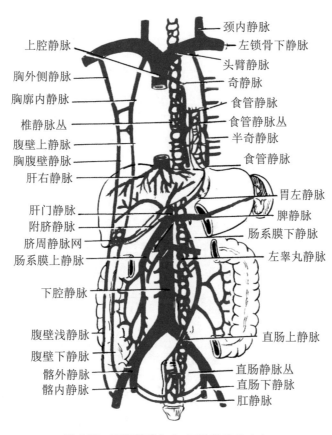

左侧标注（从上至下）：
上腔静脉、胸外侧静脉、胸廓内静脉、椎静脉丛、腹壁上静脉、胸腹壁静脉、肝右静脉、肝门静脉、附脐静脉、脐周静脉网、肠系膜上静脉、下腔静脉、腹壁浅静脉、腹壁下静脉、髂外静脉、髂内静脉

右侧标注（从上至下）：
颈内静脉、左锁骨下静脉、头臂静脉、奇静脉、食管静脉、食管静脉丛、半奇静脉、食管静脉、胃左静脉、脾静脉、肠系膜下静脉、左睾丸静脉、直肠上静脉、直肠静脉丛、直肠下静脉、肛静脉

**图 6-50 肝门静脉与上、下腔静脉的吻合**

**侧支循环**：在正常情况下，肝门静脉与上、下腔静脉系统的吻合支细小，血流量较少，按正常方向分别回流到所属静脉。肝硬化或肝内占位性病变时，导致肝门静脉回流受阻，此时肝门静脉的血液可经上述的吻合途径形成侧支循环，经上、下腔静脉系统回流入心。由于吻合部位血流量剧增，使小静脉变得粗大弯曲，于是在食管、直肠和脐周围等处出现静脉曲张现象。曲张静脉一旦破裂，常引起大出血。如果食管静脉丛发生破裂，可引起呕血；如果直肠静脉丛发生破裂，常引起便血；当脐周静脉网曲张时，在腹壁上可见到曲张的静脉；当肝门静脉的侧支失代偿时，则可引起收集静脉血范围的器官淤血，出现脾肿大和腹水。

最后给出体循环静脉汇总，如图 6-51 所示。

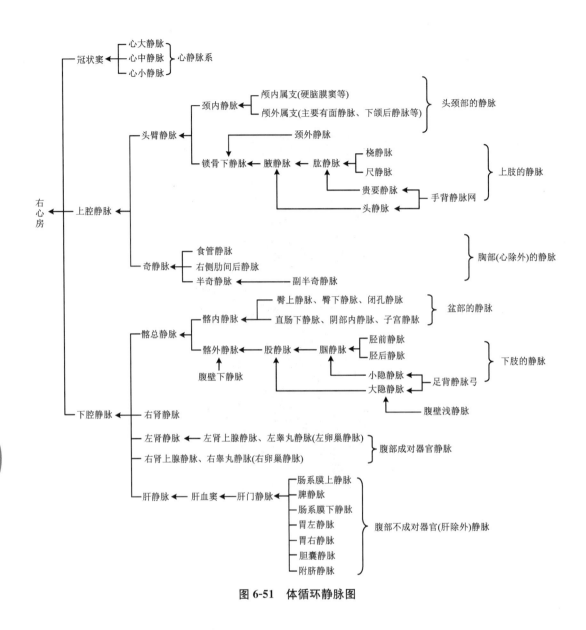

**图 6-51 体循环静脉图**

# 第二节　淋巴系统

**淋巴系统**(图 6-52)由淋巴管道、淋巴器官和淋巴组织构成。淋巴管道以毛细淋巴管起于组织间隙,逐渐汇合成淋巴管,最后以淋巴导管注入静脉。大部分淋巴管道内含无色透明的**淋巴**,帮助静脉回流部分体液。淋巴器官主要包括淋巴结、脾、胸腺和扁桃体等,具有滤过淋巴、产生淋巴细胞和参与机体免疫的功能。淋巴组织散在于体内,是含有大量淋巴细胞的网状结缔组织,主要分布于消化道和呼吸道的黏膜内,亦参与机体的免疫功能。

## 一、淋巴管道

淋巴管道可分为毛细淋巴管、淋巴管、淋巴干和淋巴导管(图 6-52)。

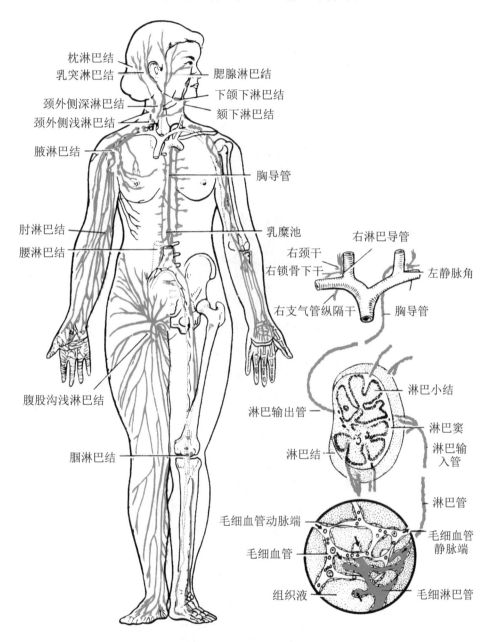

**图 6-52 全身淋巴管和淋巴结**

### (一)毛细淋巴管

**毛细淋巴管**(lymphatic capillary)是淋巴管道的起始,以膨大的盲端起始于组织间隙,其管壁仅由一层内皮细胞构成,没有基膜和周细胞,相邻的内皮细胞之间间隙较大,因此毛细淋巴管的通透性大于毛细血管，一些不易通过毛细血管的大分子物质，如蛋白质、细菌、异物甚至癌细胞等容易进入毛细淋巴管。毛细淋巴管的分布广泛，除了上皮、角膜、晶状体、牙釉质、软骨、骨髓和中枢神经等处无毛细淋巴管以外，几乎遍及全身各处。

（二）淋巴管

**淋巴管**（lymphatic vessel）由毛细淋巴管汇集而成，管壁内含有丰富的瓣膜，能防止淋巴逆流。淋巴管在全身各处分布广泛，根据走行位置可分为浅淋巴管和深淋巴管（图 6-53）。**浅淋巴管**位于浅筋膜内，多与浅静脉伴行，收集皮肤和皮下组织的淋巴；**深淋巴管**多与深部的血管神经束伴行，收集深部结构的淋巴。浅、深淋巴管之间有着丰富的吻合。

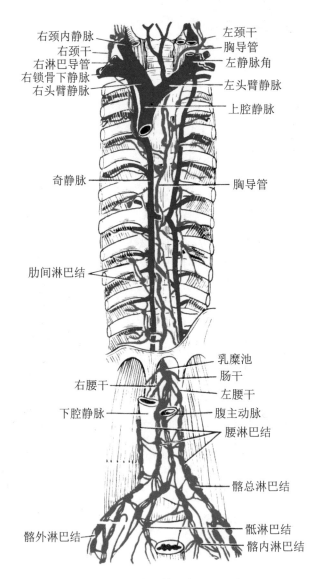

图 6-53　胸导管和右淋巴导管

（三）淋巴干

**淋巴干**（lymphatic trunk）由淋巴管汇合而成。全身共有 9 条淋巴干，它们是：收集头颈部淋巴的**左、右颈干**；收集上肢部淋巴的**左、右锁骨下干**；收集胸部淋巴的**左、右支气管纵隔干**；收集下肢、盆部和腹部成对脏器淋巴的**左、右腰干**；收集腹部不成对脏器淋巴的**肠干**（图6-52）。

（四）淋巴导管

全身9条淋巴干分别汇合成两条**淋巴导管**（lymphatic duct），即胸导管和右淋巴导管，分别注入左、右静脉角（图6-53）。

**1. 胸导管**

**胸导管**（thoracic duct）是全身最粗大的淋巴管道，长约30～40 cm，起始于乳糜池。**乳糜池**位于第1腰椎的前方，是由左、右腰干和肠干汇合而成的梭形膨大。胸导管自乳糜池上行，经膈的主动脉裂孔入胸腔，沿脊柱前方、胸主动脉与奇静脉之间上行，至第5胸椎高度逐渐向左侧斜行，然后上行于脊柱的左前方，出胸廓上口达颈根部，最后弯向前注入左静脉角。胸导管在注入左静脉角之前还接纳左颈干、左锁骨下干和左支气管纵隔干。胸导管通过6条淋巴干，收集双下肢、盆部、腹部、左半胸部、左上肢和头颈左侧半的淋巴，即全身3/4的淋巴（图6-52、图6-53）。

**2. 右淋巴导管**

**右淋巴导管**（right lymphatic duct）为一短干，长约1.5 cm，由右颈干、右锁骨下干和右支气管纵隔干汇合而成，注入右静脉角。右淋巴导管收纳头颈右侧半、右上肢和右半胸部的淋巴，即全身1/4的淋巴（图6-52、图6-53）。

## 二、淋巴器官

**淋巴器官**包括淋巴结、脾、胸腺和扁桃体。

（一）淋巴结

**淋巴结**（lymph nodes）是全身最多的淋巴器官，为灰红色椭圆形或圆形小体，大小不等。淋巴结一侧隆凸，连有数量较多的淋巴管称**输入淋巴管**；另一侧凹陷，凹陷的中央称为**淋巴结门**，连有1～2条淋巴管称**输出淋巴管**，同时还有淋巴结的血管神经出入（图6-52）。淋巴结把经输入淋巴管来的淋巴液滤过，并产生淋巴细胞，再经输出淋巴管输送到下一级淋巴结，加入淋巴循环。淋巴结连结在淋巴管之间，亦分为浅、深两种。浅淋巴结一般成群地分布于比较隐蔽的浅筋膜内，如腋窝、腹股沟等处；深淋巴结多沿血管排列，位于体腔的淋巴结一般聚集于脏器门的附近。当人体某一部位或器官受到细菌、病毒、寄生虫或癌细胞侵犯时，该部位的局部淋巴结肿大。每一群局部淋巴结均有其一定的淋巴引流范围，了解其位置、引流范围和引流去向，对某些疾病的诊断和治疗有重要的临床意义。

（二）脾

**脾**（spleen）位于左季肋区，第9～11肋深面，其长轴与第10肋一致，正常情况下脾在左肋弓下不能触及（图6-54）。

脾呈椭圆形，为暗红色，质软而脆，受暴力打击时易破裂。可分为膈、脏面，上、下缘和前、后端。**膈面**隆凸光滑，朝向外上，与膈相贴；**脏面**凹陷，中央有**脾门**，是血管和神经出入之

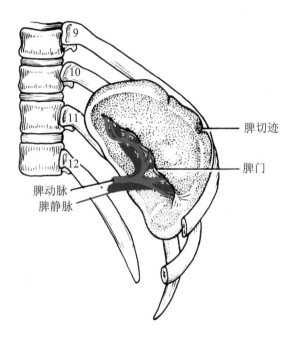

脾切迹

脾门

脾动脉
脾静脉

**图 6-54　脾的位置**

处。**上缘较锐利**,有 2～3 个切迹,称**脾切迹**,为触诊脾的标志;**下缘较钝**,朝向后下方。**前端较宽阔**,朝向前外下方;**后端钝圆**,朝向后内上方。

脾的主要功能有造血、储血、滤血、清除衰老的红细胞和参与机体的免疫反应等。

## 复习思考题

1. 心瓣膜有哪些? 各有什么作用?

2. 经手背静脉输液,试述药物经何途径到达阑尾?

3. 大隐静脉内血栓脱落,最后梗塞于肺,此血栓通过哪些途径至肺?

4. 口服黄连素后尿液呈黄色,试述黄连素排出到体外的途径。

5. 简述肝门静脉的主要属支和收纳范围。当肝门静脉高压时,哪些部位容易出现静脉曲张?

# 第七章

## 内分泌系统

【学习目标】

**掌握**

甲状腺、甲状旁腺、肾上腺、胸腺、松果体、垂体的形态、位置和功能。

**了解**

内分泌器官和内分泌组织的基本概念。

**内分泌系统**（endocrine system）由内分泌器官和内分泌组织组成。**内分泌器官**是形态结构上独立存在的肉眼可见腺体，即内分泌腺（图 7-1），如甲状腺、甲状旁腺、肾上腺、垂体、松果体和胸腺等。**内分泌组织**是散在于其他器官中的内分泌细胞团，如胰腺内的胰岛，睾丸的间质细胞，卵巢的卵泡细胞和黄体细胞，以及分散在胃肠道、呼吸道、中枢神经系统等处的内分泌细胞。

内分泌腺为**无管腺**，其分泌的物质称**激素**（hormone）。大多数激素分泌后直接进入血液，经血液循环运送至全身，作用于特定的靶器官或靶细胞。

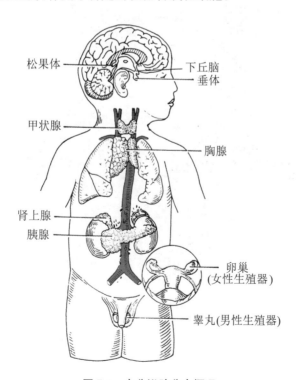

**图 7-1　内分泌腺分布概况**

内分泌系统是人体神经系统之外的重要调节系统,两者相辅相成,共同调节。机体分泌的激素对生长发育、新陈代谢、生殖功能和维持机体内外环境稳定等具有重要调节作用,这种调节称体液调节。激素分泌量极微,但调节作用明显,其作用缓慢并具有特异性,一种激素一般只对其特定的靶器官或靶细胞发挥作用。内分泌系统功能过盛或低下,均可引起机体功能紊乱,甚至形成疾病。

## 一、甲状腺

**甲状腺**(thyroid gland)(图 7-2)位于颈前部,气管上端的两侧,呈 H 形,分左、右两个侧叶,中间以**甲状腺峡**相连。两侧叶贴附于喉下部和气管颈部的前外侧,上端达甲状软骨的中部,下端至第 6 气管软骨。甲状腺峡多位于 2~3 气管软骨环前方。有时自峡部向上伸出一个锥状叶,长短不一,长者可达舌骨高度。临床行气管切开术时,应尽量避开甲状腺峡。正常人在吞咽时甲状腺随喉上下移动。甲状腺的前面仅有少数肌肉和筋膜覆盖,故稍肿大时可在体表摸到。

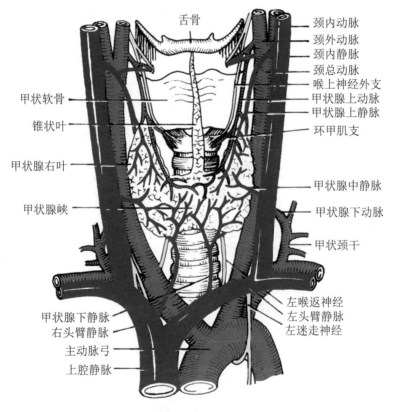

图 7-2 甲状腺

甲状腺主要分泌甲状腺素,其作用是调节机体的基础代谢、维持正常的生长发育,尤其对骨骼和神经系统的发育极为重要。甲状腺功能亢进时,交感神经系统的兴奋作用最为明显,表现为容易激动、心跳加速、失眠和多汗。儿童在生长发育期甲状腺功能低下表现为身材矮小,智力迟钝,称呆小症。碘对甲状腺分泌功能有调节作用,缺碘可引起甲状腺组织增生而导致腺体增大,称地方性甲状腺肿。

## 二、甲状旁腺

**甲状旁腺**(parathyroid gland)(图 7-3)为上、下两对呈棕黄色的扁椭圆形小体,形似大豆,通常贴附于甲状腺侧叶的后面。上方一对多在侧叶后缘的中部,下方一对常位于侧叶下部甲状腺下动脉附近。

甲状旁腺分泌甲状旁腺素,调节体内钙磷代谢。若分泌不足时,血钙浓度降低,出现手足抽搐症。如果功能亢进,则引起骨质疏松,容易发生骨折。

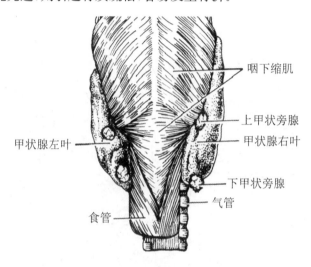

咽下缩肌

上甲状旁腺

甲状腺右叶

甲状腺左叶

下甲状旁腺

气管

食管

图 7-3　甲状腺和甲状旁腺(后面观)

183

## 三、肾上腺

**肾上腺**(suprarenal gland)(图 7-4)位于腹膜后方,由于位于两侧肾脏的上方,故名肾上腺。左侧近似半月形,右侧呈三角形。肾上腺表面包有一层结缔组织被膜,其实质可分为表层的**皮质**和深部的**髓质**两部分。

肾上腺皮质分泌多种激素,根据其作用可分为三类:① 调节水盐代谢的盐皮质激素;② 调节碳水化合物代谢的糖皮质激素;③ 影响性行为及副性特征的性激素。肾上腺髓质分泌肾上腺素和去甲肾上腺素,能使心跳加快,心收缩力增强,小动脉收缩,维持血压和调节内脏平滑肌的活动。

## 四、垂体

**垂体**(hypophysis)(图 7-5)位于颅中窝蝶骨体上面的垂体窝内,呈椭圆形,借漏斗与下丘脑相连。垂体是机体内最重要的内分泌腺,根据发生、结构和功能不同,分为腺垂体和神经垂体两部分。各部分划分如下:

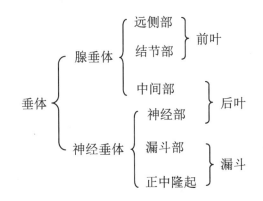

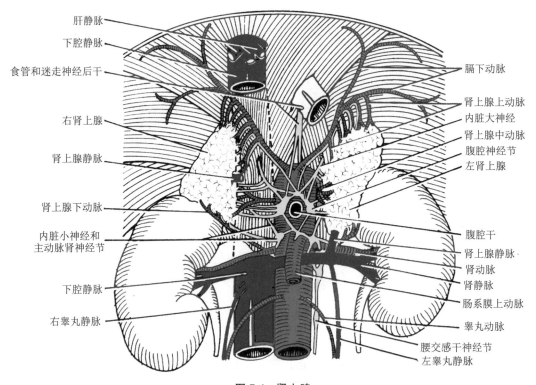

图 7-4　肾上腺

**腺垂体**分泌多种激素,如生长激素、促甲状腺激素、促肾上腺皮质激素、催乳素、黑色素细胞刺激素、促性腺激素等。生长激素可促进骨和软组织生长,在幼年时,如果生长激素分泌不足,可引起侏儒症;如果分泌过剩,在骨骼发育成熟前可引起巨人症,在骨骼发育成熟后可引起肢端肥大症。**神经垂体**本身不产生激素,而是贮存和释放由下丘脑分泌的抗利尿激素(加压素)和催产素。抗利尿激素促进肾小管对水的重吸收;催产素有促进子宫收缩和乳腺分泌的功能。

## 五、松果体

**松果体**(pineal body)(图 7-5)位于背侧丘脑后上方,为一椭圆形小体。其发育在 7～8

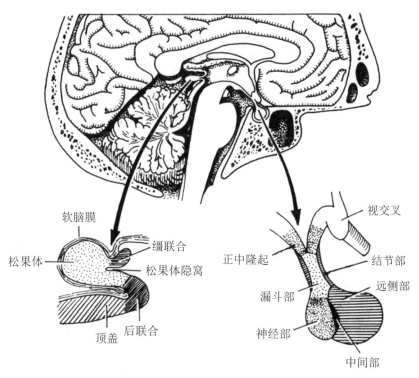

图 7-5 垂体和松果体

岁达到顶峰,后逐渐萎缩退化,成年后可出现部分钙化形成脑砂。松果体分泌的褪黑素参与调节昼夜生物节律、生殖系统的发育、动情周期及月经周期的节律。在小儿时期,松果体病变引起功能不全时,可致性早熟或生殖器官过度发育;若功能过盛,则可导致青春期延迟。

## 六、胸腺

**胸腺**(thymus)(图 7-6)位于上纵隔的前部,胸骨柄的后方,有时可向上突入颈根部。胸腺在新生儿和幼儿时期发达,体积较大,性成熟以后,逐渐萎缩、退化,多被脂肪组织代替。

胸腺既是淋巴器官,也是内分泌器官,主要功能是形成初始 T 淋巴细胞,发育成熟后运送至周围淋巴器官,参与细胞免疫功能。胸腺还可分泌胸腺素、促胸腺生成素,诱导 T 淋巴细胞分裂和分化,使其具有免疫应答功能。

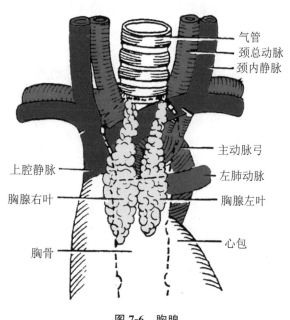

图 7-6 胸腺

185

# 第八章

# 感　觉　器

## 【学习目标】

### 掌握

（1）眼球壁各层的位置、分部及主要形态结构，房水、晶状体、玻璃体的位置及形态结构。

（2）前庭蜗器的组成和分部，鼓膜的位置、形态及分部，中耳的位置及三块听小骨的名称及连结，内耳迷路的组成、分部及主要形态结构。

### 熟悉

（1）眼底的形态结构。上、下睑，结膜和泪器的名称、位置及分部。

（2）耳郭的形态，咽鼓管的位置和交通，鼓室各壁、乳突窦及乳突小房的位置。

### 了解

（1）眼球外肌的名称、位置和作用，眼的血管。

（2）声音传导径路，外耳道的组成及弯曲。

感觉器（sensory organs）是机体感受刺激的装置，由感受器及其副器组成。

感受器（receptor）是感觉神经末梢的特殊结构，广泛存在于机体各部，能接受机体内、外环境的刺激，并将刺激转变为神经冲动。在正常状况下，感受器只对某一种适宜的刺激特别敏感，例如，视网膜的适宜刺激是一定波长的光，耳蜗的适宜刺激是一定频率的声波等。感受器有许多种类，结构功能各异。感受器结构有的比较简单，有的比较复杂。如皮肤内的痛觉感受器结构比较简单，仅为感觉神经的游离末梢；皮肤内感受触觉和压觉的触觉小体和环层小体结构就比较复杂，除了感觉神经末梢外，还有一些细胞等共同参与构成。感受器一般根据其存在的位置和接受刺激的来源，分为以下三类。

① **外感受器**（exteroceptor）分布于皮肤、黏膜、视器和蜗器等处。接受的是来自外界环境的刺激，如触、压、疼痛、温度、光、声等的刺激。

② **内感受器**（interoceptor）分布于内脏和血管等处。接受的是来自内环境的物理或化学刺激，如压力、渗透压、离子和化合物浓度变化等的刺激。

③ **本体感受器**（proprioceptor）分布于骨骼肌、肌腱、关节和前庭器等处。接受机体运动和平衡变化所产生的刺激。

**副器**（accessory organs）是感受器之外的附属装置。结构复杂，对感受器起着保护、支持、运动等作用。如视器中的眼睑、结膜、泪器和眼外肌等。视器和前庭蜗器是结构复杂的感觉器，又称特殊感受器。

# 第一节 视　　器

　　**视器**(visual organ)即**眼**(eye)，由眼球和眼副器组成。眼球位于颅骨眶内，主要功能是接受光波的刺激，并将刺激转变为神经冲动，经视觉传导通路传到大脑皮质的视觉中枢产生视觉，是人们认识客观世界的重要感觉器官之一。眼副器由眼睑、结膜、泪器和眼外肌等组成，对眼球起支持、保护和运动等作用。

## 一、眼　球

　　**眼球**(eyeball)为视器的主要部分，位于眶的前部。眼球前面有眼睑等结构保护，后面借视神经与脑相连，周围有眼球外肌、泪腺和眶内结缔组织等眼副器。眼球近似球形，前、后面的正中点分别称**前极**和**后极**，两极之间的连线称**眼轴**。通过瞳孔中央至视网膜中央凹的连线称**视轴**。眼轴和视轴作锐角交叉(图 8-1)。眼球由眼球壁和眼球内容物组成。

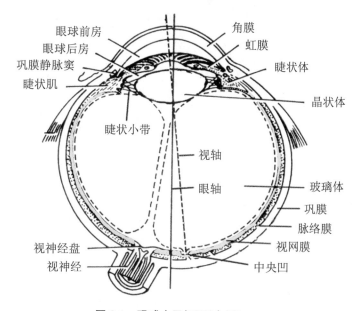

图 8-1　眼球水平切面(右侧)

### (一)眼球壁

　　**眼球壁**(wall of eyeball)由外向内依次为眼球纤维膜、眼球血管膜和视网膜。

**1. 眼球纤维膜**

　　**眼球纤维膜**(fibrous tunic of eyeball)位于眼球壁最外层，由致密结缔组织构成，坚韧致密，具有维持眼球外形和保护眼球内容物的作用。纤维膜从前向后由角膜和巩膜组成。

（1）角膜

**角膜**（cornea）位于眼球正前方，约占眼球纤维膜的前 1/6（图 8-1，图 8-2）。角膜无色透明，无血管和淋巴管，有丰富的感觉神经末梢分布，富有弹性，具有屈光作用。

（2）巩膜

**巩膜**（sclera）位于角膜的后方，约占眼球纤维膜的后 5/6，正常为乳白色，不透明，黄疸发生时可成黄色。角膜与巩膜交界处的深面，有一呈环形的细管道，称**巩膜静脉窦**（sinus venosus sclerae），它是房水回流的通道（图 8-2）。巩膜后部有视神经穿出。

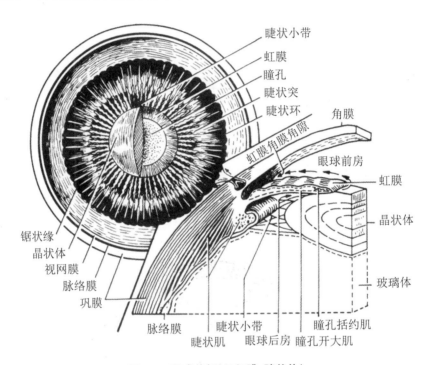

**图 8-2 眼球前部（示虹膜、睫状体）**

**2. 眼球血管膜**

**眼球血管膜**（vascular tunic of eyeball）位于眼球纤维膜内面，含有丰富的血管和色素细胞，呈棕黑色。血管膜由前向后分为虹膜、睫状体和脉络膜三部分（图 8-1）。

（1）虹膜

**虹膜**（iris）位于眼球血管膜最前部，角膜的后方。外形呈圆盘状，中央有一圆孔，称**瞳孔**（pupil），为光线进入眼球的通道。在活体可透过无色透明的角膜看到虹膜和瞳孔。虹膜的颜色有种族差异，黄种人含色素细胞较多，故呈棕褐色。虹膜内含有两种不同走向的平滑肌。一种呈环形，围绕瞳孔周围，收缩时使瞳孔变小，称**瞳孔括约肌**（sphincter pupillae），受副交感神经支配。另一种以瞳孔为中心，呈辐射状，收缩时使瞳孔开大，称**瞳孔开大肌**（dilator pupillae），受交感神经支配。瞳孔的开大和缩小，可调节进入眼球的光量。在弱光下或看远物时，瞳孔开大；在强光下或看近物时，瞳孔缩小。

（2）睫状体

**睫状体**（ciliary body）位于角膜与巩膜移行部的内面，前接虹膜，后续脉络膜，为眼球血管膜的增厚部分。睫状体内的平滑肌，称**睫状肌**（ciliary muscle），受副交感神经支配。睫状体的前部有许多向内突出，呈辐射状排列的皱襞，称**睫状突**（ciliary processes）。睫状突发出**睫状小带**（ciliary zonule），与包裹晶状体的晶状体囊相连。睫状体能够调节晶状体曲度并产生房水。

（3）脉络膜

**脉络膜**（choroid）占眼球血管膜的后 2/3，位于睫状体后侧，外邻巩膜，内贴视网膜。脉络膜薄而柔软，内含有丰富的血管和色素细胞，有营养眼球和吸收眼球内散射光线的作用。

**3. 视网膜**

**视网膜**（retina）衬于虹膜、睫状体和脉络膜的内面。以其所依附的部位，可分为虹膜部、睫状体部和脉络膜部。前两部无感光功能，合称**视网膜盲部**。脉络膜部面积较大，内含感光细胞，有感光作用，又称**视网膜视部**。

视网膜后部，称眼底（图 8-3）。眼底正中偏鼻侧，有一略呈椭圆形的盘状结构称**视神经盘**（optic disc）（或**视神经乳头**），是视神经纤维聚合组成视神经的起始端，没有视细胞，无感光作用，故称生理盲点。正常时由于用两眼看物，一侧眼视野中的盲点可被对侧眼的视野所补偿，因此人们并不会感觉到自己的视野中有盲点存在。视神经盘颞侧 0.35 cm 处稍下方有一黄色区域称**黄斑**（macula lutea），其中央的凹陷称**中央凹**（fovea centralis），无血管通过，为感光最敏锐处。

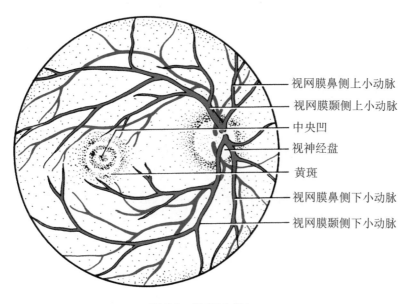

视网膜鼻侧上小动脉

视网膜颞侧上小动脉

中央凹

视神经盘

黄斑

视网膜鼻侧下小动脉

视网膜颞侧下小动脉

**图 8-3　眼底（右侧）**

视网膜组织结构可分内、外两层（图 8-4）。外层为色素上皮层，由单层色素上皮细胞组成，紧贴脉络膜；内层为神经细胞层，由三层神经细胞构成，由外向内依次为**感光细胞**、**双极细胞**和**神经节细胞**。感光细胞又可分为**视锥细胞**和**视杆细胞**，前者能感受强光和分辨颜色，后者能感受弱光。三层细胞间通过细胞轴突、树突依次相联系，传递视觉神经冲动。神经节细胞的轴突向视神经盘处集中并穿出眼球壁，构成视神经。

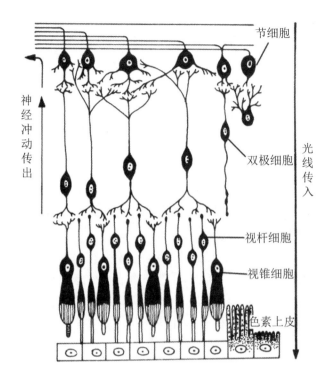

节细胞

双极细胞

视杆细胞

视锥细胞

色素上皮

神经冲动传出

光线传入

**图 8-4　视网膜结构示意图**

（二）眼球的内容物

眼球内容物包括房水、晶状体和玻璃体（图 8-1）。眼球内容物和角膜均无色透明，具有屈光作用，共同构成眼球的屈光系统。

**1. 房水**

**房水**（aqueous humor）为充满于眼球房内的无色透明液体。**眼球房**（chambers of eyeball）为角膜与晶状体之间的腔隙，被虹膜分隔为眼球前房和眼球后房。**眼球前房**位于角膜与虹膜之间，**眼球后房**位于虹膜与晶状体之间，二者借瞳孔相通。眼球前房的周缘，即虹膜与角膜交界处构成**虹膜角膜角**（iridocorneal angle）（**前房角**），与巩膜静脉窦相邻（图 8-1、图 8-2）。虹膜角膜角的前外侧壁有小梁网，房水循环经小梁网滤过，并渗入巩膜静脉窦。

房水由睫状体产生，自眼球后房经瞳孔到眼球前房，然后经虹膜角膜角处的小梁网渗入巩膜静脉窦，最后汇入眼静脉。房水具有屈光、营养角膜和晶状体及维持眼内压的作用。

**2. 晶状体**

**晶状体**（lens）位于虹膜与玻璃体之间，形状呈双凸透镜状，后面较前面隆凸（图 8-1、图 8-2）。晶状体无色透明，无血管、神经分布，富有弹性。表面有透明的**晶状体囊**包裹，其周缘借睫状小带连于睫状体。晶状体是屈光系统的主要部分，当看近物时，睫状肌收缩，睫状体向前内移位，睫状小带松弛，晶状体靠自身的弹性变凸，屈光能力增强，使近物物像清晰聚焦于视网膜上；看远物时，睫状肌松弛，睫状体退至原位，睫状小带紧张，晶状体凸度变薄，屈光能力减弱，使远物物像清晰聚焦于视网膜上。随着年龄的增长，晶状体逐渐退变，出现变硬、弹性减退，睫状肌也逐渐萎缩，调节能力减低，看近物模糊不清，看远物较清晰，称为"老花眼"。晶状体若因疾病或创伤而变混浊,称"白内障"。

**3. 玻璃体**

**玻璃体**(vitreous body)充满于晶状体与视网膜之间,为无色透明的胶状物(图 8-1)。玻璃体具有屈光和支撑视网膜的作用。

## 二、眼副器

**眼副器**(accessory organs of eye)包括眼睑、结膜、泪器、眼球外肌和眶内结缔组织等,对眼球起运动、支持和保护作用。

### (一)眼睑

**眼睑**(palpebrae)俗称眼皮,位于眼球前方,有保护眼球的功能(图 8-5)。眼睑分上、下睑。上、下睑之间的裂隙称**睑裂**。睑裂的内、外侧端分别称**内眦**和**外眦**。睑的游离缘称**睑缘**。睑缘的前缘有 2～3 行**睫毛**,睫毛具有阻挡灰尘和减弱光线照射作用。睫毛根部有皮脂腺称**睑缘腺**。睑缘腺的急性炎症临床上称"麦粒肿",俗称针眼。

眼睑由浅入深依次为皮肤、皮下组织、肌层、睑板和睑结膜。眼睑皮肤细薄,皮下组织疏松,缺乏脂肪组织。肌层主要是眼轮匝肌和上睑提肌。**睑板**(tarsus)呈半月形,由致密结缔组织构成,分上、下睑板。睑板内有许多与睑缘垂直排列,并开口于睑缘的**睑板腺**。睑板腺的分泌物有润滑睑缘和防止泪液外溢作用。若睑板腺的分泌物排泄受阻,可引起睑板内的囊肿,临床上称"霰粒肿",是眼科的常见病之一。

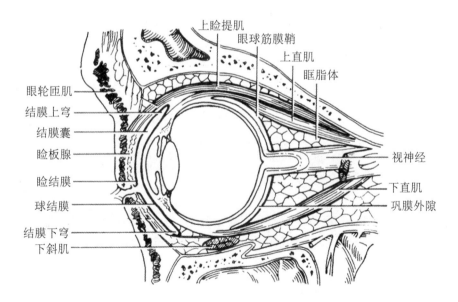

图 8-5 眶矢状切面

### (二)结膜

**结膜**(conjunctiva)为覆盖于眼球前部和衬于眼睑内面光滑、透明而富含血管的黏膜。按部位可分为睑结膜、球结膜和结膜穹 3 部(图 8-5)。**睑结膜**(palpebral conjunctiva)衬覆于眼睑内面,并与睑板紧密结合。**球结膜**(bulbar conjunctiva)衬覆于眼球前部,在近角膜缘处移行为角膜上皮。**结膜穹**(conjunctival fornix)为睑结膜与球结膜反折移行部,可分为**结膜上穹**和**结膜下穹**。当上、下睑闭合时,结膜形成的腔隙,称**结膜囊**(conjunctival sac),结膜囊通过睑裂与外界相通。

（三）泪器

**泪器**(lacrimal apparatus)由分泌泪液的泪腺和排泄泪液的泪道两部分组成(图 8-6)。

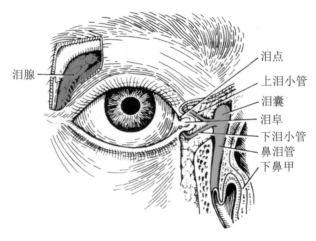

**图 8-6　泪器(右侧)**

**1. 泪腺**

**泪腺**(lacrimal gland)位于眶的外上方,有 10~20 条排泄管,开口于结膜上穹。泪腺分泌泪液,具有湿润角膜、抑制细菌生长、冲洗结膜囊内异物等功效。

**2. 泪道**

**泪道**(lacrimal duct)为泪液通道,包括泪点、泪小管、泪囊和鼻泪管,多余的泪液经泪道流入鼻腔。

（1）泪点

**泪点**(lacrimal punctum)为泪小管的开口,泪道的起始部。上、下各一个,分别位于近上、下睑的内侧端。

（2）泪小管

**泪小管**(lacrimal ductule)位于泪点与泪囊之间,分为**上泪小管**和**下泪小管**。它们自上、下泪点起始后,分别与睑缘垂直向上、下行,然后几乎呈直角转向内侧,开口于泪囊上部。

（3）泪囊

**泪囊**(lacrimal sac)位于眶前内下的泪囊窝内,为一膜性囊。上端为盲端,有泪小管的开口,下端移行为鼻泪管。

（4）鼻泪管

**鼻泪管**(nasolacrimal duct)为一膜性管道,上端接泪囊,下端开口于下鼻道外侧壁的前部,此处鼻黏膜富含静脉丛,感冒时易充血水肿,致鼻泪管开口堵塞,泪液引流不畅,故感冒时会流眼泪。

（四）眼球外肌

**眼球外肌**（ocular muscles）（图 8-5、图 8-7）为视器运动肌，包括运动眼球的四块直肌、两块斜肌和运动眼睑的上睑提肌，均属骨骼肌。

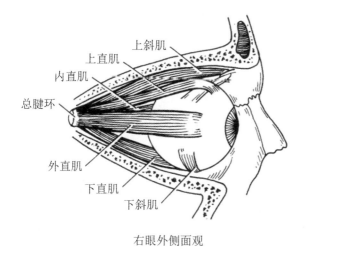

右眼外侧面观　　　　　　　　右眼前面观

**图 8-7 眼球外肌（右侧）**

**1. 上睑提肌**

**上睑提肌**（levator palpebrae superioris）起自视神经管前上方的眶壁，在上直肌上方前行，前端止于上睑板和上睑皮肤。上睑提肌收缩，可上提上睑，开大睑裂。

**2. 上直肌、下直肌、内直肌、外直肌**

四块直肌共同起自视神经管前方，围绕视神经的总腱环向前走行，分别止于巩膜的上、下、内和外侧。**上直肌**（superior rectus）使眼球（瞳孔）转向上内侧；**下直肌**（inferior rectus）使眼球（瞳孔）转向下内侧；**内直肌**（medial rectus）使眼球（瞳孔）转向内侧；**外直肌**（lateral rectus）使眼球（瞳孔）转向外侧。

**3. 上斜肌和下斜肌**

**上斜肌**（superior obliquus）位于上直肌和内直肌之间，起自总腱环，在眶内侧壁前上方以纤细的肌腱绕滑车后转折向后外侧，止于眼球上壁外侧的巩膜，可使眼球（瞳孔）转向下外侧。**下斜肌**（inferior obliquus）起自眶下壁前内侧，在下直肌和眶下壁之间斜向后外，止于眼球下壁外侧的巩膜，可使眼球（瞳孔）转向上外侧。

## 三、眼的血管

（一）眼的动脉

眼球和眶内其余结构的血液供应主要来源于**眼动脉**（ophthalmic artery）。眼动脉是颈内动脉的颅内分支，伴视神经经视神经管入眶。分支营养眼球、眼球外肌、泪腺和眼睑等结构。

**视网膜中央动脉**（central artery of retina）为眼动脉的主要分支，在眼球后方 1.2 cm 处穿入视神经鞘内，经视神经盘穿出，分为 4 支，即**视网膜鼻侧上、下小动脉**和**视网膜颞侧上、**

**下小动脉**,营养视网膜内层(图 8-3)。临床上用眼底镜可直接观察上述四条动脉,以帮助诊断某些疾病。

#### (二)眼的静脉

**眼静脉**(ophthalmic vein)主要有**眼上静脉**和**眼下静脉**,收集眼球和眼副器的静脉血。眼静脉经眶上裂入颅内,向后注入海绵窦。眼静脉前行至内眦处与面静脉的属支内眦静脉相吻合,故面部感染处置不当,可经此路径入海绵窦血栓,造成颅内感染。

# 第二节　前庭蜗器

**前庭蜗器**(vestibulocochlear organ)(**位听器**)(图 8-8)俗称**耳**(ear),包括前庭器(位觉感受器或平衡器)和蜗器(听觉感受器)两部分,二者功能虽然不同,但在结构上关系密切。前庭蜗器按部位由外向内分别是外耳、中耳和内耳。外耳和中耳是声波的收集和传导装置,内耳是前庭器和蜗器的所在部位。

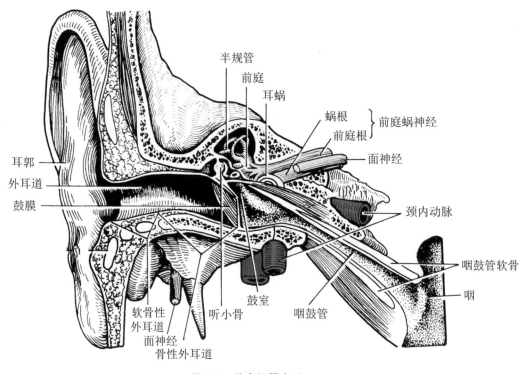

图 8-8　前庭蜗器全貌

## 一、外耳

**外耳**(external ear)包括耳郭、外耳道和鼓膜三部分。

## （一）耳郭

**耳郭**（auricle）位于头部的两侧，可分为前外侧面和后内侧面两面。前外侧面凹陷，内有一孔，称**外耳门**。耳郭上方 2/3 以弹性软骨为支架，表面覆盖皮肤，皮下组织较少。下方 1/3 柔软，无软骨，仅含结缔组织和脂肪，有丰富的血管和神经，称**耳垂**，是临床常用的采血部位。耳郭具有收集声波的功能。

耳郭外形似倒置的胎儿，人体部位和器官在耳郭上有一定的对应关系。中医耳针刺激这些人体部位和器官的穴位点，以治疗相关疾病。耳郭的外部形态是耳针取穴定位的重要标志（图 8-9）。

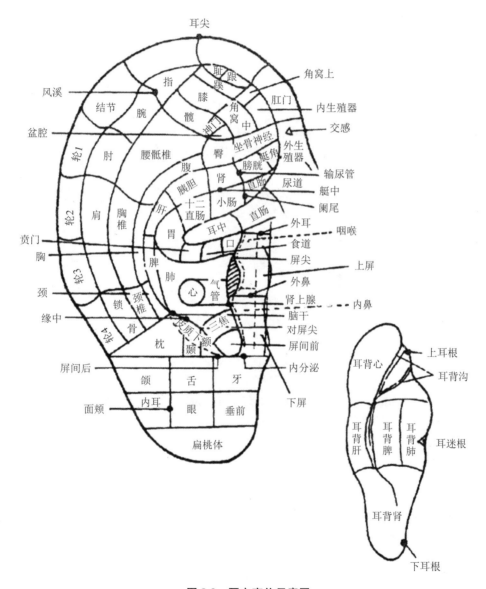

**图 8-9 耳穴定位示意图**

（二）外耳道

**外耳道**（external acoustic meatus）是从外耳门至鼓膜间的弯曲管道,成人长约 2.0～2.5 cm。外耳道外侧 1/3 以软骨为支架,称软骨部;内侧 2/3 居于颞骨内,为骨性部。两部交界处较狭窄。外耳道走行弯曲,软骨部走向朝内后上方,骨部走向朝内前下方。检查鼓膜时,应将耳郭拉向后上方,使外耳道变直以便观察。婴儿颞骨尚未骨化,其外耳道未发育完全,短而狭窄,鼓膜近水平位,检查时须向后下方牵拉耳郭。

外耳道被覆一薄层皮肤,内含有毛囊、皮脂腺、耵聍腺和丰富的感觉神经末梢。耵聍腺分泌的黏稠液体称**耵聍**,干燥结块后,可堵塞外耳道,影响声波传递。外耳道皮下组织较少,皮肤与软骨膜、骨膜结合紧密,故发生外耳道皮肤疖肿时,张力较大疼痛剧烈。

（三）鼓膜

**鼓膜**（tympanic membrane）（图 8-10）位于外耳道和中耳鼓室之间,为椭圆形半透明的薄膜。位置向前外倾斜,与外耳道底成 45°～50°夹角。婴儿鼓膜几乎呈水平位。鼓膜周缘附着于颞骨上,其上方小部分薄而松弛,呈淡红色,称**松弛部**;下方大部分坚实紧张,呈灰白色,称**紧张部**。鼓膜中心向内凹陷称**鼓膜脐**,锤骨柄末端附着于此处。检查鼓膜时,鼓膜脐前下方有一三角形反光区称**光锥**。中耳疾患可引起光锥改变或消失。

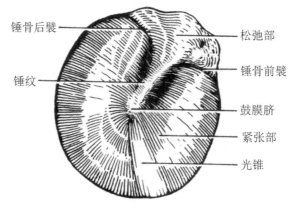

锤骨后襞　　松弛部
锤纹　　　　锤骨前襞
　　　　　　鼓膜脐
　　　　　　紧张部
　　　　　　光锥

图 8-10　鼓膜（右侧外面观）

## 二、中耳

**中耳**（middle ear）位于外耳与内耳之间,具有传递声波功能。由鼓室、咽鼓管、乳突窦和乳突小房组成（图 8-8）。

（一）鼓室

**鼓室**（tympanic cavity）（图 8-8、图 8-11）是颞骨岩部内不规则的含气小腔,在鼓膜与内耳外侧壁之间。鼓室借鼓膜与外耳道分隔;通过前庭窗和蜗窗与内耳相连;经咽鼓管通鼻咽;经乳突窦与乳突小房相通。鼓室由 6 个壁围成,内有听小骨、韧带、肌、血管和神经等。

**1. 鼓室的壁**

① **上壁**：又称**盖壁**，是分隔鼓室与颅中窝的一薄层骨板。中耳疾患时若侵犯此壁，可引起耳源性颅内并发症。

② **下壁**：为**颈静脉壁**，借一薄骨板与颈静脉窝内的颈静脉球分隔。部分人下壁未骨化，仅为黏膜和纤维结缔组织，施行中耳手术时，易伤及颈静脉球而发生严重出血。

③ **前壁**：为**颈动脉壁**，即颈动脉管后壁，为一层薄骨板，与颈内动脉相邻。此壁上部有咽鼓管鼓室口。

④ **后壁**：为**乳突壁**，上部有乳突窦开口。鼓室经乳突窦向后通乳突小房，故鼓室炎症可蔓延至乳突窦和乳突小房。

⑤ **外侧壁**：为**鼓膜壁**，以鼓膜与外耳道相隔。

⑥ **内侧壁**：为**迷路壁**，分隔鼓室与内耳迷路。此壁中部隆凸称**岬**。岬后上方的椭圆形小孔称**前庭窗**，被镫骨底封闭；岬后下方的圆形小孔称**蜗窗**，有**第二鼓膜**封闭。前庭窗的后上方有一弓状隆起称**面神经管凸**（图 8-11），内有面神经通过，此管骨质很薄，中耳炎或行中耳手术时易侵及面神经。

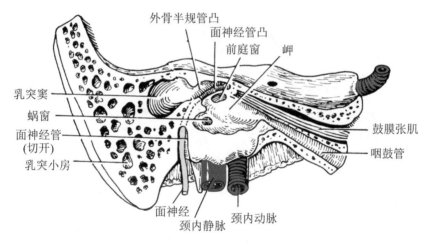

**图 8-11 鼓室内侧壁（右侧）**

**2. 鼓室的内容物**

主要有 3 块听小骨，自外向内依次为**锤骨**、**砧骨**和**镫骨**，三骨借关节、韧带相连构成听骨链（图 8-12）。锤骨柄附着于鼓膜的内面，镫骨底借韧带封闭前庭窗。当声波振动鼓膜，通过听骨链的杠杆系统，镫骨底在前庭窗上来回快速摆动，将声波的振动传入内耳。炎症所致听小骨粘连及韧带硬化等，可使听力下降。

**（二）咽鼓管**

**咽鼓管**（auditory tube）是连于鼓室与鼻咽之间的管道，长约 3.5～4.0 cm，可分为前内侧 2/3 的软骨部和后外侧 1/3 的骨部。咽鼓管内侧端借**咽鼓管咽口**开口于鼻咽部侧壁，此口平时呈闭合状态，仅在吞咽或打呵欠时开放，使空气进入鼓室，保持鼓膜内外压力平衡，以利鼓膜的振动；外侧端开口于鼓室前壁的**咽鼓管鼓室口**（图 8-8，图 8-11）。由于小儿咽鼓管

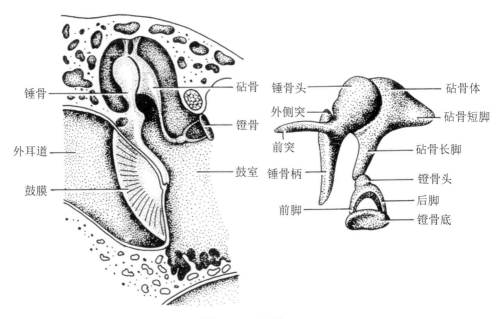

**图 8-12　听小骨**

相对短而宽,又近似水平,故咽部感染可经咽鼓管侵入鼓室,易引起中耳炎。

（三）乳突窦和乳突小房

**乳突窦**(mastoid antrum)和**乳突小房**(mastoid cells)位于鼓室后方。乳突窦是鼓室后上方的较大腔隙,向前开口于鼓室后壁,向后与乳突小房相通(图 8-11)。乳突小房是颞骨乳突内许多含气的小腔,相互连通,腔内有黏膜覆盖,并与乳突窦和鼓室的黏膜相延续,故鼓室感染炎症,可经乳突窦至乳突小房,引起乳突炎。

## 三、内耳

**内耳**(internal ear)又称**迷路**,位于颞骨岩部骨质内,在鼓室内侧壁与内耳道底之间。迷路结构较复杂,可分为骨迷路和膜迷路两部分。骨迷路是颞骨岩部内的不规则骨性管道,膜迷路是套在骨迷路内的膜性管道。骨迷路与膜迷路之间的间隙内充满外淋巴,膜迷路内充满内淋巴。内、外淋巴互不交通。内耳具有听觉和位觉感受器。

（一）骨迷路

**骨迷路**(bony labyrinth)(图 8-13)为颞骨岩部内的骨性管道系统,沿颞骨岩部的长轴排列,由前内向后外依次为耳蜗、前庭和骨半规管,彼此相互通连。

**1. 前庭**

**前庭**(vestibule)位于骨迷路中部,为近似椭圆形的腔隙。前庭前下方有一较大孔与耳蜗相通,后上有五个小孔与三个骨半规管相通。前庭外侧壁,即鼓室的内侧壁,其上部有椭圆形的**前庭窗**,其下部有圆形的**蜗窗**(图 8-13)。前庭的内侧壁为内耳道底,有许多小孔,内有前庭蜗神经通过。

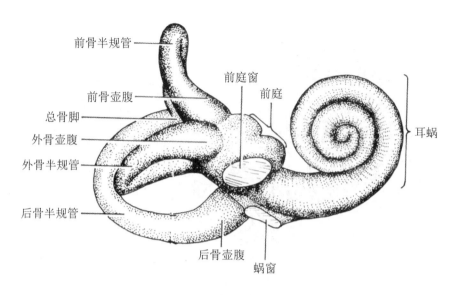

前骨半规管

前庭窗
前庭

前骨壶腹
总骨脚
外骨壶腹
外骨半规管

耳蜗

后骨半规管

后骨壶腹
蜗窗

**图 8-13　骨迷路（右侧外面观）**

**2. 骨半规管**

**骨半规管**（bony semicircular canals）位于前庭后外上方，是三个呈 C 形互相垂直的骨性管道。呈额状位的是**前骨半规管**，水平位的是**外骨半规管**，矢状位的是**后骨半规管**。每个骨半规管皆有两个骨脚连于前庭，其中一个较膨大，称**壶腹骨脚**，壶腹骨脚在近前庭处的膨大部称**骨壶腹**，另一个较细小，称**单骨脚**。前、后骨半规管的单骨脚汇合成**总骨脚**，故三个骨半规管只有五个口通于前庭（图 8-13）。

**3. 耳蜗**

**耳蜗**（cochlea）（图 8-14）位于前庭的前内下方，形似蜗牛壳，由蜗轴和环绕蜗轴外周的**蜗螺旋管**构成。蜗螺旋管是中空的螺旋状骨密质骨管，围绕蜗轴做两圈半旋转。耳蜗的尖称**蜗顶**，朝向前外，**蜗底**朝向内耳道底，蜗顶至蜗底之间锥体形的骨质称**蜗轴**。自蜗轴伸出**骨螺旋板**，伸入蜗螺旋管内，与膜迷路的蜗管相连。骨螺旋板和蜗管共同将蜗螺旋管分隔成上、下两个间隙，上方称**前庭阶**，通向前庭窗；下方称**鼓阶**，通向蜗窗。前庭阶与鼓阶在蜗顶深面，借**蜗孔**相互交通。

**（二）膜迷路**

**膜迷路**（membranous labyrinth）（图 8-15）为套在骨迷路内封闭的膜性小管或囊，包括椭圆囊和球囊、膜半规管和蜗管三部分，它们彼此相互通连，其内充满内淋巴。

**1. 椭圆囊和球囊**

**椭圆囊**（utricle）和**球囊**（saccule）位于前庭内，椭圆囊在后上，球囊在前下。椭圆囊与球囊之间有**椭圆球囊管**相连通。椭圆囊后壁有五个开口，与膜半规管相通。球囊下方借连合管与耳蜗内的蜗管相互交通（图 8-15）。在椭圆囊底部有**椭圆囊斑**（macula utriculi），球囊前上壁有**球囊斑**（macula sacculi）。

199

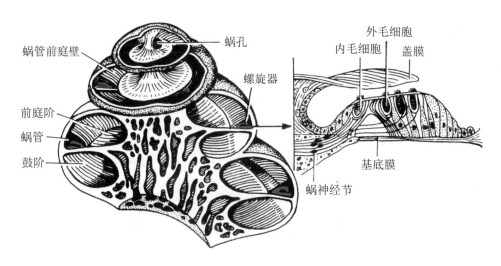

图 8-14　耳蜗切面示意图

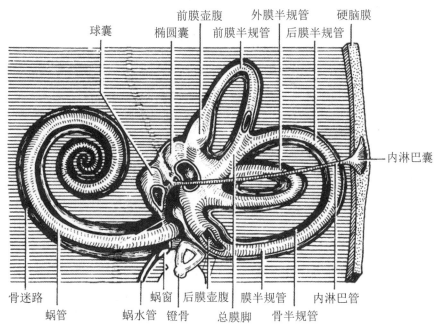

图 8-15　内耳模式图

**2. 膜半规管**

　　**膜半规管**(semicircular ducts)居同名骨半规管内,形态与骨半规管相似,分别为**前膜半规管**、**外膜半规管**和**后膜半规管**(图 8-15)。骨壶腹内相应的膨大部位称**膜壶腹**。膜壶腹壁上增厚隆起称**壶腹嵴**。

　　椭圆囊斑、球囊斑和壶腹嵴都是位觉感受器(前庭器),有前庭神经分布。椭圆囊斑和球囊斑能感受直线变速运动(直线加速或减速运动)刺激;壶腹嵴能感受旋转变速运动(旋转运动开始和终止)刺激。

### 3. 蜗管

**蜗管**(cochlear duct)(图 8-16)位于蜗螺旋管内,起端借连合管通球囊,其尖端在蜗顶为盲端。蜗管横断面呈三角形,介于前庭阶与鼓阶之间。上壁为前庭膜,与前庭阶相隔。外侧壁为蜗螺旋管内骨膜的增厚部分,富含血管,与内淋巴的产生有关。下壁由骨螺旋板和蜗管的基底膜(螺旋膜)组成,与鼓阶相隔。基底膜上有**螺旋器**(**Corti 器**),是听觉感受器。

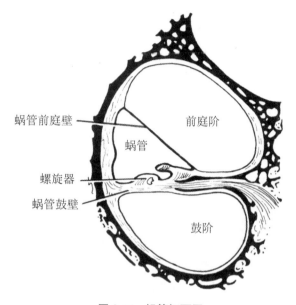

**图 8-16 蜗管切面图**

### (三)声波的传导

声波传导有空气传导和骨传导两种。正常情况下,以空气传导为主。

### 1. 空气传导

声波的空气传导途径如下:

空气传导声波→耳郭收集→外耳道→鼓膜→锤骨→砧骨→镫骨→前庭窗→前庭阶外淋巴→蜗管前庭壁→蜗管内淋巴→螺旋器→蜗神经→大脑皮质听觉中枢。

如果鼓膜穿孔或听小骨链运动障碍,声波还可通过下列途径传导:

声波→耳郭收集→外耳道→鼓室→蜗窗第二鼓膜→鼓阶外淋巴→蜗管内淋巴→螺旋器→蜗神经→大脑皮质听觉中枢。

此途径缺少听骨链的放大作用,故听力显著降低。

### 2. 骨传导

声波经颅骨传入内耳的途径称骨传导,其传导途路如下:

声波→颅骨振动→骨迷路→前庭阶外淋巴和鼓阶外淋巴振动→蜗管内淋巴振动→螺旋器→蜗神经→大脑皮质听觉中枢,引起较弱听觉。

外耳和中耳的疾病引起的耳聋为传导性耳聋,因有骨传导代偿其功能,故非完全性耳聋;内耳、蜗神经、听觉传导通路和听觉中枢损伤引起的耳聋为神经性耳聋,不可代偿,故为完全性耳聋。

## 复习思考题

1. 试述房水的产生和循环的途径。

2. 滴氯霉素眼药水后,为什么感觉到口腔后部、咽喉部苦? 试述眼药水流经的途径。

3. 从解剖学角度阐述为何幼儿咽炎容易导致中耳炎。根据鼓室的结构,中耳炎化脓后侵犯不同的部位,有可能出现哪些后果?

4. 鼓膜穿孔后,为什么还能听到声音? 试述其传导途径。

# 第九章

# 神 经 系 统

## 【学习目标】

**掌握**

（1）神经系统的区分、组成及基本功能，神经系统的常用术语。

（2）脊髓的位置、外形，脊髓节段概念，脊髓灰质的形态结构，脊髓白质的主要传导束（薄束、楔束、脊髓丘脑前束及侧束、皮质脊髓前束及侧束）。脑干的位置、分部及主要形态结构，主要脑神经核的名称、部位及性质，薄束核和楔束核的位置及功能，脑干内的重要传导束。小脑的位置及主要形态结构。间脑的位置和主要分部，背侧丘脑的位置和主要结构，下丘脑的位置、形态及其主要核团（视上核、室旁核）。大脑半球的位置、形态、分叶及其主要的沟、回、裂，重要的皮质中枢（躯体运动中枢、躯体感觉中枢、视觉中枢、听觉中枢以及运动性语言中枢），内囊的位置、分部及各部通过的主要传导束。

（3）脊神经的数目、组成及纤维成分，颈丛、臂丛、腰丛、骶丛的组成和位置，膈神经、尺神经、正中神经、桡神经、腋神经、肌皮神经、股神经、坐骨神经、腓总神经、腓浅神经、腓深神经、胫神经的走行位置及分布。脑神经的数目、名称、总的纤维成分及出入颅的部位。内脏神经的区分、分布及功能，交感和副交感神经低级中枢的位置。

（4）躯干、四肢意识性本体觉和精细触觉传导通路的组成，躯干、四肢浅感觉传导通路的组成，头面部浅感觉传导通路的组成，锥体系的组成和功能。

（5）脑和脊髓被膜的层次名称，硬膜外隙、蛛网膜下隙和蛛网膜粒的位置，硬脑膜窦的概念。脑室的名称、位置及脑脊液的循环途径。脑动脉的来源，大脑动脉环的位置和组成。

**熟悉**

（1）神经元的构造、分类和神经元间的联系，神经纤维、突触、反射和反射弧的概念。

（2）红核和黑质的位置。内侧膝状体、外侧膝状体的位置及功能。纹状体的组成。

（3）肋间神经、视神经、动眼神经、三叉神经、面神经、迷走神经和舌下神经的主要分布及其一般功能。交感神经节的位置，交感干的组成和位置，主要副交感神经节的位置。

（4）视觉传导通路及其不同部位损伤的临床表现，上、下运动神经元损伤的主要临床表现，核上瘫、核下瘫的临床表现。

（5）大脑镰、小脑幕的位置。海绵窦、上矢状窦、横窦、直窦和乙状窦的位置及汇入。

**了解**

（1）神经胶质细胞的种类和功能。

（2）红核脊髓束、脊髓小脑束的功能，脊髓的一般功能。脑干网状结构的一般概念及脑干的功能。小脑的内部结构及一般功能。边缘系统的概念，联络纤维、连合纤维和投射纤维的概念。

（3）脊神经后支（枕大神经、臀上皮神经）、颈丛皮支、胸背神经、髂腹下神经、髂腹股沟神经、股外侧皮神经、臀上神经、臀下神经、阴部神经、闭孔神经和隐神经的分布，脊神经对皮肤的节段性分布。角膜反射的途径，嗅神经、滑车神经、展神经、前庭蜗神经、舌咽神经和副神经的主要分布及一般功能。交感神经的分布，内脏感觉的特点，内脏与皮肤的关联及牵涉痛。

（4）锥体外系的组成及功能。

（5）脉络丛的位置、组成和功能。大脑前、中、后动脉的起始和分布范围，大脑的静脉及脊髓的血管。

# 第一节　概　　述

**神经系统**（nervous system）是人体结构和功能最为复杂，在各系统中起主导作用的调节系统。神经系统通过调节和控制全身各器官系统的活动，使机体成为一个完整统一的整体。例如，当人体在体育运动时，随着骨骼肌的收缩，出现呼吸加深加快、心率加速、出汗等一系列变化，这些都是在神经系统的调控下完成的。神经系统通过调整机体功能活动，使机体适应不断变化的外界环境，维持机体与外界环境的平衡。如天气寒冷时，通过神经系统的调节，使周围小血管收缩，减少体内热量散发，同时肌肉收缩产生热量，维持体温正常。神经系统的形态和功能是经过漫长的进化过程而获得的，人类由于生产劳动、语言交流和社会生活的不断发展，大脑皮质发生了与动物完全不同的质的变化，不仅含有与高等动物相似的感觉和运动中枢，而且有了分析语言的中枢。因此，人类大脑皮质是思维、意识活动的物质基础，远远超越了一般动物的范畴，不仅能被动地适应环境的变化，而且能主动地认识和改造世界，使自然界为人类服务。

## 一、神经系统的区分

神经系统在结构和功能上为一个不可分割的整体，为方便学习，可从不同角度对其进行区分。

（一）根据位置区分

神经系统可分为中枢神经系统和周围神经系统（图 9-1）。

① **中枢神经系统**（central nervous system）包括脑和脊髓。脑位于颅腔内，脊髓位于椎管内，两者在枕骨大孔处相连。

② **周围神经系统**（peripheral nervous system）包括与脑相连的脑神经和与脊髓相连的脊神经。

（二）根据分布对象区分

神经系统可分为躯体神经系统和内脏神经系统。它们的中枢部在脑和脊髓内，周围部分别称为躯体神经和内脏神经。

① **躯体神经**(somatic nerves)主要分布于体表、骨、关节和骨骼肌。

② **内脏神经**(visceral nerves)分布在内脏、心血管、平滑肌和腺体。

躯体神经和内脏神经均含有感觉和运动两种纤维成分,感觉神经又称**传入神经**,将神经冲动自感受器传向中枢;运动神经又称**传出神经**,将神经冲动自中枢传向效应器。内脏神经中的传出神经即**内脏运动神经**,支配平滑肌、心肌和腺体,其活动不受人的主观意志控制,故又称为**自主神经**或**植物神经**,根据其功能的不同,又可分为**交感神经**和**副交感神经**。

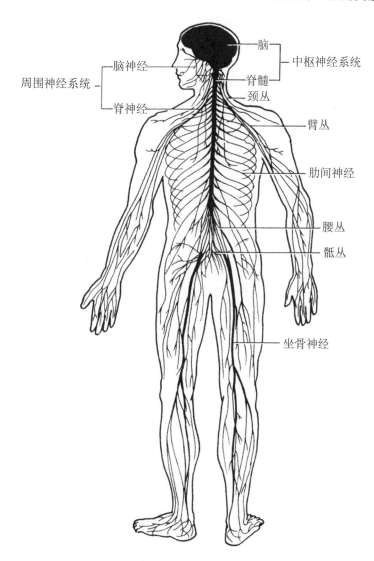

图 9-1　人体的神经系统

## 二、神经系统的组成

神经系统的基本组织是神经组织,神经组织由神经细胞和神经胶质细胞组成。

（一）神经细胞

**神经细胞**（nerve cell）又称**神经元**（neuron），是一种高度分化的特殊细胞，是神经系统结构和功能的基本单位，具有感受刺激、整合信息和传导神经冲动的功能。有些神经元还有分泌功能。

**1. 神经元的构造**

神经元由胞体和突起两部分构成（图 9-2）。

（1）胞体

**胞体**大小不一，形态各异，有圆形、梭形和锥体形等，但同其他细胞一样，也是由细胞膜、细胞质和细胞核组成。细胞质内除含有一般细胞器外，还含有神经细胞所特有的尼氏体和神经原纤维。胞体是神经元的代谢和营养中心。

（2）突起

突起分树突和轴突。

① **树突**（dendrite）：为胞体向外伸出的树枝状突起，结构大致与胞体相同。每个神经元有一个或多个树突。树突的主要功能是接受刺激，并将刺激传向胞体。

② **轴突**（axon）：由胞体发出，通常每个神经元只有一条。轴突的主要功能是将胞体发出的神经冲动传递给其他神经元或效应器。

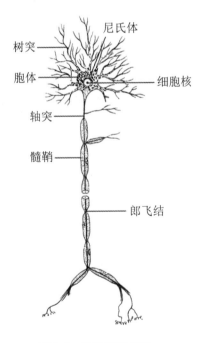

图 9-2　神经元模式图

**2. 神经元的分类**

（1）根据突起的数目分类

分为假单极神经元、双极神经元和多级神经元（图 9-3）。

① **假单极神经元**：从神经细胞的胞体只发出一个突起，但很快呈 T 形分叉为两支，一支至周围的感受器称周围突，另一支入脑或脊髓称中枢突。脑神经节和脊神经节中的感觉神

经元属于此类。

②　**双极神经元**：自胞体两端各发出一个突起，其中一个抵达感受器称周围突；另一个进入中枢称中枢突。如位于视网膜内的双极细胞、内耳的前庭神经节和蜗神经节内的感觉神经元。

③　**多极神经元**：具有多个树突和一个轴突，中枢神经系统内的神经元绝大部分属于此类。

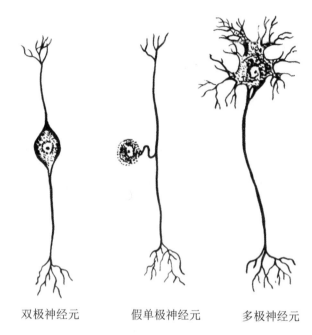

双极神经元　　　　假单极神经元　　　　多极神经元

**图 9-3　神经元的分类**

（2）根据神经元的功能和传导方向分类

分为感觉神经元、运动神经元和联络神经元。

①　**感觉神经元**：又称传入神经元，将内、外环境的各种刺激传向中枢，假单极神经元和双极神经元即属此类。

②　**运动神经元**：又称传出神经元，将冲动自中枢传向身体各部支配骨骼肌、心肌、平滑肌的活动和腺体的分泌，多极神经元属于此类。

③　**联络神经元**：又称中间神经元，在中枢内，位于感觉神经元和运动神经元之间，起联络作用的小型多极神经元。此类神经元占神经元的大多数，参与构成中枢复杂的网络系统，以不同方式对传入的信息进行贮存、整合、分析并将其传至神经系统的其他部位。

**3. 神经纤维**

神经元较长的突起（主要为轴突）被髓鞘和神经膜所包裹，构成**神经纤维**（nerve fibers）。若被髓鞘和神经膜共同包裹称**有髓纤维**，传导速度较快；仅为神经膜所包裹则为**无髓纤维**，传导速度较慢。在中枢神经系统内，髓鞘由少突胶质细胞构成，而在周围神经系统内，髓鞘由施万细胞构成。

**4. 突触**

**突触**（synapse）（图 9-4）指的是神经元与神经元之间或神经元与效应细胞之间传递信息

的特化的连结区域。通过突触可实现细胞与细胞之间的神经信息传递。最常见的突触是一个神经元的轴突末梢与另一个神经元的树突或胞体形成的轴-树突触和轴-体突触。此外，还有树-树突触、轴-轴突触等。

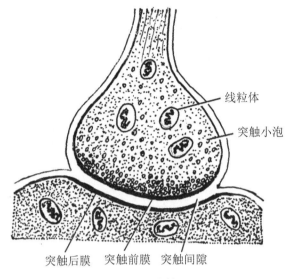

线粒体

突触小泡

突触后膜　突触前膜　突触间隙

**图 9-4　突触**

（二）神经胶质细胞

**神经胶质细胞**（glial cell）是神经组织中的另一类主要细胞，其数量是神经细胞的数十倍。这类细胞没有传递冲动的功能，广泛分布于中枢神经系统和周围神经系统。中枢神经系统中的胶质细胞主要有星形胶质细胞、少突胶质细胞、小胶质细胞和室管膜细胞等；周围神经系统中的胶质细胞主要有施万细胞和卫星细胞等。神经胶质细胞除了对神经元起着支持、营养、保护、绝缘和修复等作用外，由于它有许多神经递质的受体和离子通道，因而对调节神经系统活动也起着十分重要的作用。

## 三、神经系统的活动方式

神经系统最基本的活动方式是**反射**（reflex）。反射是神经系统在调节机体活动中，对内、外环境刺激所做出的反应。反射的结构基础是**反射弧**（reflex arc），由感受器、传入神经、反射中枢、传出神经和效应器组成（图 9-5）。反射弧中任何一个环节受损，反射都会减弱或消失。神经系统正是通过各种反射与内分泌系统共同维持机体内环境的稳定和内、外环境的统一。

## 四、神经系统的常用术语

在神经系统中，神经元的胞体和突起在不同部位有不同的组合编排方式，故用不同的术语表示。

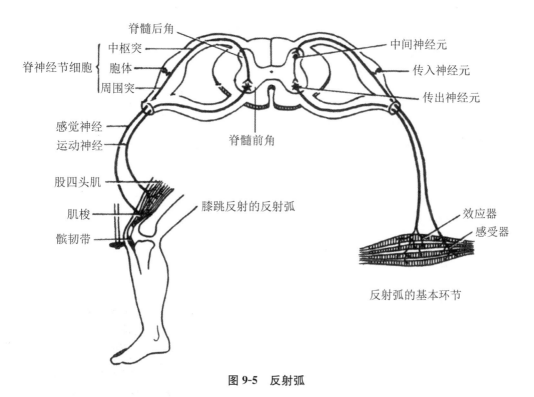

图 9-5　反射弧

① **灰质**（gray matter）：在中枢神经内，神经元胞体及其树突的集聚部位，因新鲜标本色泽暗灰，故称灰质。分布在大、小脑表面的灰质又称为皮质。

② **白质**（white matter）：在中枢神经内，神经纤维聚集的部位，因神经纤维外面包有髓鞘，色泽明亮，故称白质。位于大、小脑皮质深部的白质又称为髓质。

③ **神经核**（nucleus）：在中枢神经皮质以外，形态和功能相似的神经元胞体聚集成团或柱，称为神经核。

④ **神经节**（ganglion）：在周围神经内，神经元胞体集聚处称神经节。

⑤ **纤维束**（fasciculus）：在中枢神经白质内，凡起止、行程和功能基本相同的神经纤维集合在一起称为纤维束或传导束。

⑥ **神经**（nerve）：在周围神经内，神经纤维集合成大小、粗细不等的集束，称为神经。

# 第二节　中枢神经系统

## 一、脊髓

### （一）脊髓的位置和外形

**1. 脊髓的位置**

**脊髓**（spinal cord）（图 9-6、图 9-7）位于椎管内，成人长约 42～45 cm。脊髓上端在枕骨大孔处与延髓相连。下端变细呈圆锥状,称**脊髓圆锥**。成人脊髓下端平第 1 腰椎下缘,新生儿平第 3 腰椎。脊髓圆锥末端向下延续为一细长的无神经组织的终丝,有稳定脊髓的作用。

**2. 脊髓的外形**

脊髓呈前后扁的圆柱形,全长粗细不等,有两个膨大,上方的称**颈膨大**,位于颈髓第 4 节段到胸髓第 1 节段之间,下方的称**腰骶膨大**,位于腰髓第 2 节段到骶髓第 3 节段之间(图 9-6),这两处膨大的形成是由于四肢的出现而在脊髓内部神经元数量相对增多所致。

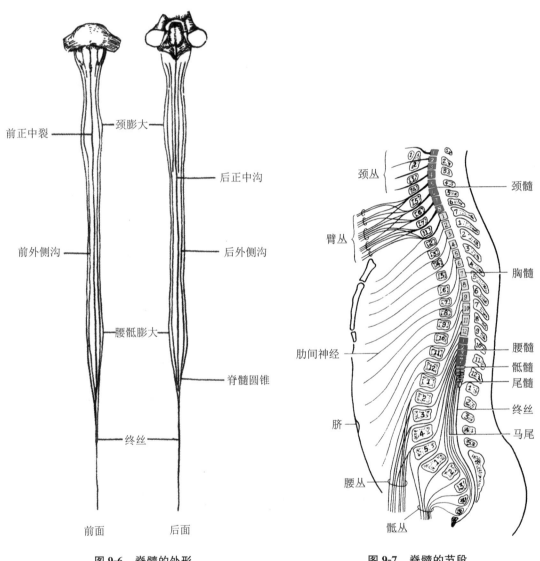

图 9-6 脊髓的外形        图 9-7 脊髓的节段

脊髓表面有 6 条纵沟。在前正中线上有一条较深的**前正中裂**,在后正中线上有一条较浅的**后正中沟**。在前正中裂和后正中沟的两侧,分别有成对的**前外侧沟**和**后外侧沟**。出前外侧沟的为脊神经的**前根**,入后外侧沟的为脊神经的**后根**。在后根上有膨大的**脊神经节**,内含假单极神经元。属于同一脊髓节段的前、后根在椎间孔处合成 1 条脊神经,由椎间孔出椎管(图 9-8)。

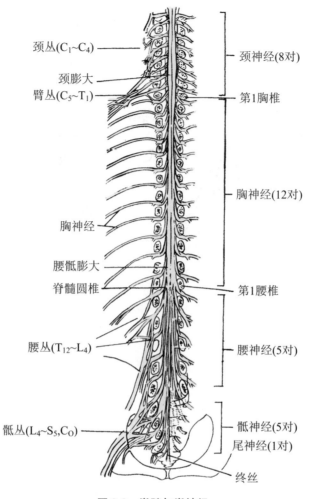

颈丛(C₁~C₄)

颈膨大

臂丛(C₅~T₁)

胸神经

腰骶膨大

脊髓圆椎

腰丛(T₁₂~L₄)

骶丛(L₄~S₅,C₀)

颈神经(8对)

第1胸椎

胸神经(12对)

第1腰椎

腰神经(5对)

骶神经(5对)

尾神经(1对)

终丝

**图9-8 脊髓与脊神经**

211

与每对脊神经前根、后根相连的一段脊髓,称为一个**脊髓节段**,因此脊髓分为31个节段,即8个颈段(C)、12个胸段(T)、5个腰段(L)、5个骶段(S)和1个尾段(Co)(图9-7)。所以脊神经有31对。

在胚胎期,脊髓的生长速度比脊柱缓慢,脊髓长度短于椎管,而其上端连结脑处位置固定,结果使脊髓节段的位置由上向下逐渐高出相应的椎骨,神经根向下斜行一段才达相应的椎间孔。腰、骶、尾段的神经根在未出相应的椎间孔之前,在椎管内垂直下行,围绕终丝形成**马尾**(图9-7)。成年人第1腰椎以下已无脊髓,只有浸泡在脑脊液中的马尾和终丝,故临床上常在第3、4腰椎棘突之间进行腰椎穿刺,以避免损伤脊髓。

(二)脊髓的内部结构

脊髓由灰质和白质构成。灰质在内部,白质在周围(图9-9)。

**1. 灰质**

**灰质**(gray matter)在横切面上呈H形,其中间横行部分为**灰质连合**,中央有**中央管**,纵贯脊髓全长。每侧灰质前部扩大为**前角**,后部狭细为**后角**,前角、后角之间为**中间带**,从第1

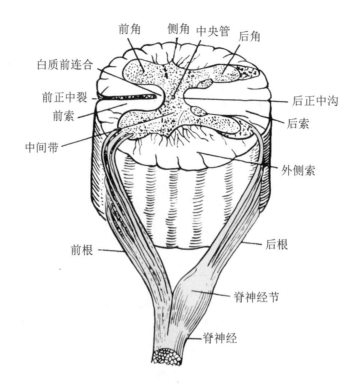

前角　侧角　中央管　后角

白质前连合

前正中裂

前索

中间带

后正中沟

后索

外侧索

前根

后根

脊神经节

脊神经

**图 9-9　脊髓灰、白质的分区**

胸节段到第 3 腰节段,中间带向外侧突出为**侧角**。因前、后、侧角在脊髓内上下连续纵贯成柱,又分别称为**前柱**、**后柱**和**侧柱**。

（1）前角

前角主要由运动神经元组成,通称为前角运动细胞,它们成群排列,其轴突经脊神经前根和脊神经支配躯干和四肢的骨骼肌。

前角运动神经元可分为大型的 α 运动神经元和小型的 γ 运动神经元,前者支配肌梭外的肌纤维,引起骨骼肌的收缩。后者支配肌梭内的肌纤维,调节肌纤维的张力。当前角病变时,由于肌失去了来自 α 运动神经元和 γ 运动神经元的冲动,失去随意运动和反射活动,表现为其所支配的骨骼肌瘫痪并萎缩、肌张力低下、腱反射消失,称弛缓性瘫痪。

（2）中间带

在脊髓的第 1 胸节段到第 3 腰节段,中间带向外侧伸出侧角。侧角内含中、小型多极神经元,通称**侧角细胞**,是交感神经的低位中枢,它们的轴突经相应脊神经前根、白交通支进入交感干。脊髓骶段无侧角,在脊髓第 2～4 髓段中间带外侧部有副交感神经元（骶副交感核）,为副交感神经的低位中枢,是至盆腔脏器的副交感节前神经元胞体所在的部位。

（3）后角

内含多极神经元,组成较复杂,分群较多,统称**后角细胞**。后角细胞主要接受后根的各种感觉纤维,其轴突主要有两种去向:一些后角细胞的轴突进入对侧或同侧的白质形成上行纤维束,将后根传入的神经冲动传导到脑;一些后角细胞的轴突在脊髓内起节段内或节段间的联络作用。

## 2. 白质

**白质**（white matter）位于脊髓灰质周围，由纵行排列的长短不等的纤维束组成。每侧白质借脊髓表面的纵沟分成 3 个索。前正中裂与前外侧沟之间称为**前索**，前、后外侧沟之间称为**外侧索**，后外侧沟与后正中沟之间称为**后索**。灰质连合与前正中裂之间的白质，称为**白质前连合**，由左右交叉纤维构成（图 9-9）。脊髓白质主要由长的上、下行纤维束和短的固有束组成（图 9-10）。

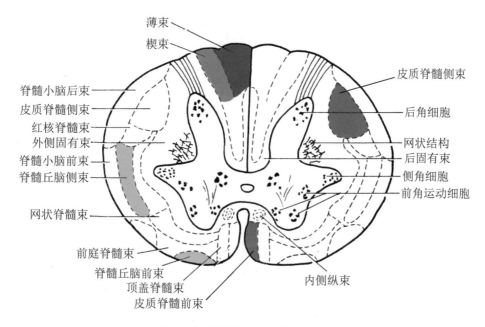

**图 9-10 脊髓的内部结构模式图**

（1）上行纤维（传导）束（感觉传导束）

1）薄束和楔束

**薄束**（fasciculus gracilis）和**楔束**（fasciculus cuneatus）均位于后索内，薄束在后正中沟两旁，纵贯脊髓全长，楔束在薄束的外侧，仅见于第 4 胸节以上（图 9-10）。两束都由脊神经节内假单极神经元中枢突经后根入同侧后索上延而成。这些脊神经节细胞的周围突，随脊神经分布到肌、腱、关节和皮肤等处的感受器。薄、楔束传导来自肢体同侧的本体觉和精细触觉的神经冲动，经过两次中继，传入到对侧大脑皮质，引起本体觉（包括位置觉、运动觉及震动觉）和精细触觉（两点辨别觉和实体觉）。薄束起自同侧第 5 胸节以下的脊神经节细胞，主要传导下半身来的冲动；楔束起自同侧第 4 胸节以上的脊神经节细胞，主要传导上半身来的冲动（图 9-11）。

当脊髓后索病变时，本体感觉（临床上又称深感觉）和精细触觉的信息不能上传到大脑皮质。病人闭目时不能确定患侧肢体关节的位置和方向，运动时出现感觉性共济失调。此外，病人精细触觉也丧失。

2）脊髓丘脑束

**脊髓丘脑束**（spinothalamic tract）位于脊髓外侧索前部和前索内（图 9-10），传导躯干、四肢的痛觉、温度觉及粗触觉。此束的纤维主要起自对侧后角细胞，这些细胞发出的轴突经白

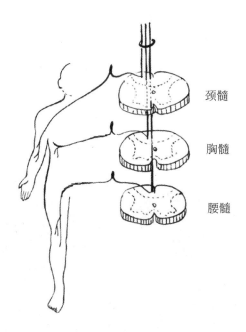

颈髓

胸髓

腰髓

**图 9-11　薄束、楔束的构成**

质前连合交叉至对侧时上升 1～2 节段,或先上升 1～2 节段后再经白质前连合交叉到对侧外侧索及前索上行,经脑干止于背侧丘脑。至对侧外侧索内上行的纤维束称为**脊髓丘脑侧束**,其功能是传导痛觉和温度觉的冲动;至对侧前索内上行的纤维束称为**脊髓丘脑前束**,其功能是传导粗触觉冲动。

一侧脊髓丘脑侧束受损时,受损平面 1～2 节段以下的对侧皮肤的痛觉和温度觉减退或消失。

3) 脊髓小脑束

**脊髓小脑束**(spinocerebellar tract)包括**脊髓小脑后束**和**脊髓小脑前束**,分别位于外侧索周边的后部及前部(图 9-10)。两束向上终于小脑皮质,主要传导非意识性本体觉,以调节肢体运动。

除以上介绍的上行传导束以外,还有脊髓网状束、脊髓中脑束、内脏感觉束、脊髓橄榄束等。

(2) 下行纤维(传导)束(运动传导束)

1) 皮质脊髓束

**皮质脊髓束**(corticospinal tract)包括**皮质脊髓侧束**和**皮质脊髓前束**,分别位于脊髓的外侧索和前索(图 9-10),传导随意运动。

皮质脊髓束起自大脑皮质躯体运动中枢的运动神经元,纤维下行至延髓下端,其中大部分(约 75%～90%)纤维交叉到对侧的脊髓外侧索,形成皮质脊髓侧束。该纤维束下行直至骶髓(约 $S_4$),沿途陆续分支,间接或直接止于脊髓各节段的前角细胞;小部分不交叉的纤维,沿脊髓前索下降,形成皮质脊髓前束。该纤维束在下降过程中,也陆续交叉到对侧,间接或直接止于颈部和上胸部的脊髓前角细胞。

2) 红核脊髓束

**红核脊髓束**(rubrospinal tract)位于外侧索,皮质脊髓侧束的前方。此束起自中脑的红

214

核,纤维发出后立即交叉下行至脊髓,经中继后至前角运动细胞。其功能主要是兴奋屈肌运动神经元,抑制伸肌运动神经元。

（3）固有束

**固有束**（fasciculus proprius）位于白质最内侧紧靠灰质的边缘,由灰质各层中间神经元的轴突组成(图 9-10)。

（三）脊髓的功能

脊髓是神经系统的低级中枢,一些高级中枢的功能通过脊髓实现。脊髓主要具有传导功能和反射功能。

**1. 传导功能**

脊髓白质是传导功能的主要结构,它使身体周围部分与脑的各部联系起来,如除头、面部外,全身的深、浅感觉和内脏感觉冲动,都经脊髓白质的上行纤维束才能传到脑。由脑出发的神经冲动通过脊髓白质的下行纤维束支配躯干、四肢骨骼肌以及部分内脏的活动。

**2. 反射功能**

脊髓作为反射中枢,能完成一些简单的反射活动,包括躯体反射和内脏反射。完成脊髓反射活动的结构为脊髓灰质,固有束和脊神经的前、后根等。在正常情况下,脊髓的反射活动始终在脑的控制下进行。

（1）躯体反射

**躯体反射**为引起骨骼肌运动的反射。由于感受器的部位不同,又可分为浅反射和深反射。

① **浅反射**:是刺激皮肤、黏膜的感受器,引起骨骼肌收缩的反射,如腹壁反射、提睾反射等。临床常用的浅反射见表 9-1。浅反射的反射弧中任何一部分受损,反射都会减弱或消失。

表 9-1 常见浅反射

| 反射名称 | 检查法 | 反应 | 传入神经 | 中枢 | 传出神经 | 效应器 |
|---|---|---|---|---|---|---|
| 腹壁反射 | 划腹壁皮肤 | 腹肌反射 | 肋间神经 肋下神经 | $T_{7\sim12}$ | 肋间神经 肋下神经 | 腹肌 |
| 提睾反射 | 划大腿内侧皮肤 | 睾丸上提 | 闭孔神经 | $L_{1\sim2}$ | 生殖股神经 | 提睾肌 |
| 足底反射 | 划足底皮肤 | 足趾跖屈 | 胫神经 坐骨神经 | $S_{1\sim2}$ | 胫神经 坐骨神经 | 趾屈肌 |

② **深反射**:是刺激肌、腱感受器,引起骨骼肌收缩的反射。因这一刺激使肌、腱受到突然的牵拉而引起牵拉肌的反射性收缩,所以又称牵张反射。临床常用的深反射见表 9-2。

表 9-2 常见深反射

| 反射名称 | 检查法 | 反应 | 传入神经 | 中枢 | 传出神经 | 效应器 |
|---|---|---|---|---|---|---|
| 肱二头肌反射 | 叩击肱二头肌腱 | 屈肘 | 肌皮神经 | $C_{5\sim6}$ | 肌皮神经 | 肱二头肌 |
| 肱三头肌反射 | 叩击肱三头肌腱 | 伸肘 | 桡神经 | $C_{6\sim8}$ | 桡神经 | 肱三头肌 |
| 膝跳反射 | 叩击髌韧带 | 伸小腿 | 股神经 | $L_{2\sim4}$ | 股神经 | 股四头肌 |
| 跟腱反射 | 叩击跟腱 | 足跖屈 | 胫神经 坐骨神经 | $L_5-S_2$ | 坐骨神经 胫神经 | 小腿三头肌 |

（2）内脏反射

脊髓灰质中间带中有交感神经和副交感神经的低级中枢,如瞳孔开大中枢($T_{1\sim2}$)、血管运动和发汗中枢($T_1\sim L_3$)以及排尿排便中枢($S_{2\sim4}$)。这些中枢参与构成相应内脏反射的反射弧,执行相应内脏反射活动。如排尿反射,当排尿反射弧的任一部分被中断时,可出现尿潴留;当脊髓颈段、胸段横贯性损伤时,可引起反射性排尿亢进而出现尿失禁。

## 二、脑

脑(encephalon 或 brain)位于颅腔内,在成人其平均重量约 1400 g,一般可分 6 个部分:端脑、间脑、中脑、脑桥、延髓和小脑(图 9-12、图 9-13)。依据其所处的位置,中脑、脑桥和延髓 3 部分合称为脑干。

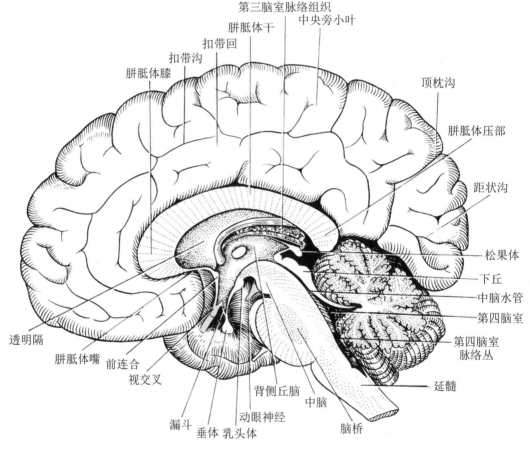

图 9-12　脑的正中矢状切面

## （一）脑干

脑干(brain stem)位于颅后窝内。自下而上由延髓、脑桥、中脑 3 部分组成。下端接脊髓,上端接间脑。延髓、脑桥的背面与小脑相连,在延髓、脑桥背面和小脑之间的室腔为第四脑室。

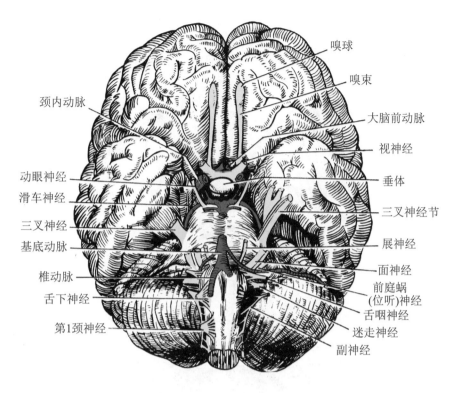

图 9-13　脑的底面

**1. 脑干的外形**

（1）延髓的外形

**延髓**（medulla oblongata）下半较细，平枕骨大孔处与脊髓相接，上半较膨大，接脑桥。腹面以横行的延髓脑桥沟与脑桥分界。

1）延髓的腹面

延髓的腹面（图 9-14）可见由脊髓向上延伸的前正中裂和前外侧沟。前正中裂两侧有纵行隆起为**锥体**（pyramid），是锥体束集中膨大形成，锥体束向下大部分纤维左右交叉形成**锥体交叉**（decussation of pyramid）。锥体外侧有卵圆形隆起，称**橄榄**（olive），其深面有下橄榄核。锥体与橄榄之间的前外侧沟有舌下神经根由此出脑。在橄榄背方，从上至下依次有舌咽神经、迷走神经和副神经根丝附着。

2）延髓的背面

延髓的背面（图 9-15）上部中央管敞开形成第四脑室底的下半部。延髓下部形似脊髓，脊髓后索中的薄束和楔束向上延伸，在延髓背侧中份膨大形成**薄束结节**（gracile tubercle）和**楔束结节**（cuneate tubercle），此两结节深面分别有薄束核和楔束核。楔束结节的外上方稍隆起，为**小脑下脚**（inferior cerebellar peduncle），由出入小脑的纤维构成。

（2）脑桥的外形

1）脑桥的腹面

**脑桥**（pons）的腹面（图 9-14）是宽阔膨隆的**基底部**（basilar part），正中有纵行的浅沟，称**基底沟**（basilar sulcus），容纳基底动脉。脑桥向两侧逐渐变窄，移行为**小脑中脚**（middle cerebellar peduncle)，后者主要由脑桥进入小脑的粗大纤维束构成。脑桥腹面与小脑中脚之间有三叉神经根。脑桥下部以**延髓脑桥沟**(bulbopontine sulcus)与延髓分界，沟内自内侧向外侧，分别附有展神经根、面神经根和前庭蜗神经根。

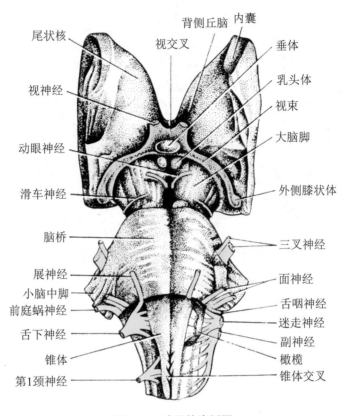

图 9-14　脑干的腹侧面

2）脑桥的背面

脑桥的背面(图 9-15)形成第四脑室底的上半部。第四脑室底的两侧为左、右**小脑上脚**(superior cerebellar peduncle)，由进出小脑的纤维构成。左、右小脑上脚之间的薄层白质板称**上髓帆**(superior medullary velum)，参与构成第四脑室顶，滑车神经根穿上髓帆出脑，它是唯一从脑干背面出脑的脑神经。

(3) 第四脑室

**第四脑室**(fourth ventricle)(图 9-12)是位于延髓、脑桥背面与小脑之间的室腔，向下通脊髓的中央管，向上通中脑水管。室顶朝向小脑，底为菱形窝，内含脉络丛，是产生脑脊液的结构。并借第四脑室正中孔(位于脑室顶后部的正中)和第四脑室外侧孔(脑室外侧角)与蛛网膜下隙相通。

第四脑室的底呈菱形，称**菱形窝**(rhomboid fossa)，上部边界为小脑上脚，下部边界自外上向内下为小脑下脚、楔束结节和薄束结节。窝正中有纵行的正中沟，将窝分成左右两半。

(4) 中脑的外形

1）中脑的腹面

**中脑**(mesencephalon 或 midbrain)的腹面(图 9-14)上部邻接视束，下部与脑桥相接。腹

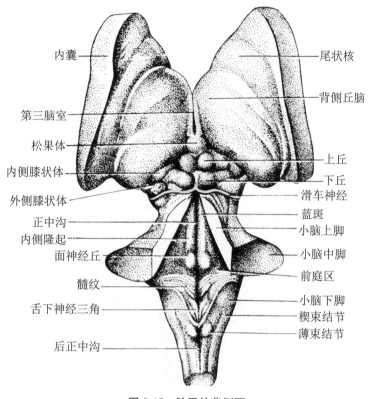

图 9-15　脑干的背侧面

面的两侧部为粗大的隆起，称**大脑脚**（cerebral peduncle）。大脑脚之间的深凹称**脚间窝**（interpeduncular fossa），窝底有许多血管穿过，称后穿质。大脑脚的内侧面有动眼神经根出脑。

2）中脑的背面

中脑的背面（图 9-15）有两对圆形的隆起：上方一对称**上丘**（superior colliculus），与视觉反射有关；下方一对称**下丘**（inferior colliculus），与听觉反射有关。

**2. 脑干的内部结构**

脑干内部与脊髓相似，由灰质、白质和网状结构构成。脑干的灰质不是呈连续的纵柱状，而是被穿行于其间的纤维束分隔成大小不等的灰质团块或短柱，称**神经核**。脑干神经核又分为两类：一类与第Ⅲ～Ⅻ对脑神经相连，称**脑神经核**；另一类不与脑神经直接相连，称**非脑神经核**。脑干的白质主要由上、下行纤维束构成。此外，脑干的内部还有明显的网状结构。

12 对脑神经中除嗅神经入端脑，视神经入间脑外，其余脑神经的核都位于脑干内。

（1）脑神经核

脑干内的脑神经核（图 9-16、表 9-3）排列与脊髓灰质的配布基本相似，但方位有所改变。脊髓灰质中，躯体运动、内脏运动和感觉性核团围绕中央管排列，从前到后依次为前角、侧角和后角。在脑干内，由于中央管后移，逐渐敞开成为第四脑室，致使与脊髓中央管周围灰质相当的灰质结构，由腹（前）、背（后）关系变成内、外侧关系，以界沟为界，界沟内侧为脑神经

219

运动性核团,相当于脊髓前角、侧角,界沟外侧为脑神经感觉性核团,相当于脊髓后角。此外,由于鳃弓演化及头面部特殊感觉器的出现(如味蕾和位听器),因而在脑干中出现了与这些结构有关的核团。

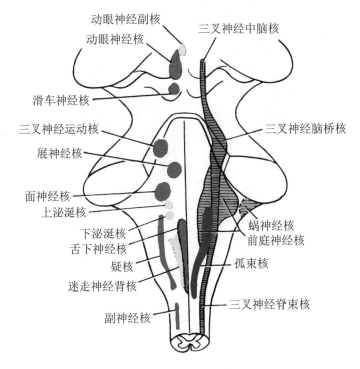

图 9-16 脑神经核在脑干背面的投影

传统上将脑神经核分为 7 种:① 一般躯体运动核(柱),位于中线两侧支配舌肌和眼球外肌。② 特殊内脏运动核(柱),位于网状结构中,支配发生自鳃弓的骨骼肌,如咀嚼肌、面肌和咽喉肌。③ 一般内脏运动核(柱),位于界沟内侧,支配平滑肌、心肌和腺体。④ 一般内脏感觉核(柱),位于界沟外侧,接受来自内脏、心血管的感觉纤维。⑤ 特殊内脏感觉核(柱),接受来自味觉器官的感觉纤维。⑥ 一般躯体感觉核(柱),位于网状结构中,接受来自头面部的深、浅感觉的冲动。⑦ 特殊躯体感觉核(柱),位于第四脑室底最外侧,接受来自内耳听器和平衡器的感觉纤维。在这 7 种核团中,一般内脏和特殊内脏感觉核实际上是同一个核,即孤束核。此核的上端接受味觉纤维,其余部分接受一般内脏感觉纤维。因此脑干中实际存在 6 种核团(柱)。

为了便于掌握和学习记忆,归纳总结把 7 种脑神经核分为 4 类如下:躯体运动核(一般躯体运动核和特殊内脏运动核);内脏运动核(一般内脏运动核);内脏感觉核(一般内脏和特殊内脏感觉核);躯体感觉核(一般躯体感觉核和特殊躯体感觉核)(表 9-3)。

1) 躯体运动核

① **动眼神经核**(oculomotor nucleus)位于中脑上部,发出纤维向腹侧,经大脑脚内侧面出脑,参与构成动眼神经,支配大部分眼球外肌(除上斜肌和外直肌)。

② **滑车神经核**(trochlear nucleus)位于中脑下部,平下丘高度,中脑水管腹侧,发出纤维

向背侧,绕中脑水管穿上髓帆左右交叉出脑,组成滑车神经根,支配眼球上斜肌。

③ **展神经核**(abducens nucleus)位于脑桥下部、面神经丘的深方,发出纤维向腹侧,在脑桥下缘与锥体之间出脑组成展神经根,支配眼球外直肌的运动。

④ **舌下神经核**(hypoglossal nucleus)位于延髓上部,舌下神经三角的深面。此核发出纤维组成舌下神经根,在锥体与橄榄之间出脑,支配舌肌的运动。

⑤ **三叉神经运动核**(motor nucleus of trigeminal nerve)位于脑桥中部的背外侧网状结构内。此核发出的纤维行向腹外,在小脑中脚与脑桥基底部的交界处出脑,加入下颌神经,支配咀嚼肌等。

⑥ **面神经核**(facial nucleus)位于脑桥的下部、展神经核的腹外侧。此核发出的纤维,先行向背内方,绕过展神经核,再沿面神经核的外侧,经延髓脑桥沟出脑参与构成面神经,支配面肌等。

⑦ **疑核**(ambiguous nucleus)位于延髓上部的网状结构中。发出轴突先向背内,然后再折向腹外出脑。此核发出的纤维参与构成舌咽神经、迷走神经和副神经,通过这 3 对脑神经支配咽喉肌,因此与发声、语言和吞咽功能有关。

⑧ **副神经核**(accessory nucleus)位于特殊内脏运动柱的尾端,实际上,已伸入上部颈髓,即上 5 或 6 节颈髓前角。此核发出纤维组成副神经的脊髓根,支配胸锁乳突肌和斜方肌。

2)内脏运动核

① **动眼神经副核**(accessory oculomotor nucleus)位于动眼神经核的背内侧,又称 E‑W 核,此核发出纤维经动眼神经、止于睫状神经节,在此交换神经元后,由神经节的节细胞发出纤维支配眼球瞳孔括约肌和睫状肌。

② **上泌涎核**(superior salivation nucleus)位于脑桥下部,下泌涎核的上方,此核发出纤维进入面神经,交换神经元后支配泪腺、舌下腺和下颌下腺的分泌。

③ **下泌涎核**(inferior salivatory nucleus)位于延髓橄榄上部网状结构内。核团界线不清,发出纤维加入舌咽神经,交换神经元后支配腮腺的分泌。

④ **迷走神经背核**(dorsal nucleus of vagus nerve)位于迷走神经三角的深方,舌下神经核的外侧,几乎与其同长。发出纤维经橄榄背侧出脑,随迷走神经行走分布,交换神经元后支配颈、胸、腹大部分脏器的活动。

3)内脏感觉核

**孤束核**(solitary tract nucleus)位于界沟外侧,迷走神经背核的腹外侧。孤束核的头端,接受味觉传入纤维;其余部分接受颈、胸、腹部脏器的一般内脏感觉纤维。

4)躯体感觉核

① **三叉神经中脑核**(mesencephalic nucleus of trigeminal nerve)位于中脑的中央灰质外侧缘处,接受来自三叉神经传导咀嚼肌的本体感觉的纤维。

② **三叉神经脑桥核**(pontine nucleus of trigeminal nerve)位于脑桥中部,三叉神经运动核外侧,与三叉神经脊束核相续。该核接受大量传递触觉冲动的粗纤维终止,其功能主要与头面部皮肤、口腔软组织和牙的触、压觉有关。

③ **三叉神经脊束核**(spinal nucleus of trigeminal nerve)位于楔束核的外侧,贯穿脑桥中

下部和延髓。接受来自三叉神经传导头面部皮肤和黏膜等处痛觉和温度觉的纤维,并接受来自面神经、舌咽神经和迷走神经的传导耳周围皮肤痛觉和温度觉的纤维。

④ **蜗神经核**(cochlear nucleus)位于脑桥与延髓交界处,在小脑下脚和听结节的深方,可分为蜗腹侧核和蜗背侧核,它们接受来自蜗神经节的听觉传入纤维。

⑤ **前庭神经核**(vestibular nucleus)是由数个核团组成的核群,位于第四脑室底界沟的外侧,前庭区的深方。接受前庭神经节的平衡觉传入纤维。发出纤维除向上至间脑外,还参与构成前庭脊髓束、前庭小脑束、内侧纵束。

各脑神经核的类别、位置和功能如表 9-3 所示。

表 9-3　脑神经核的类别、位置和功能

| 类别 | 脑神经核名称 | 位置阶段 | 主 要 功 能 |
|---|---|---|---|
| 躯体运动核 | 动眼神经核 | 中脑 | 支配上直肌、下直肌、内直肌、下斜肌和上睑提肌 |
| | 滑车神经核 | 中脑 | 支配上斜肌 |
| | 展神经核 | 脑桥 | 支配外直肌 |
| | 舌下神经核 | 延髓 | 支配舌肌 |
| | 三叉神经运动核 | 脑桥 | 支配咀嚼肌 |
| | 面神经核 | 脑桥 | 支配面肌 |
| | 疑核 | 延髓 | 支配咽喉肌 |
| | 副神经核 | 脊髓上 5 颈节前角背侧部 | 支配斜方肌和胸锁乳突肌 |
| 内脏运动核 | 动眼神经副核 | 中脑 | 支配睫状肌和瞳孔括约肌 |
| | 上泌涎核 | 脑桥 | 支配泪腺、下颌下腺和舌下腺的分泌 |
| | 下泌涎核 | 延髓 | 支配腮腺的分泌 |
| | 迷走神经背核 | 延髓 | 支配颈部和胸、腹腔大部分器官的活动 |
| 内脏感觉核 | 孤束核 | 延髓 | 上端接受味觉,其余部分接受颈、胸腔、腹腔大部分器官的一般内脏感觉 |
| 躯体感觉核 | 三叉神经中脑核 | 中脑 | 可能接受咀嚼肌和表情肌的本体觉 |
| | 三叉神经脑桥核 | 脑桥 | 接受面部皮肤和口腔、鼻腔黏膜的一般感觉(痛觉、温度觉和触觉) |
| | 三叉神经脊束核 | 脑桥和延髓 | |
| | 前庭神经核 | 脑桥和延髓 | 接受内耳的平衡觉冲动 |
| | 蜗神经核 | | 接受内耳的听觉冲动 |

（2）非脑神经核

① **薄束核**（gracile nucleus）和**楔束核**（cuneate nucleus）分别位于延髓中下部背侧的薄束结节与楔束结节深面，是重要的中继核团，脊髓后索内上行的薄束和楔束分别止于该二核。由薄束核和楔束核发出的纤维呈弓形走向中央管的腹侧，在中线上左右交叉，称**内侧丘系交叉**（decussation of medial lemniscus）。交叉后的纤维，在中线两侧折转向上行，形成对侧的内侧丘系。内侧丘系将来自对侧躯干、四肢的本体感觉和精细触觉冲动上传至脑。

② **下橄榄核**（inferior olivary nucleus）位于橄榄的深面，锥体束的背外侧。此核人类特别发达，在切面上呈囊袋状。下橄榄核接受大脑皮质、脊髓、中脑红核等处的纤维。发出纤维至对侧，形成对侧的橄榄小脑束，经小脑下脚至小脑。下橄榄核对小脑在运动的控制及运动的学习、记忆方面起重要作用。

③ **脑桥核**（pontine nucleus）由若干群细胞构成，散在分布于脑桥基底部，它们接受来自大脑皮质的皮质脑桥纤维，发出纤维越中线至对侧，形成**脑桥小脑纤维**（pontocerebellar fibers），经小脑中脚进入小脑，是大脑皮质与小脑之间的重要中继核团。

④ **上橄榄核**（superior olivary nucleus）位于脑桥中下部，面神经核的腹侧，主要接受双侧蜗神经核的上行纤维，发出纤维加入两侧外侧丘系，与听觉冲动传导有关。

⑤ **下丘核**（nucleus colliculi inferioris）位于中脑下部背侧下丘深面，为听觉通路上的重要中继核团，接受外侧丘系的听觉传入纤维，发出纤维组成下丘臂至间脑内侧膝状体，参与听觉信息传递。下丘核也发出纤维至上丘，参与完成由声音引起的转头和眼球运动的反射活动。

⑥ **上丘核**（nucleus colliculi superioris）位于中脑上部背侧上丘深面，是与视觉功能密切相关的核团。上丘接受经上丘臂来自视束的纤维和大脑皮质视区的纤维，同时还接受来自下丘、脊髓等处的纤维。发出纤维绕中脑水管至中线对侧，下行至脊髓形成顶盖脊髓束；部分纤维止于与眼球活动有关的运动核团。因此，上丘核是一个能对视觉信息和各种其他来源信息进行整合，并引起眼、头和身体对视觉刺激做出相应的运动反应的核团。

⑦ **红核**（red nucleus）位于中脑上丘高度，是一界线较清楚的圆形核团，可分尾端的大细胞部和头端的小细胞部。人类小细胞部十分发达，占红核的绝大部分。红核接受来自小脑和大脑皮质的传入纤维，发出纤维左右交叉下行至脊髓，形成红核脊髓束。发自小细胞的纤维至同侧下橄榄核，通过后者与对侧小脑联系。因此红核是与躯体运动控制相关的重要核团。

⑧ **黑质**（substantia nigra）位于大脑脚的被盖和脚底之间，属锥体外系核团，在人类发达。可分背侧的致密部和腹侧的网状部。致密部主要由多巴胺能神经元组成，神经元的胞浆含有黑色素颗粒，其纤维主要投射到端脑的新纹状体。当多巴胺能神经元受损时，会引起黑质和新纹状体内的多巴胺水平降低，出现震颤性麻痹或 Parkinson 病。

⑨ **顶盖前区**（pretectal area）位于中脑和间脑交界处。这群细胞接受经上丘臂来自视网膜的传入纤维，发出纤维至双侧动眼神经副核，经动眼神经和睫状神经节完成瞳孔对光反射。

主要非脑神经核的类别、位置和功能如表 9-4 所示。

表 9-4 主要非脑神经核的类别、位置和功能

| 名 称 | 位 置 | 功 能 |
| --- | --- | --- |
| 薄束核 | 延髓薄束结节深面 | 薄束的中继核,传导躯干下部和下肢的本体感觉和精细触觉 |
| 楔束核 | 延髓楔束结节深面 | 楔束的中继核,传导躯干上部和上肢的本体感觉和精细触觉 |
| 下橄榄核 | 延髓橄榄体深面 | 与小脑联系有关 |
| 脑桥核 | 脑桥基底部 | 大脑皮质与小脑皮质通路的中继站 |
| 红核 | 中脑 | 大、小脑至脊髓的下行中继核,与躯体运动有关 |
| 黑质 | 中脑 | 大脑至间脑及脑干网状结构的下行中继站;含有多巴胺能神经元,因黑质病变,多巴胺水平下降,可引起震颤麻痹或 Parkinson 病 |

（3）脑干的白质

脑干的白质主要由上、下行纤维束以及脑干各部所发出的神经纤维所构成,是大脑、小脑与脊髓相互联系的重要通路。主要纤维束如下:

1）上行传导束

① **内侧丘系**（medial lemniscus）:由薄束核和楔束核发出的纤维呈弓形走向中央管的腹侧,在锥体交叉的上方左右交叉,称为内侧丘系交叉。交叉后的纤维,折转向上在中线两旁形成腹背方向纵行向上的纤维束,称**内侧丘系**。该束纤维上行经脑桥、中脑,止于背侧丘脑,传导对侧躯干和上下肢的精细触觉和本体觉冲动。

② **脊髓丘系**（spinal lemniscus）:脊髓丘脑束进入脑干后,与一些起自脊髓投向上丘的纤维并行称为脊髓丘系,也即脊髓丘脑束。该系行于延髓外侧区,相当于下橄榄核背外方,在脑桥和中脑行于内侧丘系的背外侧;终止于背侧丘脑腹后外侧核。传导对侧躯干及四肢的痛、温和粗触觉的冲动。

③ **三叉丘系**（trigeminal lemniscus）:由对侧三叉神经脑桥核和三叉神经脊束核发出的纤维越中线上行组成（部分为同侧三叉神经中脑核的纤维）,该束纤维行于内侧丘系外侧,向上止于背侧丘脑,传导面部皮肤、口腔、鼻腔等处的一般躯体感觉冲动。

2）下行传导束

① **锥体束**（pyramidal tract）是大脑皮质发出支配骨骼肌随意运动的重要下行纤维束。其中下行至脊髓,直接或间接止于前角运动细胞的纤维构成的纤维束,称**皮质脊髓束**（corticospinal tract）;另一部分止于脑干躯体运动核和特殊内脏运动核的纤维构成的纤维束称**皮质核束**（corticonuclear tract）。锥体束行至延髓部,在腹侧中线两旁,形成隆起的锥体,主要由皮质脊髓束纤维聚成。至延髓下部,皮质脊髓束纤维的大部分在前正中裂左右交叉,形成锥体交叉。交叉后的纤维在对侧脊髓外侧索内下行,形成对侧皮质脊髓侧束,控制同侧骨骼肌随意运动。小部分没有交叉的纤维仍在同侧前索内下行形成皮质脊髓前束,控制双侧躯干肌随意运动。

② **其他纤维束:红核脊髓束和顶盖脊髓束**由中脑发出后交叉到对侧下行,止于脊髓灰

质。**前庭脊髓束和网状脊髓束**起自脑桥和延髓,前庭脊髓束在延髓下橄榄核背侧下行,网状脊髓束主要见于脊髓前索。**皮质脑桥束**经大脑脚底止于脑桥核。

（4）脑干的网状结构

脑干内除脑神经核和境界明确的非脑神经核,还有散布于各核团及纤维束之间的**网状结构**（reticular formation）。网状结构内的神经元胞体在一定程度上聚集成团,形成许多功能各异的神经核。其主要功能是:① 构成上行网状激动系统,影响大脑皮质的兴奋性。② 构成下行网状激动系统,调节躯体运动、内脏活动等。

**3. 脑干的功能**

脑干是大脑、间脑、小脑与脊髓间信息联系必经之桥梁,是各种上、下行传导束必经之路,也是网状结构的主要部位。脑干是心血管、呼吸等重要生命中枢所在地,还有一些重要的反射中枢,如瞳孔对光反射中枢（中脑）、角膜反射中枢（脑桥）等。

（二）小脑

**小脑**（cerebellum）位于颅后窝,大脑半球枕叶下方,延髓和脑桥的后方,占据颅后窝的大部分。

**1. 小脑的外形和分叶**

（1）小脑的外形

小脑中间部缩窄,略似卷曲的蚯蚓,称**小脑蚓**（vermis）,其两侧膨大的部分称**小脑半球**（cerebellar hemisphere）（图 9-17、图 9-18）。在小脑的上面（图 9-17）,从前向后的第一条深沟为**原裂**（primary fissure）,是小脑前叶与小脑后叶的分界。在小脑的下面（图 9-18）,前份有与脑干相连的 3 对脚即小脑上脚、小脑中脚和小脑下脚,小脑中脚的后外侧有绒球,绒球有纤维束连于蚓小结称绒球脚,小脑蚓在小脑下面从前向后依次为小结、蚓垂和蚓锥体。在蚓垂和蚓锥体的两侧,小脑半球的前内侧部各有一卵圆形隆起,称**小脑扁桃体**（tonsil of cerebellum）。小脑扁桃体靠近枕骨大孔,当颅内压力突然增高时,被挤压而嵌入枕骨大孔称为小脑扁桃体疝,压迫延髓,危及生命。

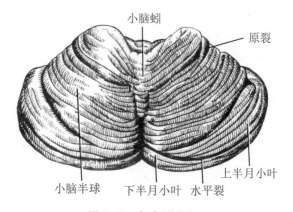

**图 9-17　小脑（上面）**

（2）小脑的分叶

根据进化、纤维联系和功能将小脑分为 3 叶。

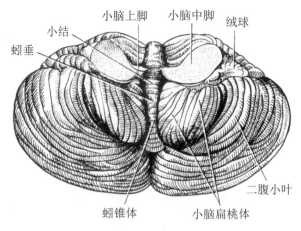

图 9-18 小脑(下面)

① **绒球小结叶**(flocculonodular lobe)由绒球、小结以及连于二者之间的绒球脚构成。此叶进化上出现最早,称原小脑,接受来自前庭神经核和前庭神经的纤维,又称前庭小脑。

② **前叶**(anterior lobe)在小脑半球的上面,为原裂以前的部分,并包括小脑下面的蚓垂和蚓锥体。在进化上较绒球小结叶晚,称旧小脑,接受脊髓小脑束的纤维,又称脊髓小脑。

③ **后叶**(posterior lobe)为介于小脑上面原裂以后和小脑下面绒球小结叶以后的部分,占小脑的大部分。在进化上出现最晚,与大脑皮质的发展有关,称**新小脑**或**大脑小脑**。

**2. 小脑的内部结构**

小脑由小脑皮质和其深面的髓质两部分构成,在髓质深面埋藏有小脑核。小脑核有 4 对,自内侧向外侧依次为**顶核**、**球状核**、**栓状核**和**齿状核**,其中齿状核最大(图 9-19)。

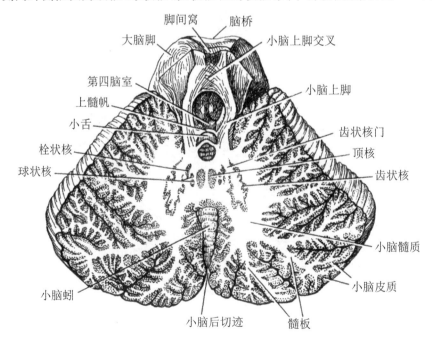

图 9-19 小脑的横切面

### 3. 小脑的功能

小脑借上、中、下 3 对脚与脊髓、延髓、脑桥、中脑和背侧丘脑相联系,主要功能是与运动控制有关,参与身体平衡、肌紧张、运动协调等。如小脑损伤可出现平衡失调、肌张力降低和小脑共济失调等,同时有运动性震颤。

### (三)间脑

间脑(diencephalon)位于中脑和端脑之间,其背面和两侧面被大脑半球所包绕。间脑可分为背侧丘脑(丘脑)、后丘脑、上丘脑、下丘脑和底丘脑 5 部分(图 9-20)。间脑的内腔为第三脑室,向下通中脑水管,向上经室间孔与侧脑室相通。下面主要阐述背侧丘脑、后丘脑、上丘脑 3 部分。

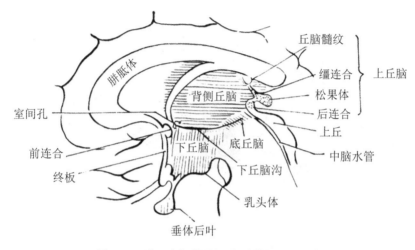

**图 9-20　脑正中矢状面(示间脑的位置和分布)**

### 1. 背侧丘脑

**背侧丘脑**(dorsal thalamus)又称**丘脑**,为两个卵圆形的灰质团块,其间呈矢状位的狭窄腔隙为第三脑室。两侧背侧丘脑之间借丘脑间黏合(中间块)相连(出现率约80%)。背侧丘脑前端狭窄而隆突,称**丘脑前结节**;后端较宽大,称**丘脑枕**(pulvinar)。

背侧丘脑的内部有一呈 Y 形的白质板,称**内髓板**(internal medullary lamina),内髓板将背侧丘脑的灰质分为前核群、内侧核群和外侧核群。前核群位于内髓板分叉处前上方,内、外侧核群分别位于内髓板的内侧和外侧(图 9-21)。外侧核又分为背侧部和腹侧部两层,每层从前向后再各分为 3 个核团,即腹侧部的腹前核、腹中间核(腹外侧核)和腹后核,背侧部的外侧背核、外侧后核和枕核。背侧丘脑的外侧面被覆有一薄层白质,称外髓板,外髓板外侧与内囊相邻,与内囊之间有一薄层灰质,称丘脑网状核。背侧丘脑的内侧面无白质板覆盖,与第三脑室室管膜紧邻的薄层细胞统称为中线核。此外,在内髓板内有一些散在的核团,统称为板内核。

背侧丘脑的核团较多,根据功能、进化及纤维联系,可分为以下 3 类:

① **非特异性投射核团**包括中线核、板内核。这类核团进化上古老,在低等脊椎动物特别显著。它们主要接受来自脑干网状结构的传入纤维,发出纤维除弥散投射至大脑皮质外,主要投射至下丘脑、纹状体等皮质下结构。

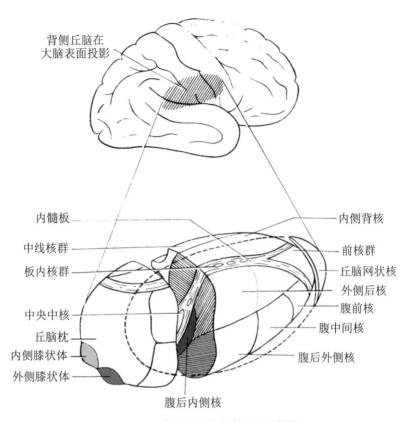

背侧丘脑在大脑表面投影

内髓板
中线核群
板内核群
中央中核
丘脑枕
内侧膝状体
外侧膝状体
腹后内侧核

内侧背核
前核群
丘脑网状核
外侧后核
腹前核
腹中间核
腹后外侧核

**图 9-21　背侧丘脑的分布及主要核团**

② **特异性中继核团**包括腹前核、腹中间核和腹后核,是间脑最重要的一类核群。腹后核按位置又分为**腹后内侧核**(ventral posteromedial nucleus)和**腹后外侧核**(ventral postero-lateral nucleus),两核是一般躯体感觉冲动传导路上的中继核。腹后外侧核接受内侧丘系和脊髓丘脑束的纤维,腹后内侧核接受三叉丘系的纤维和自孤束核发出的味觉纤维。这样,传导来自头部的感觉冲动的纤维投射至腹后内侧核,传导从躯干、四肢来的感觉冲动的纤维投射至腹后外侧核。自腹后内侧核发出纤维经内囊投射至大脑皮质中央后回下部,自腹后外侧核发出的纤维经内囊投射至大脑皮质中央后回的中、上部和中央旁小叶后部。

③ **联络性核团**包括内侧核群、外侧核群的背层以及前核群。这类核团与感觉纤维无直接联系,而与背侧丘脑的其他核团及大脑皮质的联络区有往返的纤维联系。背侧丘脑除腹中间核和腹前核与运动功能有关外,多数核团与各种感觉冲动的传导有关,是特异性和非特异性感觉传导路上重要的中继站,并且具有复杂的分析、整合功能。一般认为,粗略的痛觉即产生于丘脑水平,但感知痛觉仍在大脑皮质。丘脑的损害,临床上主要表现为感觉功能的紊乱,如感觉丧失、过敏、错解,并可伴有剧烈的自发性疼痛或情绪不稳等。

**2. 后丘脑**

**后丘脑**(metathalamus)位于丘脑枕的外下方,为两个隆起,分别称为**内侧膝状体**(medial geniculate body)和**外侧膝状体**(lateral geniculate body)(图 9-14、图 9-15),它们分别为听觉和视觉冲动传导路上的中继核,性质上与背侧丘脑的腹后核相同。内侧膝状体借下丘臂连于下丘,接受外侧丘系的终止,发出纤维组成听辐射,止于大脑皮质听觉中枢。外侧膝状体在内侧膝状体外侧,借上丘臂与上丘相连,接受视束的纤维,发出纤维组成视辐射,止于枕叶的视觉中枢。

**3. 下丘脑**

**下丘脑**(hypothalamus)位于下丘脑沟的下方,参与构成第三脑室侧壁的下部和下壁(图 9-12、图 9-22)。从脑底观察,下丘脑在脑表面可见的部分从前向后分别是视交叉、灰结节、漏斗和乳头体。视交叉向后外延续为视束,视交叉的前上方有终板与之相连,视交叉的后方为灰结节,后者向下移行为漏斗,漏斗的下端连**垂体**(hypophysis)。灰结节后方的一对圆形隆起即为乳头体。

下丘脑内的大量神经元仅少数聚集成边界明确的核团(图 9-22),多数呈弥散分布,其中最重要的核团有**视上核**(supraoptic nucleus)和**室旁核**(paraventricular nucleus),前者位于视交叉背外侧,后者紧贴第三脑室侧壁。

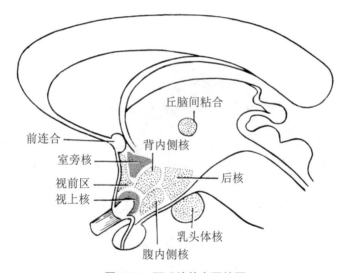

**图 9-22　下丘脑的主要核团**

下丘脑与垂体有密切的关系,从视上核和室旁核发出的纤维分别组成**视上垂体束**(supraopticohypophyseal tract)和**室旁垂体束**(paraventriculohypophyseal tract),视上核主要分泌加压素(抗利尿激素),室旁核主要分泌催产素。加压素作用于肾脏,增加对水的重吸收,减少水分从尿排出;催产素有促进子宫收缩及排乳作用。

由下丘脑的结构可以看出,下丘脑的功能比较复杂,不仅是调节内脏活动及内分泌活动的高级中枢,而且对机体的体温、摄食、水平衡和内分泌的调节也主要依靠下丘脑,同时下丘脑还参与情绪反应活动。

(四) 端脑

**端脑**(telencephalon)位于颅腔内,主要由左、右两侧大脑半球构成,大脑半球之间是大脑纵裂,纵裂底部是连结两侧大脑半球的胼胝体(图 9-24)。大脑半球与小脑半球之间是大脑横裂。

229

**1. 端脑的外形和分叶**

每侧大脑半球分为平直的内侧面、隆凸的上外侧面和凹凸不平的下面。由于大脑半球各部的皮质发育不平衡,因此在半球表面出现许多隆起的脑回和深陷的脑沟(图 9-23、图 9-24、图 9-25)。其中,重要而恒定的沟有:① **外侧沟**(lateral sulcus),起于半球下面,在半球上外侧面行向后上方;② **中央沟**(central sulcus),位于半球上外侧面,起于半球上缘中点稍后处,行向前下几乎达外侧沟,中央沟的上端延伸到半球内侧面;③ **顶枕沟**(parietooccipital sulcus),位于半球内侧面的后部,自下而上越过半球的上缘达上外侧面。大脑半球借上述 3 条沟分为 5 叶:外侧沟上方和中央沟之前的部分为**额叶**(frontal lobe);外侧沟以下的部分为**颞叶**(temporal lobe);中央沟与顶枕沟之间、外侧沟以上的部分为**顶叶**(parietal lobe);位于外侧沟深面,被额、顶和颞叶所掩盖的呈三角形的部分是**岛叶**(insular lobe);顶枕沟以后的部分是**枕叶**(occipital lobe)。在半球上外侧面枕叶与顶叶、颞叶的分界线是人为假设的,常以顶枕沟至枕前切迹(半球下缘枕极前方约 4 cm 处的凹陷)的连线为枕叶的前界,自此线中点至外侧沟后端的连线是顶、颞二叶的分界。

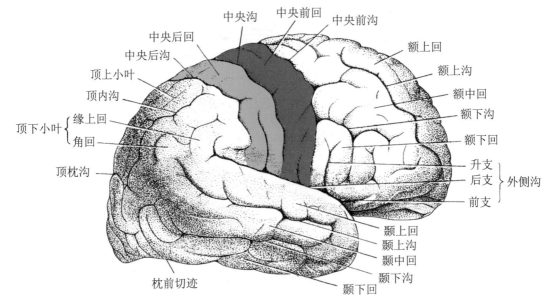

**图 9-23 右侧大脑半球的上外侧面**

(1) 上外侧面

1) 额叶

中央沟的前方有与之平行的中央前沟,此沟与中央沟之间为**中央前回**(precentral gyrus)。从中央前沟向前,有与半球上缘平行的两条沟,为额上沟和额下沟。额上沟以上,延至内侧面扣带沟以上的部分为额上回,额上、下沟之间为额中回,额下沟以下为额下回。

2) 顶叶

中央沟的后方有与之平行的中央后沟,此沟与中央沟之间为**中央后回**(postcentral gyrus)。在中央后沟后方,有一条与半球上缘平行的顶内沟。顶内沟上方为顶上小叶,下方为顶下小叶。顶下小叶又分为围绕外侧沟末端的**缘上回**(supramarginal gyrus)和围绕颞上

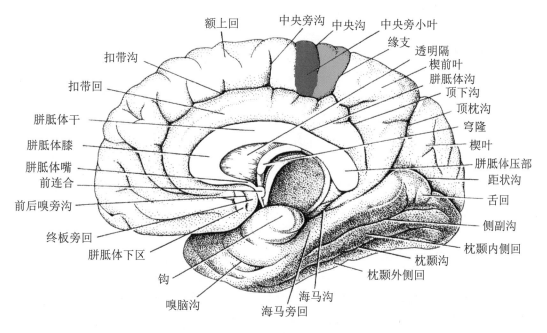

**图 9-24 右侧大脑半球的内侧面**

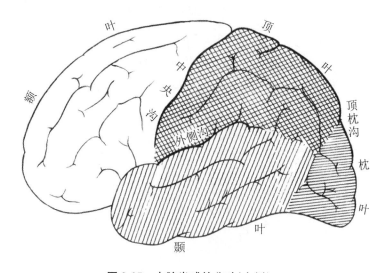

**图 9-25 大脑半球的分叶(左侧)**

沟末端的**角回**(angular gyrus)。

3) 颞叶

在外侧沟的下方,有与之平行的颞上沟和颞下沟。外侧沟与颞上沟之间为颞上回,自颞上回中部转入外侧沟的下壁上,有两个短而横行的脑回称**颞横回**(transverse temporal gyrus)。颞上、下沟之间为颞中回,颞下沟下方为颞下回。

4) 枕叶

最小,在上外侧面上,其沟回不规则。

5) 岛叶

231

外侧沟的深面,被额、顶、颞3叶包绕掩盖,并借岛环状沟与额、顶、颞叶分界。

(2) 内侧面

在半球内侧面,上外侧面的中央前、后回延伸到内侧面形成**中央旁小叶**(paracentral lobule)。胼胝体背面有胼胝体沟,它绕过胼胝体的后方向前移行为海马沟。在胼胝体沟的上方,有与之平行的扣带沟,此沟末端转向背方称缘支。扣带沟与胼胝体沟之间为**扣带回**(cingulate gyrus)。在胼胝体的后下方,有弓形走向枕叶后端的**距状沟**(calcarine sulcus)。距状沟与顶枕沟之间为楔叶,距状沟下方为**舌回**(lingual gyrus)(图9-24)。

(3) 下面

在半球下面,额叶下方有前后方向的嗅束,其前端膨大为嗅球,后者与嗅神经相连。嗅束后端扩大为**嗅三角**(olfactory trigone)。嗅三角与视束之间为前穿质,该处有许多小血管穿入脑实质。颞叶下面有与半球下缘平行的枕颞沟,在此沟内侧有与之平行的侧副沟,侧副沟内侧为**海马旁回**(parahippocampal gyrus)(又称**海马回**),此回的前端弯曲为**钩**(uncus)。海马旁回的内侧为海马沟,其上方有呈锯齿状的窄条皮质,称**齿状回**(dentate gyrus)。从侧脑室的内面看,在齿状回的外侧,侧脑室下角底壁上有一弓形隆起为**海马**(hippocampus),海马和齿状回构成**海马结构**(hippocampal formation)(图9-26)。

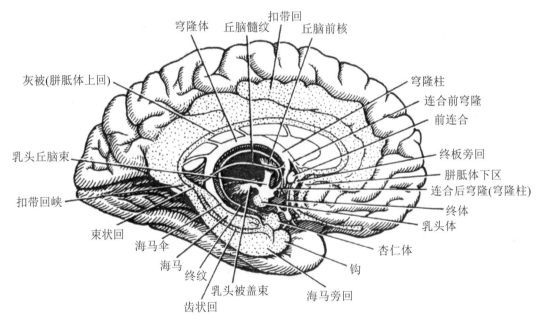

**图9-26  边缘叶示意图(左侧)**

**2. 端脑的内部结构**

大脑半球表面的灰质称皮质,其深面有大量的白质(髓质),埋在髓质内的灰质团块靠近端脑的底部称基底核;大脑半球内部的腔隙为侧脑室。

(1) 侧脑室(lateral ventricle)

具体于本章第五节详细介绍。

（2）大脑皮质及其功能定位

**大脑皮质**（cerebral cortex）是覆盖在大脑半球表面的灰质，由数以亿计的神经元和神经胶质构成，是高级神经活动的物质基础，机体各种功能的最高中枢在大脑皮质上都有特定的功能区。根据皮质细胞构筑和纤维分布的特点，将皮质分为若干区，通常为人们所采用的是Brodmann52区。

大量的实验和临床资料表明，大脑皮质不同的区域具有不同的功能。通常将具有一定功能的皮质区称为中枢，但是这些中枢只是完成某种功能的核心区域，相邻的皮质或其他部位也有类似的功能，因此大脑皮质的功能定位是相对的。此外，大脑皮质的广泛区域，不是完成某种特定的功能，而是对各种信息进行加工和整合，完成更高级的神经精神活动，称联络区。大脑皮质主要的功能分区如下（图9-27、图9-28）。

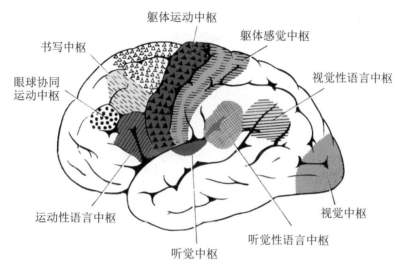

图9-27 大脑皮质的中枢（左脑上外侧面）

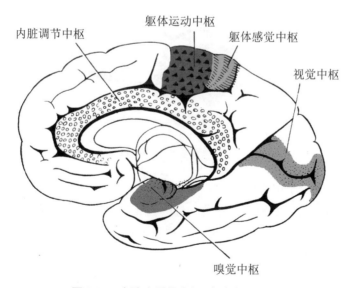

图9-28 大脑皮质的中枢（右脑内侧面）

233

① **躯体运动中枢**位于中央前回和中央旁小叶前部(Brodmann 4、6 区),它是控制骨骼肌随意运动的最高中枢。其具有以下特点:交叉性支配,即一侧躯体运动中枢支配身体对侧骨骼肌的运动,但一些与联合运动有关的肌肉则受两侧躯体运动中枢的支配,如眼球外肌、咽喉肌、咀嚼肌等;倒置性支配,即中央前回上部和中央旁小叶前部支配下肢肌的运动,中央前回中部支配躯干肌和上肢肌的运动,中央前回下部支配头颈肌的运动。它与人体各部的关系,犹如头在下、脚在上的倒立人形,但头面部的投影依然是正立位。身体各部分在皮质代表区的大小取决于功能的重要性和运动的复杂精细程度,而与各部形体大小无关(图 9-29)。

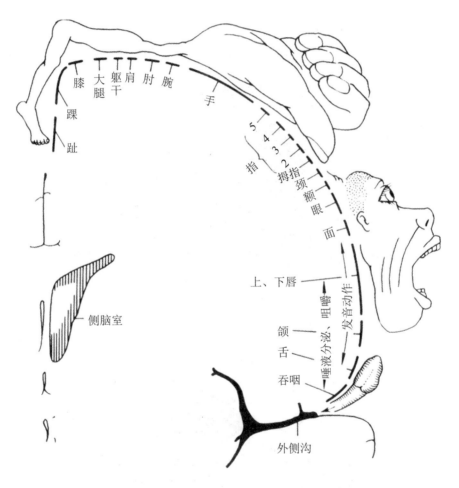

**图 9-29　人体各部在躯体运动中枢的定位示意图**

② **躯体感觉中枢**位于中央后回和中央旁小叶后部(Brodmann 3、1、2 区),接受对侧身体痛、温度、触、压觉及本体感觉的神经冲动。身体各部在此区的投影与躯体运动中枢相似,即上下倒置、左右交叉、身体各部在此区投影范围的大小与形体的大小无关,而取决于该部感觉的敏感程度(图 9-30)。

③ **视觉中枢**(visual area)位于枕叶内侧面距状沟两侧的皮质(Brodmann 17 区)。一侧视区接受同侧视网膜颞侧半和对侧视网膜鼻侧半的视觉神经冲动(图 9-28)。

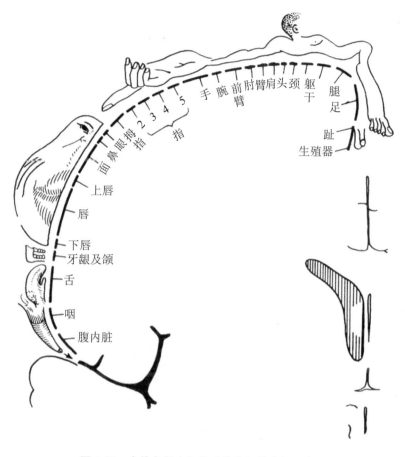

图 9-30　人体各部在躯体感觉中枢的定位示意图

④ **听觉中枢**（auditory area）位于颞横回（Brodmann 41、42 区）。每侧听区接受自内侧膝状体传来的两耳听觉冲动。因此，一侧听区受损，不致引起全聋（图 9-27）。

⑤ **平衡中枢**位于中央后回下端头面部代表区附近，但有争议。

⑥ **嗅觉中枢**（olfactory area）位于海马旁回的钩附近（图 9-28）。

⑦ **味觉中枢**位于中央后回下部。

⑧ **语言中枢**是人类大脑皮质所特有的区域。语言中枢通常存在于左侧大脑半球（图 9-27），即善用右手者语言中枢在左侧半球，善用左手者其语言中枢也在左侧半球，只有一小部分人在右侧半球，故左侧半球是语言区的优势半球。临床观察证明，90% 以上的失语症都是左侧大脑半球受损伤的结果。语言区包括说话、听话、书写和阅读 4 区。运动性语言中枢，位于额下回的后部（Brodmann 44、45 区），又称 Broca 区。此区受损，产生运动性失语症，即患者与发音有关的唇、舌、咽喉肌未瘫痪，但丧失说话能力。听觉性语言中枢，在颞上回后部（Brodmann 22 区）。若此区受损，患者听觉正常，但听不懂别人说话的意思，也不能理解自己讲话的意义，称感觉性失语症。书写中枢，在额中回后部（Brodmann 8 区），邻中央前回的上肢投影区。此区受损，患者手部运动无障碍，但不能以书写方式表达意思，称失写症。视觉性语言中枢，在角回（Brodmann 39 区）。如此区受损，患者视觉无障碍，但不能理解文字符号（包括曾经理解）的意义，称失读症。

（3）基底核

**基底核**（basal nuclei）为埋藏在大脑半球底部髓质中的核团，包括尾状核、豆状核、屏状核和杏仁体。尾状核和豆状核合称**纹状体**（corpus striatum）（图 9-31）。

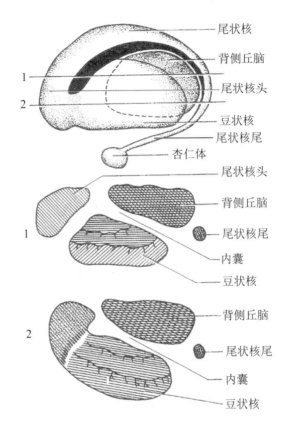

尾状核
背侧丘脑
尾状核头
豆状核
尾状核尾
杏仁体
尾状核头
背侧丘脑
尾状核尾
内囊
豆状核
背侧丘脑
尾状核尾
内囊
豆状核

**图 9-31　纹状体和背侧丘脑示意图**

下两图是上图 1、2 处的水平切面

① **尾状核**（caudate nucleus）呈 C 形，全长与侧脑室相邻，分头、体、尾 3 部。头部膨大与侧脑室前角的底相邻，体部呈弧形，沿背侧丘脑向后，再转向腹侧移行为尾部，末端接杏仁体。

② **豆状核**（lentiform nucleus）位于岛叶深部，核的前下部与尾状核头部相连，其余部分借内囊与尾状核和背侧丘脑相隔。豆状核在冠状切面和水平切面均呈尖向内侧的三角形，并被两个白质板分为 3 部分：外侧部最大，称**壳**（putamen），其余 2 部分称**苍白球**（globus pallidus）。在种系发生上，尾状核和壳是较新的结构，合称新纹状体；苍白球为较古老的部分，称旧纹状体。在哺乳类以下的动物，纹状体是控制运动的最高中枢，在人类由于大脑皮质的高度发育，纹状体退居从属地位。

③ **屏状核**（claustrum）是岛叶皮质与豆状核之间的薄层灰质，其功能不十分清楚。

④ **杏仁体**（amygdaloid body）在侧脑室下角前端的深面，与尾状核尾相连，属边缘系统。其功能与行为、内分泌和内脏活动有关。

（4）大脑半球的髓质

大脑半球的髓质由大量神经纤维组成，实现皮质各部之间以及皮质与皮质下结构间的联系，按其位置、长短和方向的不同，分为联络纤维、连合纤维和投射纤维。

1）联络纤维

**联络纤维**是联系同侧半球内叶与叶或回与回之间的纤维。联系相邻脑回、位置表浅的短纤维称弓状纤维。联系相邻各叶的纤维较长称长纤维，主要有：① **钩束**，呈钩状绕过外侧沟，连结额、颞两叶的前部；② **上纵束**，位于岛叶的上方，联系额、顶、枕、颞 4 个叶；③ **下纵束**，位于半球底面，联系枕叶与颞叶的纤维；④ **扣带**，位于扣带回和海马旁回的深部，连结边缘叶的各部。

2）连合纤维

连合纤维是连结左、右大脑半球皮质的纤维，包括胼胝体、前连合和穹隆连合。

① **胼胝体**（corpus callosum）（图 9-32）位于大脑纵裂的底部，连结左、右半球的额、顶、枕、颞的弓形而厚的白质板，其前端弯曲为膝，膝向下变细为嘴，中间的大部分为干，后端增厚称压部。

② **穹隆**（fornix）和**穹隆连合**：穹隆是海马到下丘脑乳头体的弓形纤维束，行于胼胝体的下方，部分纤维越边到对侧，其纤维交叉处称穹隆连合。

③ **前连合**（anterior commissure）位于穹隆的前方，呈 X 形，连结左、右嗅球和颞叶。

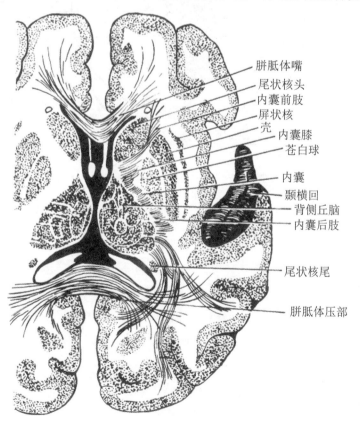

**图 9-32　大脑半球的水平切面**

3）投射纤维

**投射纤维**是皮质与皮质下结构之间的上、下行纤维，这些长距离的纤维束绝大部分构成内囊。**内囊**（internal capsule）（图 9-33、图 9-33）是由上、下行纤维构成的宽厚的白质板，位于尾状核、背侧丘脑与豆状核之间。内囊的水平切面上，呈开口向外侧的 V 字形，分 3 部分：① **内囊前肢**（anterior limb of internal capsule），位于尾状核头部与豆状核之间，有额桥束、丘脑前辐射通过；② **内囊后肢**（posterior limb of internal capsule），位于背侧丘脑与豆状核之间，有皮质脊髓束、顶枕颞桥束、皮质红核束、视辐射、听辐射、丘脑中央辐射（又称丘脑皮质束）通过；③ **内囊膝**（genu of internal capsule），位于内囊前、后肢交界处，有皮质核束通过。由于内囊内有管理对侧半身的躯体感觉和运动的纤维及视辐射通过，故此区损伤出现的症状表现为对侧偏身感觉丧失、对侧偏身运动障碍和双眼对侧视野同向性偏盲，即"三偏综合征"。

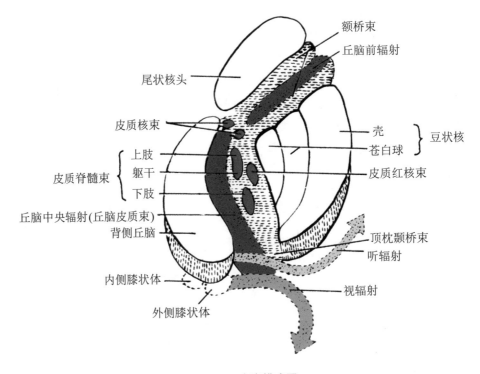

**图 9-33 内囊模式图**

3. 边缘系统

**边缘系统**（limbic system）由边缘叶和有关的皮质与皮质下结构（如杏仁体、隔核、下丘脑、上丘脑、丘脑前核等）共同组成，边缘叶（图 9-28）由隔区、扣带回、海马旁回、海马和齿状回共同构成。边缘系统与内脏活动、情绪反应、性活动和记忆等活动的机制有关。

# 第三节 周围神经系统

**周围神经系统**,根据其与中枢相连的部位和分布区域的不同,通常分为脊神经、脑神经和内脏神经3部分。脊神经与脊髓相连,分布于躯干和四肢。脑神经与脑相连,主要分布于头、颈部。内脏神经分布于内脏、心血管和腺体。

## 一、脊神经

**脊神经**(spinal nerves)共31对,即**颈神经**8对、**胸神经**12对、**腰神经**5对、**骶神经**5对和**尾神经**1对。第1颈神经从寰椎与枕骨之间穿出,第2~7颈神经从同序数颈椎上方的椎间孔穿出,第8颈神经从第7颈椎与第1胸椎之间的椎间孔穿出,全部胸神经和腰神经从同序数椎骨下方的椎间孔穿出,第1~4骶神经从同序数骶前、后孔穿出,第5骶神经和尾神经从骶管裂孔穿出。

脊神经借运动性的前根和感觉性的后根与脊髓相连,前、后根在椎间孔处合成一条脊神经。后根靠近椎间孔处有一膨大部称**脊神经节**,内含感觉神经元的胞体。31对脊神经都是混合性的,含有4种纤维成分:① **躯体感觉纤维**,来源于脊神经节细胞,分布于皮肤、肌、腱和关节,将浅感觉和深感觉冲动传入中枢;② **内脏感觉纤维**,来源于脊神经节细胞,分布于内脏、心血管和腺体,将这些结构的感觉冲动传入脊髓;③ **躯体运动纤维**,来自脊髓前角运动神经元,分布于躯干四肢骨骼肌,支配其运动;④ **内脏运动纤维**,来自脊髓侧角和骶副交感核,支配心肌、平滑肌的运动和腺体的分泌(图9-34)。

脊神经出椎间孔后立即分为4支:① **脊膜支**,返回椎管,分布于脊髓被膜、椎骨骨膜等处。② **交通支**,与交感干相连,支配内脏的运动,在内脏神经系统部分详细讲解。③ **后支**,经相邻椎骨横突之间或骶后孔向后走行。肌支分布于项、背、腰、骶部深层肌;皮支分布于枕、项、背、腰、骶、臀部的皮肤。④ **前支**,粗大,分布于躯干前外侧部和四肢。除胸神经前支保持节段性分布,其余的前支交织成丛,由丛再发出分支,分布于一定区域。脊神经前支形成的神经丛有**颈丛**、**臂丛**、**腰丛**和**骶丛**。

### (一)颈丛

**颈丛**(cervical plexus)由第1~4颈神经前支组成,位于胸锁乳突肌上部的深面。颈丛的分支有皮支和肌支,皮支在胸锁乳突肌后缘中点附近穿出(图9-35)。颈丛的分支有:

**1. 枕小神经**

**枕小神经**(lesser occipital nerve)沿胸锁乳突肌后缘上升,分布于枕部和耳郭背面上部的皮肤。

**2. 耳大神经**

**耳大神经**(great auricular nerve)沿胸锁乳突肌表面行向前上,分布于耳郭、乳突和腮腺

239

区的皮肤。

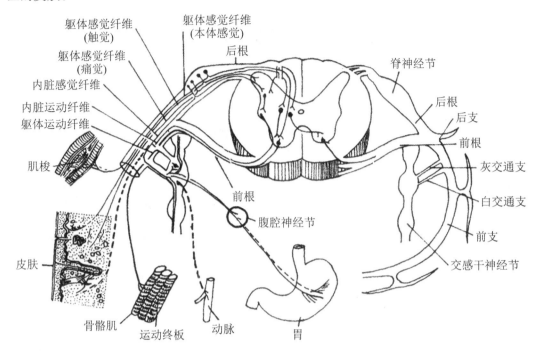

图 9-34　脊神经的组成、分支和分布模式图

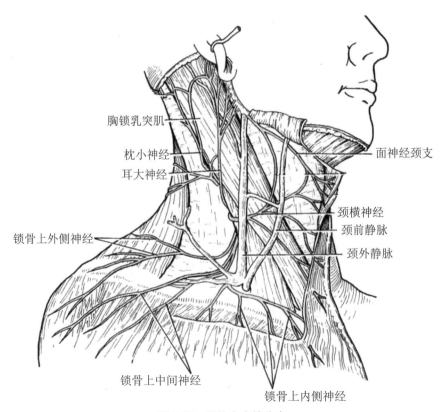

图 9-35　颈丛皮支的分布

**3. 颈横神经**

**颈横神经**(transverse nerve of neck)横越胸锁乳突肌表面向前,分布于颈前部皮肤。

**4. 锁骨上神经**

**锁骨上神经**(supraclavicular nerves)有 2～4 支行向外下方,分布于颈外侧部、胸壁上部和肩部的皮肤。

**5. 膈神经**

**膈神经**(phrenic nerve)是颈丛中最重要的分支。从颈丛发出后,沿前斜角肌的表面下降,在锁骨下动、静脉之间经胸廓上口入胸腔,经肺根前方,在心包和纵隔胸膜之间下行达膈。膈神经的运动纤维支配膈的运动;感觉纤维分布于纵隔胸膜、心包、膈胸膜以及膈下腹膜等(图 9-36)。膈神经损伤时,同侧膈肌瘫痪,腹式呼吸减弱或消失,膈神经受到刺激时,可出现呃逆。

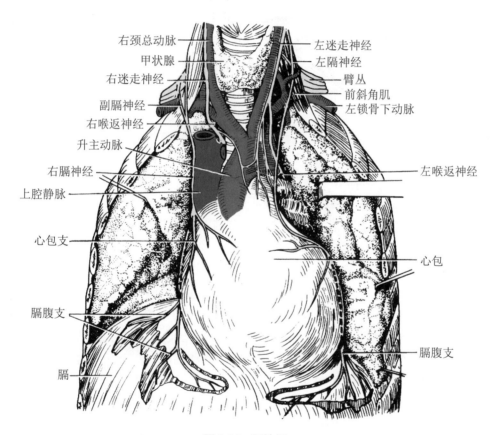

**图 9-36 膈神经**

241

**(二)臂丛**

**臂丛**(brachial plexus)由第 5～8 颈神经前支和第 1 胸神经前支的大部分纤维组成。该丛的主要结构先从斜角肌间隙穿出,继经锁骨后方进入腋窝。组成臂丛的 5 条前支经过反复分支和组合,最后形成 3 个束进入腋窝,从内侧、外侧和后方包绕腋动脉,分别称为臂丛内侧束、臂丛外侧束和臂丛后束(图 9-37)。臂丛在锁骨中点上方纤维较集中,临床上臂丛阻滞麻醉常在此进行。

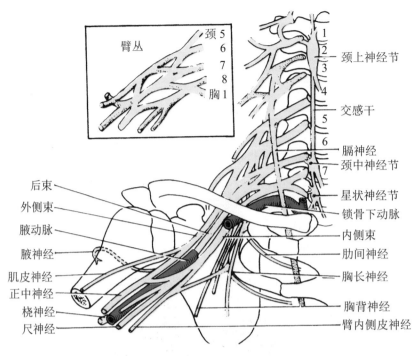

臂丛
颈 5
6
7
8
胸 1

颈上神经节

交感干

膈神经
颈中神经节

星状神经节
锁骨下动脉

后束
外侧束
腋动脉
腋神经
肌皮神经
正中神经
桡神经
尺神经

内侧束
肋间神经
胸长神经
胸背神经
臂内侧皮神经

**图 9-37　臂丛组成模式图**

臂丛的主要分支有：

**1. 肌皮神经**

**肌皮神经**(musculocutaneous nerve)发自臂丛外侧束,穿喙肱肌,在肱二头肌与肱肌之间下行,分出肌支支配臂肌前群,其终支在肘关节稍上方穿出深筋膜,称为**前臂外侧皮神经**,分布于前臂外侧面的皮肤(图 9-38)。

**2. 正中神经**

**正中神经**(median nerve)由起自臂丛内、外侧束的内、外侧根夹持腋动脉向下合成。沿肱二头肌内侧沟伴肱动脉下行至肘窝,向下穿旋前圆肌,行于指浅、指深屈肌之间,经腕管进入手掌(图 9-38)。正中神经在臂部无分支。在前臂发出肌支支配除肱桡肌、尺侧腕屈肌和指深屈肌尺侧半以外的所有前臂前群肌。在手部的分支分布为:运动性的纤维支配鱼际肌(拇收肌除外)和第 1、2 蚓状肌(图 9-40),感觉性纤维分布于桡侧 2/3 手掌、桡侧 3 个半手指掌面及其中、远节指背的皮肤(图 9-42)。

正中神经损伤后,运动障碍表现为:前臂不能旋前,屈腕力减弱,拇、示指不能屈,形似手枪,故称“手枪手”,拇指不能对掌,鱼际肌瘫痪时间久后萎缩,手掌显得平坦。感觉障碍以桡侧 3 指远节皮肤最为明显(图 9-43)。

**3. 尺神经**

**尺神经**(ulnar nerve)发自臂丛内侧束,在肱二头肌内侧沟肱动脉内侧下行,至臂中部离开动脉转向后下,经肱骨内上髁后方的尺神经沟,再向前下穿尺侧腕屈肌起点,行于尺侧腕屈肌和指深屈肌之间,在尺动脉内侧下行,于豌豆骨桡侧下行入手掌(图 9-38)。

尺神经运动性纤维支配前臂的尺侧腕屈肌和指深屈肌尺侧半,手部的小鱼际肌、拇收肌、骨间肌和第3、4蚓状肌(图9-40、图9-41)。感觉性纤维在手部分布于手背尺侧1/2、尺侧两个半手指近节背面的皮肤，一个半手指中、远节背面的皮肤；手掌尺侧1/3和尺侧一个半手指掌面的皮肤(图9-42)。

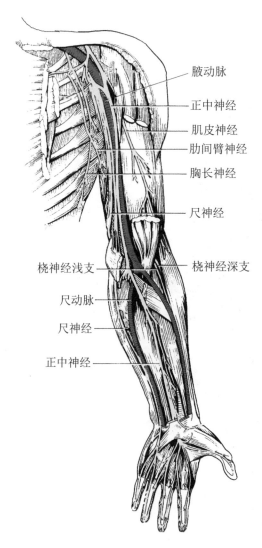

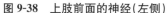

图 9-38　上肢前面的神经(左侧)

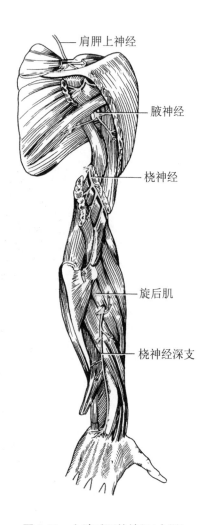

图 9-39　上肢后面的神经(右侧)

尺神经损伤时，运动障碍主要表现为：屈腕力减弱，拇指不能内收，各指不能相互靠拢，掌指关节过伸，出现"爪形手"。感觉障碍则以手的内侧缘为主(图9-43)。

尺神经与正中神经合并损伤时，由于小鱼际肌和鱼际肌、骨间肌、蚓状肌均萎缩，手掌更显平坦，类似"猿手"(图9-43)。

4. 桡神经

**桡神经**(radial nerve)发自臂丛后束，在腋动脉的后方与肱深动脉伴行，经肱三头肌长头和内侧头之间进入桡神经沟行向下外，在肱骨外上髁上方穿外侧肌间隔至肱桡肌与肱肌之间，分为浅支与深支两终支。桡神经在臂部发肌支支配肱三头肌、肱桡肌和桡侧腕长伸肌(图9-38、图9-39)。

（1）浅支

浅支为皮支，沿桡动脉外侧下行，在前臂中、下 1/3 交界处转向背侧，继续下行至手背。分支分布于手背桡侧 1/2 和桡侧两个半手指近节背面的皮肤（图 9-42）。

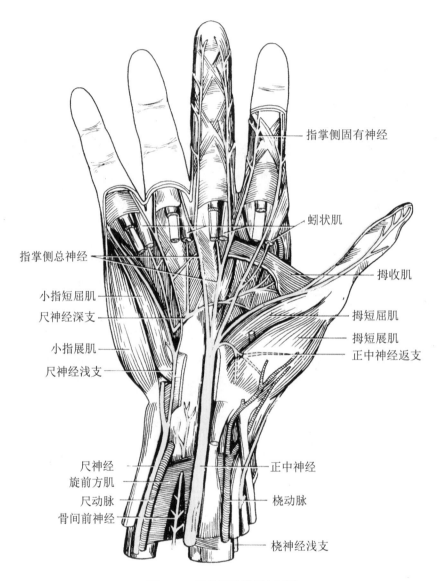

**图 9-40　手掌面的神经（右侧）**

（2）深支

深支主要是肌支，穿旋后肌至前臂背面，在前臂后群肌浅、深两层之间下行至腕部，分支支配前臂后群肌。深支还发出关节支分布于腕部各关节。

肱骨中份骨折易伤及桡神经，其运动障碍主要表现为前臂的伸肌瘫痪，不能伸腕、伸指，抬起前臂时出现"**垂腕**"姿态。皮肤感觉障碍最明显的区域是手背第 1、2 掌骨之间的"虎口区"（图 9-43）。

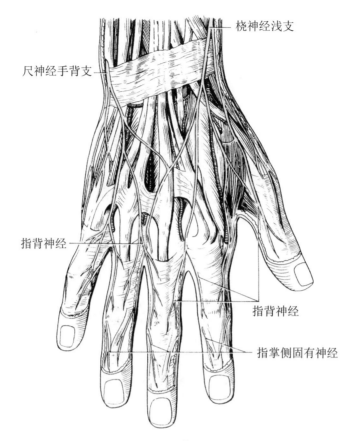

图 9-41　手背面的神经

245

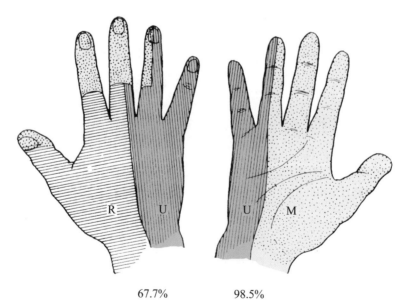

67.7%　　　　　98.5%

M：正中神经　R：桡神经　U：尺神经

图 9-42　手部皮肤的神经分布

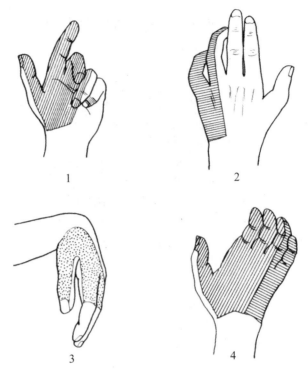

1. "手枪手"(正中神经损伤)　2. "爪形手"(尺神经损伤)
3. 垂腕(桡神经损伤)　　4. "猿手"(正中神经和尺神经合并损伤)

**图 9-43　桡、尺、正中神经损伤的手形及皮肤感觉丧失区**

**5. 腋神经**

**腋神经**(axillary nerve)发自臂丛后束,绕肱骨外科颈至三角肌深面。肌支支配三角肌和小圆肌,皮支分布于肩部和臂外侧上部的皮肤(图 9-39)。

肱骨外科颈骨折或不恰当地使用腋杖时,均可引起腋神经损伤。主要表现为肩关节不能外展,由于三角肌萎缩使肩部失去圆隆状而成**"方形肩"**。

**6. 胸背神经**

**胸背神经**(thoracodorsal nerve)发自臂丛后束,沿肩胛骨外侧缘伴肩胛下血管下行,支配背阔肌。

**7. 前臂内侧皮神经**

**前臂内侧皮神经**(medial antebrachial cutaneous nerve)发自臂丛内侧束,分支分布于前臂内侧面的皮肤。

**8. 臂内侧皮神经**

**臂内侧皮神经**(medial brachial cutaneous nerve)发自臂丛内侧束,分支分布于臂内侧面的皮肤。

**(三)胸神经前支**

**胸神经前支**共 12 对,第 1～11 对胸神经前支位于相应肋间隙中,称**肋间神经**(intercostal nerves),第 12 对胸神经前支位于第 12 肋下方,称**肋下神经**(subcostal nerve)。肋间神在肋间内、外肌之间伴肋间血管沿肋沟走行。上 6 对肋间神经分支分布于肋间肌、胸壁皮肤和壁胸膜。第 7～11 肋间神经分布于相应的肋间肌和胸壁皮肤及壁胸膜,并斜向前下和肋下神经一起行于腹内斜肌和腹横肌之间,分布于腹前外侧群肌和腹壁皮肤及壁腹膜(图 9-44)。

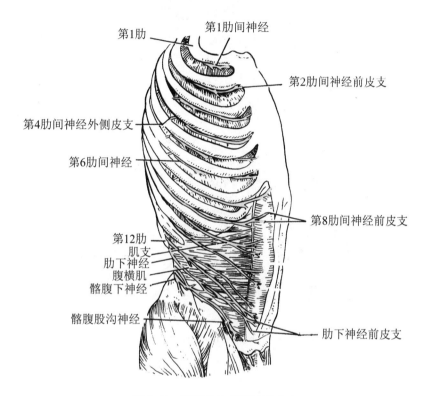

**图 9-44　躯干前外侧面神经分布**

247

**(四)腰丛**

**腰丛**(lumbar plexus)由第 12 胸神经前支的一部分、第 1～3 腰神经前支及第 4 腰神经前支的一部分组成,位于腰大肌后方,腰椎横突前方。该丛发出的分支除支配附近的髂腰肌和腰方肌外,还发出许多分支分布于腹股沟区、大腿前部和内侧部(图 9-45)。腰丛的主要分支有:

**1. 髂腹下神经**

**髂腹下神经**(iliohypogastric nerve)自腰大肌外侧缘穿出后,行于腹横肌与腹内斜肌之间至髂前上棘内侧穿过腹内斜肌,行于腹内斜肌和腹外斜肌腱膜之间至腹股沟管浅环上方穿过腹外斜肌腱膜至皮下。沿途发出肌支支配腹肌前外侧群,皮支分布于臀外侧区、腹股沟区和下腹部的皮肤(图 9-44)。

**2. 髂腹股沟神经**

**髂腹股沟神经**(ilioinguinal nerve)自髂腹下神经下方出腰大肌外缘,斜行跨过腰方肌和髂肌下部,在髂嵴前端附近穿过腹横肌,在该肌与腹内斜肌之间前行,继而穿经腹股沟管,伴精索(子宫圆韧带)下行,自腹股沟管浅环穿出至皮下。沿途发肌支支配附近的腹肌前外侧

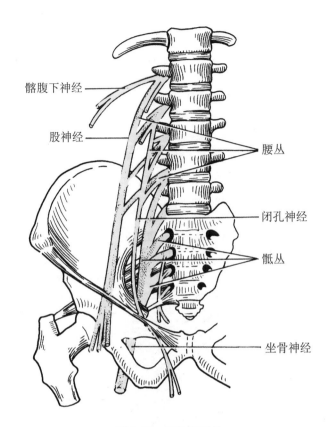

髂腹下神经

股神经

腰丛

闭孔神经

骶丛

坐骨神经

**图 9-45　腰丛和骶丛**

群,皮支分布于腹股沟区、阴囊或大阴唇皮肤(图 9-44)。

**3. 股神经**

　　**股神经**(femoral nerve)是腰丛最大的分支(图 9-45、图 9-46),自腰大肌外侧缘穿出,继而在腰大肌与髂肌之间下行,在腹股沟韧带中点稍外侧穿经该韧带深面,于股动脉外侧进入股部,随即分为数支。① 肌支:分布于髂肌、耻骨肌、股四头肌和缝匠肌。② 皮支:有数条较短的皮支分布于大腿及膝关节前面的皮肤。最长的皮支为**隐神经**(saphenous nerve),伴随大隐静脉沿小腿内侧面下行至足内侧缘,沿途分布于膝关节下部、小腿内侧面及足内侧缘皮肤。

　　股神经损伤后表现为屈髋无力,坐位时不能伸膝,行走困难,膝跳反射消失,大腿前面和小腿内侧面皮肤感觉障碍。

**4. 闭孔神经**

　　**闭孔神经**(obturator nerve)自腰丛发出后自腰大肌内侧缘穿出,继贴骨盆内侧壁前行,与闭孔血管伴行,穿闭膜管出小骨盆,分前、后两支,分别经短收肌前、后面进入大腿区,分布于大腿内收肌群和大腿内侧面皮肤(图 9-45、图 9-46)。

**(五)骶丛**

　　**骶丛**(sacral plexus)由第 4 腰神经前支的一部分和第 5 腰神经前支合成的**腰骶干**及全部骶神经和尾神经前支组成。骶丛位于盆腔内,在骶骨和梨状肌的前面(图 9-45)。骶丛除发出一些短分支支配附近的梨状肌、闭孔内肌和股方肌外,还发出一些长的分支分布于臀部、会阴、股后部、小腿和足部的肌肉及皮肤。骶丛的主要分支有(图 9-47):

**1. 臀上神经**

**臀上神经**(superior gluteal nerve)与臀上动、静脉伴行,从梨状肌上孔出盆腔,支配臀中肌和臀小肌。

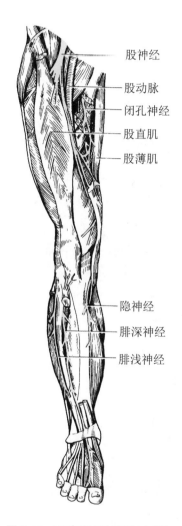

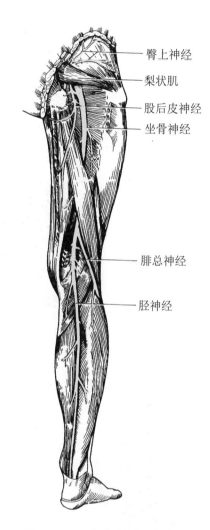

**图 9-46　下肢前面的神经(右侧)**　　**图 9-47　下肢后面的神经(右侧)**

**2. 臀下神经**

**臀下神经**(inferior gluteal nerve)与臀下动、静脉伴行,从梨状肌下孔出盆腔,支配臀大肌。

**3. 阴部神经**

**阴部神经**(pudendal nerve)自梨状肌下孔穿出至臀部,随即伴阴部内血管绕骶棘韧带穿经坐骨小孔至坐骨直肠窝(图 9-48)。主要分支有:① **肛神经**,分布于肛门外括约肌和肛门部的皮肤;② **会阴神经**,分布于会阴诸肌和阴囊或大阴唇的皮肤;③ **阴茎(阴蒂)背神经**,分布于阴茎(阴蒂)的海绵体及皮肤。

### 4. 坐骨神经

**坐骨神经**（sciatic nerve）是全身最粗大的神经，经梨状肌下孔出盆腔至臀大肌的深面，经坐骨结节与股骨大转子连线中点下行至股后部，继而行于股二头肌的深面达腘窝上角处，分为**胫神经**和**腓总神经**两终支。坐骨神经在股后部发肌支支配大腿后肌群（图 9-47）。

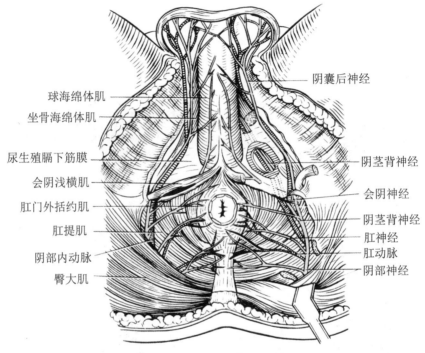

球海绵体肌　　　　　　　　　　阴囊后神经
坐骨海绵体肌

尿生殖膈下筋膜　　　　　　　　阴茎背神经
会阴浅横肌　　　　　　　　　　会阴神经
肛门外括约肌　　　　　　　　　阴茎背神经
肛提肌　　　　　　　　　　　　肛神经
阴部内动脉　　　　　　　　　　肛动脉
臀大肌　　　　　　　　　　　　阴部神经

**图 9-48　会阴部的神经（男性）**

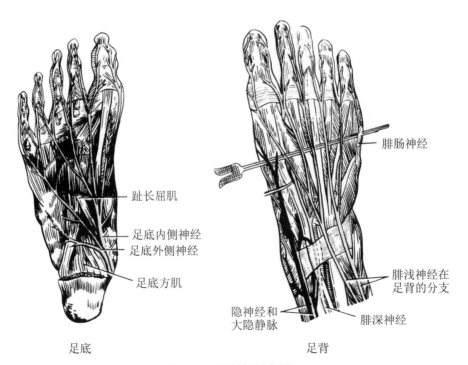

趾长屈肌

足底内侧神经
足底外侧神经

足底方肌

腓肠神经

腓浅神经在足背的分支

隐神经和大隐静脉　　　　腓深神经

足底　　　　　　　　　　足背

**图 9-49　足的神经（右侧）**

（1）胫神经

**胫神经**（tibial nerve）为坐骨神经的直接延续，沿腘窝的正中线下行，经腓肠肌内、外侧头之间进入小腿后部，在小腿三头肌的深面与胫后血管伴行，向下经内踝后方至足底，分为**足底内侧神经和足底外侧神经**。胫神经分布范围包括小腿后群和足底肌，小腿后面和足底的皮肤（图 9-47、图 9-49）。

胫神经损伤后主要表现为小腿后群肌无力，足不能跖屈，不能以足尖站立，内翻力弱，足底皮肤感觉障碍明显。由于小腿前、外侧群肌过度牵拉，使足呈背屈、外翻位，呈现**"钩状足"**畸形。

（2）腓总神经

**腓总神经**（common peroneal nerve）自坐骨神经分出后，沿股二头肌腱的内侧向外下走行，绕腓骨颈向前穿腓骨长肌后，分为腓浅神经和腓深神经两个终支（图 9-46、图 9-47）。**腓浅神经**在腓骨长、短肌与趾长伸肌之间下行，在小腿中下 1/3 交界处浅出成为皮支，分布于小腿外侧、足背和第 2～5 趾背的皮肤。其肌支支配腓骨长、短肌。**腓深神经**伴随胫前血管在小腿前群肌之间下行，经踝关节前方至足背。沿途发分支分布于小腿前群肌、足背肌和第1、2 趾相对缘的皮肤。

腓总神经绕行腓骨颈处位置表浅易受损伤。损伤后致小腿前群肌、外侧群肌和足背肌瘫痪，表现为足不能背屈，趾不能伸，足下垂并伴有内翻，呈**"马蹄内翻足"**畸形，患者行走时呈跨阈步态，小腿前外侧面及足背感觉障碍。

### 附　脊神经对皮肤的节段性支配

脊神经对皮肤的节段性支配，以躯干部最为典型，自背侧中线至腹侧中线较有规律地形成连续横行的环形带。例如第 2 胸神经支配胸骨角平面皮肤，第 4 胸神经支配乳头平面皮肤，第 6 胸神经支配剑突平面皮肤，第 8 胸神经支配肋弓平面皮肤，第 10 胸神经支配脐平面皮肤，第 12 胸神经支配耻骨联合和脐连线中点的平面皮肤（图 9-50）。了解皮肤的节段性支配，有助于对脊髓损伤的定位诊断。

251

## 二、脑神经

**脑神经**（cranial nerves）（图 9-51）是指与脑相连的神经，共 12 对，排列顺序一般用罗马数字表示，见表 9-5。

表 9-5　脑神经名称

| 顺序和名称 | 性　质 | 出入脑的部位 | 出入颅腔的部位 |
|---|---|---|---|
| Ⅰ　嗅神经 | 感觉性 | 端脑 | 筛孔 |
| Ⅱ　视神经 | 感觉性 | 间脑 | 视神经管 |
| Ⅲ　动眼神经 | 运动性 | 中脑 | 眶上裂 |
| Ⅳ　滑车神经 | 运动性 | 中脑 | 眶上裂 |

| 顺序和名称 | 性 质 | 出入脑的部位 | 出入颅腔的部位 |
|---|---|---|---|
| V 三叉神经 | 混合性 | 脑桥 | 眼神经→眶上裂 |
| | | | 上颌神经→圆孔 |
| | | | 下颌神经→卵圆孔 |
| VI 展神经 | 运动性 | 脑桥 | 眶上裂 |
| VII 面神经 | 混合性 | 脑桥 | 内耳门→茎乳孔 |
| VIII 前庭蜗神经 | 感觉性 | 脑桥 | 内耳门 |
| IX 舌咽神经 | 混合性 | 延髓 | 颈静脉孔 |
| X 迷走神经 | 混合性 | 延髓 | 颈静脉孔 |
| XI 副神经 | 运动性 | 延髓 | 颈静脉孔 |
| XII 舌下神经 | 运动性 | 延髓 | 舌下神经管 |

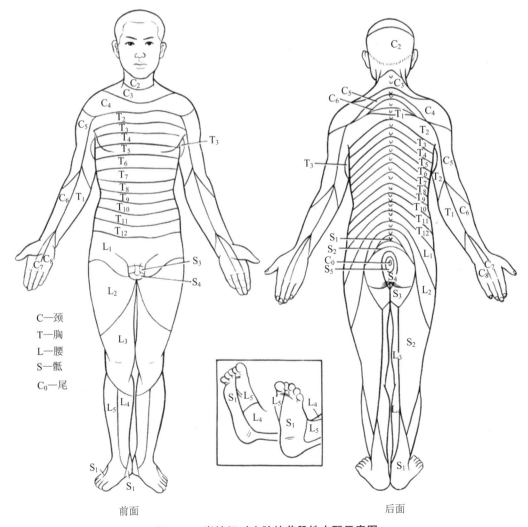

C—颈
T—胸
L—腰
S—骶
Co—尾

前面　　　　　　　后面

图 9-50　脊神经对皮肤的节段性支配示意图

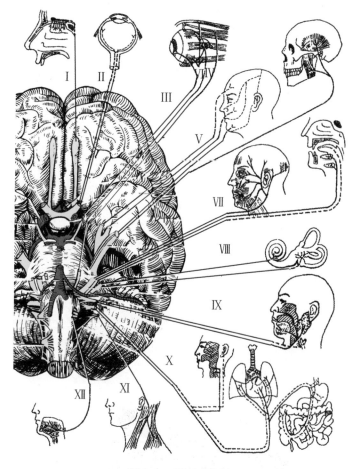

图 9-51　脑神经概观

脑神经纤维成分较脊神经复杂,根据胚胎发生来源和功能特点划分为 7 种纤维成分。

① **一般躯体感觉纤维**:分布于头面部皮肤、肌、肌腱,口、鼻腔大部分黏膜,眼结膜和脑膜,传导痛觉、温度觉、触觉和本体感觉。

② **一般内脏感觉纤维**:分布于头、颈、胸、腹部的内脏器官,传导头、颈、胸、腹部的内脏感觉。

③ **一般躯体运动纤维**:为脑干内一般躯体运动核的轴突,分布于眼球外肌、舌肌等非鳃弓衍化而来的骨骼肌,支配它们的运动。

④ **一般内脏运动纤维**:分布于心肌、平滑肌和腺体,为副交感神经纤维。为脑干内一般内脏运动核(副交感核)发出的轴突,经过器官旁节或器官内节交换神经元后,其节后纤维支配平滑肌、心肌的运动和腺体的分泌。

⑤ **特殊躯体感觉纤维**:分布于由外胚层衍化来的视器和前庭蜗器等特殊感觉器官,传导视觉、听觉和平衡觉。

⑥ **特殊内脏感觉纤维**:分布于味蕾和嗅黏膜,传导味觉和嗅觉。

⑦ **特殊内脏运动纤维**:由脑干内特殊内脏运动核发出的轴突组成,分布于鳃弓衍化而来的骨骼肌,包括咀嚼肌、面肌和咽喉肌等,支配它们的运动。

253

为了学习方便,根据脑神经分布的对象,可将以上 7 种纤维成分总括为以下 4 类:

① **躯体感觉纤维**:包括前述的一般躯体感觉纤维和特殊躯体感觉纤维,传导头面部痛觉、温度觉、触觉、视觉、听觉和平衡觉。

② **内脏感觉纤维**:包括前述的一般内脏感觉纤维和特殊的内脏感觉纤维,传导头、颈、胸、腹部的内脏感觉以及嗅觉和味觉。

③ **躯体运动纤维**:包括前述的一般躯体运动纤维和特殊内脏运动纤维,支配头颈部的骨骼肌运动。

④ **内脏运动纤维**:即前述的一般内脏运动纤维,支配平滑肌、心肌和腺体。

根据脑神经所含纤维成分的不同,可将 12 对脑神经分为 3 类:

① 传入(感觉性)神经,包括Ⅰ嗅神经、Ⅱ视神经、Ⅷ前庭蜗(位听)神经。

② 传出(运动性)神经,包括Ⅲ动眼神经、Ⅳ滑车神经、Ⅵ展神经、Ⅺ副神经和Ⅻ舌下神经。

③ 混合性神经,包括Ⅴ三叉神经、Ⅶ面神经、Ⅸ舌咽神经、Ⅹ迷走神经。

### (一)嗅神经

**嗅神经**(olfactory nerve)(图 9-52)为感觉性神经,传导嗅觉冲动。鼻腔嗅黏膜内的嗅细胞的中枢突聚集成 20 多条嗅丝(即嗅神经),穿颅底的筛孔入颅,终于嗅球。颅前窝骨折伤及筛板时可撕脱嗅丝而导致嗅觉障碍。

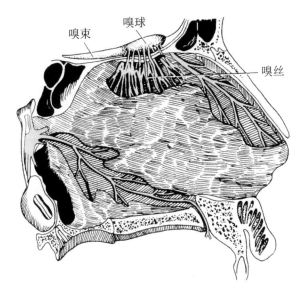

嗅束　嗅球

嗅丝

**图 9-52　嗅神经**

### (二)视神经

**视神经**(optic nerve)(图 9-53)为感觉性神经,传导视觉冲动。视网膜内节细胞的轴突在视神经盘处汇聚,穿过巩膜而构成视神经,向后经视神经管入颅中窝,于垂体前方续为视交叉。

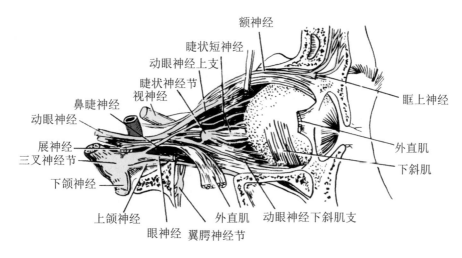

**图 9-53 眶内神经(右侧外面观)**

## (三)动眼神经

**动眼神经**(oculomotor nerve)(图 9-53、图 9-54、图 9-57)为运动性神经,含有躯体运动和内脏运动(副交感)两种纤维成分。躯体运动纤维起于中脑内的动眼神经核,内脏运动纤维起于中脑内的动眼神经副核。动眼神经自中脑腹侧脚间窝出脑,前行进入海绵窦外侧壁上部,再经眶上裂入眶,分成上、下两支:上支细小,支配上睑提肌和上直肌;下支粗大,支配下直肌、内直肌和下斜肌。动眼神经中的内脏运动纤维由下斜肌支单独分出一小支进入睫状神经节,在节内交换神经元,节后纤维支配睫状肌和瞳孔括约肌,参与调节反射和瞳孔对光反射。**睫状神经节**(ciliary ganglion)(图 9-53、图 9-54)为副交感神经节,位于视神经与外直肌之间。

动眼神经损伤可致上睑提肌、上直肌、内直肌、下直肌和下斜肌瘫痪,出现上睑下垂、瞳孔斜向外下方;瞳孔括约肌、睫状肌瘫痪可出现瞳孔散大、瞳孔对光反射消失等症状。

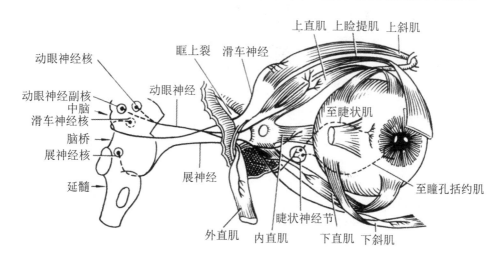

**图 9-54 动眼神经、滑车神经、展神经分布示意图**

## （四）滑车神经

**滑车神经**（trochlear nerve）（图 9-54）为运动性神经，含躯体运动纤维，起于中脑内的滑车神经核，自下丘下方出中脑后，绕大脑脚外侧前行，穿经海绵窦外侧壁，经眶上裂入眶，支配上斜肌。滑车神经损伤后上斜肌瘫痪，瞳孔不能转向外下方。

## （五）三叉神经

**三叉神经**（trigeminal nerve）（图 9-55、图 9-56、图 9-57）为混合性神经，含有躯体感觉和躯体运动两种纤维成分。躯体感觉纤维的细胞体位于**三叉神经节**内，该节位于颞骨岩部尖端前部，节内为假单极神经元，中枢突聚集成粗大的三叉神经感觉根，在脑桥基底部与小脑中脚交界处入脑，止于三叉神经脑桥核和三叉神经脊束核；周围突组成三叉神经的 3 大分支，即眼神经、上颌神经和下颌神经，分布于面部皮肤、口腔和鼻腔黏膜、牙与牙龈、鼻旁窦、眼球等处。躯体运动纤维起于脑桥内的三叉神经运动核，组成三叉神经运动根，在感觉根的下内侧经三叉神经节进入下颌神经，再经卵圆孔出颅，支配咀嚼肌。

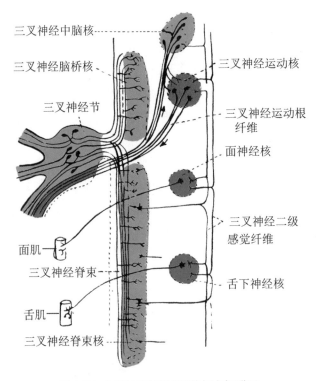

**图 9-55　三叉神经核团及其与中枢联系**

**1. 眼神经**

**眼神经**（ophthalmic nerve）（图 9-56、图 9-57）为感觉性神经，自三叉神经节分出后，穿经海绵窦外侧壁，在动眼神经和滑车神经下方经眶上裂入眶，分支分布于眼球、泪腺、结膜、部分鼻腔黏膜和硬脑膜。眼神经的终支为**眶上神经**，自眶上切迹穿出后分布于上睑、鼻背和额顶部的皮肤。

**2. 上颌神经**

**上颌神经**（maxillary nerve）（图 9-56、图 9-57）为感觉性神经，自三叉神经节分出后，穿经海绵窦外侧壁，由圆孔出颅后，经眶下裂入眶，延续为**眶下神经**，经眶下孔穿出。上颌神经分布于上颌牙齿、牙龈、上颌窦、鼻腔黏膜及眼裂和口裂间的皮肤。

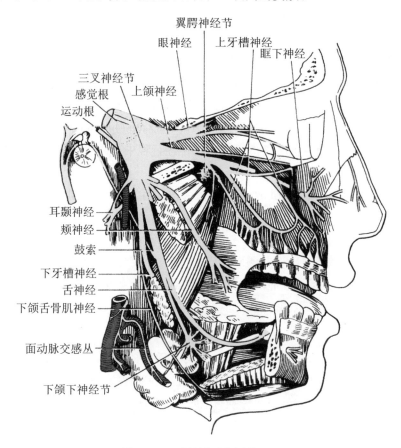

图 9-56　三叉神经(右侧外面观)

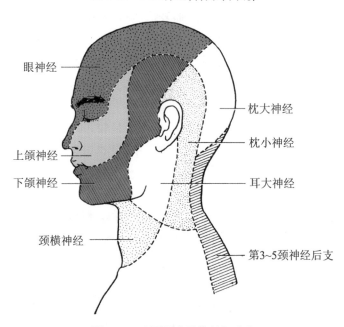

图 9-57　头面部皮肤的神经分布

257

**3. 下颌神经**

**下颌神经**(mandibular nerve)(图 9-56、图 9-57)是 3 支中最粗大的一支,为混合性神经,自三叉神经节分出后,经卵圆孔出颅,分为前、后两干。前干细小,除发肌支支配咀嚼肌外,还分出一支**颊神经**,分布于颊部皮肤及颊黏膜。后干粗大,分布于硬脑膜、下颌牙齿及牙龈、舌前 2/3 及口腔底的黏膜、耳颞区和口裂以下的皮肤等处,其主要分支有:

① **耳颞神经**(auriculotemporal nerve):以两根起于后干,其间夹持脑膜中动脉,向后合成一干,经下颌颈内侧与颞浅血管伴行,穿过腮腺上行,分布于腮腺、耳前面及颞区皮肤。

② **舌神经**(lingual nerve):在下颌支内侧下降,向前呈弓形越过下颌下腺上方,达口腔黏膜深面,分布于口腔底及舌前 2/3 的黏膜。舌神经行程中有来自面神经的**鼓索**加入,分布于舌前 2/3 黏膜的味蕾,感受味觉。

③ **下牙槽神经**(inferior alveolar nerve):在舌神经后方,沿翼内肌外侧下行,经下颌孔入下颌管,在管内分支组成下牙丛,分支分布于下颌牙齿和牙龈。其终支自颏孔浅出称**颏神经**,分布于颏部及下唇的皮肤和黏膜。

一侧三叉神经完全损伤,出现同侧面部皮肤及口、鼻腔黏膜感觉障碍,角膜反射消失,同侧咀嚼肌瘫痪。临床上三叉神经痛可涉及三叉神经某一分支或全部分支,压迫眶上孔、眶下孔或颏孔可诱发患支分布区域的疼痛。

(六) 展神经

**展神经**(abducent nerve)(图 9-53、图 9-54)为运动性神经,含躯体运动纤维,起于脑桥内的展神经核,自延髓脑桥沟中部出脑,前行至颞骨岩部尖端穿入海绵窦,经眶上裂入眶,分布于外直肌。展神经损伤可引起外直肌瘫痪,出现眼内斜视。

(七) 面神经

**面神经**(facial nerve)(图 9-58、图 9-59、图 9-60)为混合性神经,含有 4 种纤维成分。躯体运动纤维起于脑桥内的面神经核,支配面部表情肌;内脏运动纤维属副交感神经纤维,起于脑桥内上泌涎核,换元后的节后纤维分布于泪腺、下颌下腺、舌下腺及鼻腔、腭的黏膜腺,管理腺体的分泌;内脏感觉纤维即味觉纤维,其胞体位于**膝神经节**,周围突分布于舌前 2/3 黏膜的味蕾,中枢突止于孤束核;躯体感觉纤维主要传导耳部小块皮肤的浅感觉和面肌的本体感觉。

面神经由两个根组成,一是较大的运动根,另一个是较小的混合根(含感觉和副交感纤维),自脑桥延髓沟出脑,进入内耳门后两根合成一干,穿过内耳道底进入面神经管,再由茎乳孔出颅,向前穿过腮腺到达面部。

**1. 面神经管内的分支**

① **鼓索**(chorda tympani)(图 9-59、图 9-60):在面神经出茎乳孔前发出,返回鼓室,继而穿岩鼓裂出鼓室,行向前下并入舌神经。鼓索含两种纤维:味觉纤维随舌神经分布于舌前 2/3 的味蕾,传导味觉;副交感纤维进入**下颌下神经节**换元,节后纤维分布于下颌下腺和舌下腺,管理腺体分泌。

② **岩大神经**(greater petrosal nerve)(图 9-59、图 9-60):含副交感纤维,自膝神经节处分出至颅底内面,再经破裂孔至颅底外面的翼腭窝,进入**翼腭神经节**换元,其节后纤维管理泪

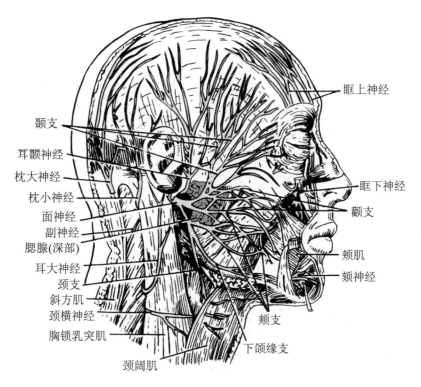

**图 9-58 面神经及其分支**

259

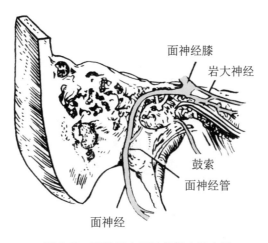

**图 9-59 面神经在面神经管内的走行**

腺、腭及鼻腔黏膜的腺体分泌。

**2. 面神经管外的分支**

面神经出茎乳孔后前行进入腮腺,在腮腺内分支交织形成神经丛,由丛再发分支由腮腺前缘呈扇形穿出,发出的分支包括颞支、颧支、颊支、下颌缘支和颈支等,支配表情肌(图 9-58)。

面神经行程较长,损伤部位不同,所引起的症状也有所差异。若面神经出茎乳孔后损

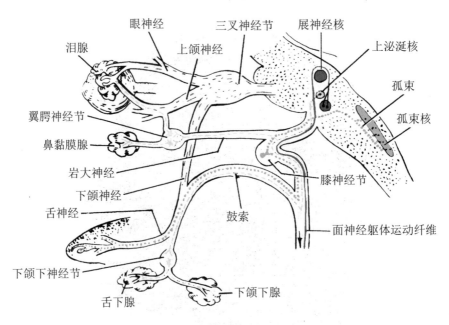

眼神经　三叉神经节　展神经核
泪腺　上颌神经　上泌涎核
孤束
翼腭神经节　孤束核
鼻黏膜腺
岩大神经　膝神经节
下颌神经
舌神经　鼓索
面神经躯体运动纤维
下颌下神经节
舌下腺　下颌下腺

**图 9-60　面神经纤维分布示意图**

伤,主要症状为患侧面肌瘫痪,表现为患侧额纹消失,不能皱眉;睑裂不能闭合,角膜反射消失;鼻唇沟变浅或消失,口角下垂,发笑时口角歪向健侧;不能吹口哨和鼓腮等。若面神经在面神经管内损伤,除有患侧面瘫的表现外,还伴有舌前 2/3 味觉的丧失、唾液腺和泪腺等腺体分泌障碍引起的眼干、口腔和鼻腔干燥等症状。

**附　角膜反射**

以棉絮轻触一侧角膜时,引起两眼同时闭合,此现象称为角膜反射。其反射通路如下:角膜→三叉神经的眼神经→三叉神经脑桥核和脊束核→两侧的面神经核→面神经→两侧的眼轮匝肌。

**（八）前庭蜗神经**

**前庭蜗神经**(vestibulocochlear nerve)由前庭神经和蜗神经组成,为感觉性神经,含躯体感觉纤维。

**1. 前庭神经**

**前庭神经**(vestibular nerve)(图 9-61)传导平衡觉。双极感觉神经元的胞体在内耳道底聚集成**前庭神经节**,其周围突穿内耳道底分布于内耳椭圆囊斑、球囊斑和壶腹嵴中的毛细胞,中枢突组成前庭神经,经内耳门入颅,经脑桥延髓沟外侧入脑,终于脑干的前庭神经核。

**2. 蜗神经**

**蜗神经**(cochlear nerve)(图 9-61)传导听觉。双极感觉神经元的胞体在内耳蜗轴内聚集成**蜗神经节**,其周围突分布于内耳螺旋器上的毛细胞,中枢突组成蜗神经,经内耳门入颅,经延髓脑桥沟外侧入脑,终于脑干的蜗神经核。

前庭蜗神经损伤后,患侧出现神经性耳聋和平衡功能障碍。前庭神经受刺激可引起眩晕,常伴有眼球震颤、呕吐等症状。

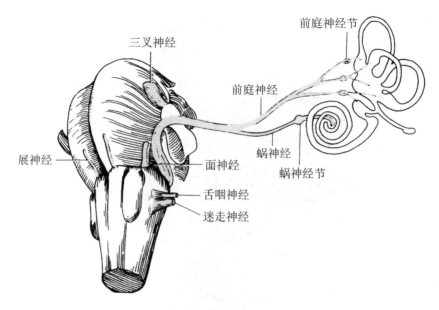

**图 9-61　前庭蜗神经**

### （九）舌咽神经

**舌咽神经**（glossopharyngeal nerve）（图 9-62）为混合性神经，含 4 种纤维成分：躯体运动纤维起于疑核，支配茎突咽肌；内脏运动纤维属副交感纤维，起于下泌涎核，在**耳神经节**交换神经元，其节后纤维分布于腮腺，管理腺体分泌；内脏感觉纤维的胞体位于颈静脉孔处的舌咽神经**下神经节**，中枢突终于孤束核，其周围突分布于咽、舌后 1/3、咽鼓管和鼓室等处黏膜以及颈动脉窦和颈动脉小球，传导内脏感觉；躯体感觉纤维的胞体位于颈静脉孔内的舌咽神经**上神经节**，中枢突终于三叉神经脊束核，其周围突分布于耳后皮肤。

舌咽神经的根丝连于延髓橄榄后沟上部，前行与迷走神经和副神经同穿颈静脉孔出颅。出颅后先在颈内动、静脉间下降，继而呈弓形向前达舌根。其主要分支如下：

**1. 舌支**

**舌支**（lingual branches）（图 9-62）为舌咽神经的终支，分布于舌后 1/3 黏膜和味蕾，传导一般感觉和味觉。

**2. 颈动脉窦支**

**颈动脉窦支**（carotid sinus branches）（图 9-62）有 1～2 支，属感觉性，在颈静脉孔下方发出，沿颈内动脉下行，分布于颈动脉窦和颈动脉小球，分别感受血压和血液中二氧化碳浓度的变化，反射性地调节血压和呼吸。

**3. 鼓室神经**

**鼓室神经**（tympanic nerve）发自下神经节，进入鼓室，在鼓室内侧壁黏膜内与交感神经纤维共同形成鼓室丛，发数小支分布至鼓室、咽鼓管和乳突小房黏膜，传导感觉。鼓室神经的终支为**岩小神经**，含来自下泌涎核的副交感纤维，出鼓室达**耳神经节**（位于卵圆孔下方，贴附于下颌神经的内侧）换元，其节后纤维随耳颞神经分布于腮腺，支配其分泌。

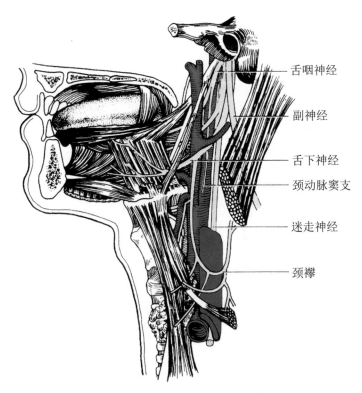

图 9-62　舌咽神经、副神经及舌下神经

（十）迷走神经

**迷走神经**（vagus nerve）（图 9-62、图 9-63）为混合性神经，是行程最长、分布范围最广的脑神经。含有 4 种纤维成分：躯体运动纤维起于疑核，支配咽喉肌；内脏运动纤维属副交感纤维，起于迷走神经背核，分布于颈、胸和腹部的大部分脏器，在器官旁节或器官内节交换神经元，其节后纤维管理平滑肌、心肌和腺体的活动；内脏感觉纤维的胞体位于迷走神经**下神经节**，其中枢突终于孤束核，周围突分布于颈、胸和腹部的脏器；躯体感觉纤维的胞体位于迷走神经**上神经节**，其中枢突止于三叉神经脊束核，周围突分布于耳郭、外耳道的皮肤和硬脑膜。

迷走神经根丝连于延髓橄榄后沟，经颈静脉孔出颅，在此处有膨大的迷走神经**上、下神经节**。迷走神经干在颈部位于颈动脉鞘内，在颈内静脉与颈内动脉或颈总动脉之间的后方下行至颈根部。由此向下，左迷走神经在左颈总动脉与左锁骨下动脉之间下行，越过主动脉弓的前方，经左肺根的后方至食管前面分成许多细支，构成左肺丛和食管前丛，在食管下段又集中起来延续为**迷走神经前干**；右迷走神经经过右锁骨下动脉前方，沿气管右侧下行，经右肺根后方达食管后面，分支构成右肺丛和食管后丛，向下集中起来延续为**迷走神经后干**。迷走神经前、后干向下与食管一起穿膈的食管裂孔进入腹腔，在腹腔中分成许多分支分布于自胃至横结肠的消化管和肝、胆、胰、脾、肾等脏器。迷走神经的主要分支有：

**1. 颈部的分支**

**喉上神经**（superior laryngeal nerve）（图 9-63）是颈部最大的迷走神经分支。沿颈内动

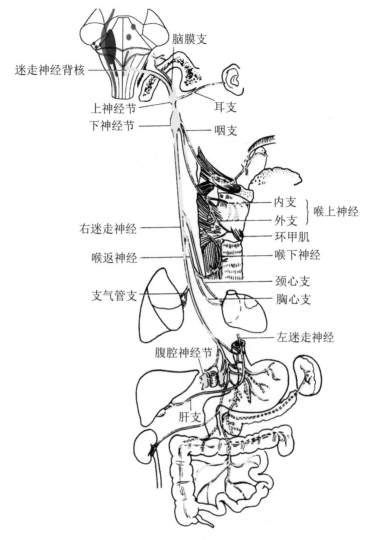

脑膜支

迷走神经背核

上神经节

下神经节

耳支

咽支

右迷走神经

喉返神经

支气管支

内支
外支 } 喉上神经

环甲肌

喉下神经

颈心支

胸心支

左迷走神经

腹腔神经节

肝支

图 9-63　迷走神经

脉内侧下行,在舌骨大角水平分成喉内、外两支。喉外支与甲状腺上动脉伴行,支配环甲肌。喉内支为感觉支,分布于咽、会厌、舌根及声门裂以上的喉黏膜。

**2. 胸部的分支**

① **喉返神经**(recurrent laryngeal nerve)(图 9-63):左、右侧喉返神经均由迷走神经在胸部发出后返回至颈部,但二者勾绕的结构不同。右喉返神经在右锁骨下动脉前方处由右迷走神经发出,并勾绕此动脉,上行返回至颈部。左喉返神经在主动脉弓前方处由左迷走神经发出,并勾绕主动脉弓返回至颈部。在颈部,两侧的喉返神经均上行于气管食管间沟内,至甲状腺侧叶深面、环甲关节后方进入喉内,终支称**喉下神经**,分数支分布于喉。其躯体运动纤维支配除环甲肌以外的所有喉肌,内脏感觉纤维分布于声门裂以下的喉黏膜。一侧喉返神经损伤可致声音嘶哑,两侧同时损伤可引起失音、呼吸困难,甚至窒息。

② **支气管支和食管支**:是左、右迷走神经在胸部发出的一些细小分支,与交感神经的分支共同构成肺丛和食管丛,然后,自这两丛再发出分支分布于气管、支气管、肺及食管,除支

配这些器官的平滑肌和腺体外,同时还传导这些脏器和胸膜的感觉。

**3. 腹部的分支**

① **胃前支**(anterior gastric branches)和**肝支**(hepatic branches)(图9-63):为迷走神经前干的两个终支。胃前支沿胃小弯向右,沿途发出4~6个小支,分布于胃前壁。肝支有1~3条,参与构成肝丛,随肝固有动脉分布于肝、胆囊等处。

② **胃后支**(posterior gastric branches)和**腹腔支**(celiac branches)(图9-63):为迷走神经后干的两个终支。胃后支沿胃小弯深部走行,沿途发支至胃后壁,分布于幽门窦及幽门管后壁。腹腔支向右行与交感神经一起构成腹腔丛,伴腹腔干、肠系膜上动脉及肾动脉等分支分布于胰、脾、肾及结肠左曲以上的消化管。

### (十一)副神经

**副神经**(accessory nerve)(图9-62)为运动性神经,含躯体运动纤维,起自副神经核和疑核,连于延髓橄榄后沟的下部,经颈静脉孔出颅,疑核发出的纤维加入迷走神经,支配咽喉肌;副神经核发出的纤维,绕颈内静脉行向外下方,经胸锁乳突肌深面继续向外下斜行进入斜方肌深面,分支支配胸锁乳突肌和斜方肌。

### (十二)舌下神经

**舌下神经**(hypoglossal nerve)(图9-62)为运动性神经,含躯体运动纤维,由舌下神经核发出后,自延髓前外侧沟出脑,经舌下神经管出颅,下行于颈内动脉和颈内静脉之间,在舌骨上方入舌,支配全部舌内肌和大部分舌外肌。

一侧舌下神经损伤,患侧舌肌瘫痪,伸舌时舌尖偏向患侧。

12对脑神经的纤维成分、起核和止核、分布与损伤症状见表9-6。

表9-6  12对脑神经总结表

| 名　称 | 纤维成分 | 起　核 | 终　核 | 分　布 | 损伤症状 |
|---|---|---|---|---|---|
| 嗅神经 | 内脏感觉 | | 嗅球 | 鼻腔嗅黏膜 | 嗅觉障碍 |
| 视神经 | 躯体感觉 | | 外侧膝状体 | 眼球视网膜 | 视觉障碍 |
| 动眼神经 | 躯体运动 | 动眼神经核 | | 上、下、内直肌、下斜肌、上睑提肌 | 眼球外斜视、上睑下垂 |
| | 内脏运动 | 动眼神经副核 | | 瞳孔括约肌、睫状肌 | 瞳孔散大,瞳孔对光反射消失 |
| 滑车神经 | 躯体运动 | 滑车神经核 | | 上斜肌 | 眼球不能向外下斜视 |
| 三叉神经 | 躯体感觉 | | 三叉神经脊束核<br>三叉神经脑桥核 | 头面部皮肤,口腔、鼻腔黏膜、牙及牙龈、眼球、硬脑膜 | 感觉障碍 |
| | 躯体运动 | 三叉神经运动核 | | 咀嚼肌 | 咀嚼肌瘫痪 |
| 展神经 | 躯体运动 | 展神经核 | | 外直肌 | 眼球内斜视 |

| 名　称 | 纤维成分 | 起　核 | 终　核 | 分　布 | 损伤症状 |
|---|---|---|---|---|---|
| 面神经 | 躯体运动 | 面神经核 | | 面部表情肌 | 额纹消失、眼不能闭合、口角歪向健侧、鼻唇沟变浅 |
| | 内脏运动 | 上泌涎核 | | 泪腺、下颌下腺、舌下腺及鼻腔和腭的腺体 | 分泌障碍 |
| | 内脏感觉 | | 孤束核 | 舌前 2/3 味蕾 | 味觉障碍 |
| 前庭蜗神经 | 躯体感觉 | | 前庭神经核 | 前庭器 | 眩晕、眼球震颤等 |
| | | | 蜗神经核 | 螺旋器 | 听觉障碍 |
| 舌咽神经 | 躯体运动 | 疑核 | | 茎突咽肌 | |
| | 内脏运动 | 下泌涎核 | | 腮腺 | 分泌障碍 |
| | 内脏感觉 | | 孤束核 | 咽、鼓室、咽鼓管、软腭、舌后 1/3 黏膜、颈动脉窦、颈动脉小球 | 咽峡区与舌后 1/3 感觉（包括味觉）障碍等 |
| | 躯体感觉 | | 三叉神经脊束核 | 耳后皮肤 | |
| 迷走神经 | 内脏运动 | 迷走神经背核 | | 胸腹腔内脏平滑肌、心肌、腺体 | 心动过速、内脏活动障碍 |
| | 躯体运动 | 疑核 | | 咽喉肌 | 发音困难、声音嘶哑、吞咽障碍 |
| | 内脏感觉 | | 孤束核 | 胸腹腔脏器、咽喉黏膜 | |
| | 躯体感觉 | | 三叉神经脊束核 | 硬脑膜、耳郭及外耳道皮肤 | |
| 副神经 | 躯体运动 | 疑核 副神经核 | | 咽喉肌 胸锁乳突肌、斜方肌 | 一侧胸锁乳突肌瘫痪，头无力转向对侧；斜方肌瘫痪，肩下垂，提肩无力 |
| 舌下神经 | 躯体运动 | 舌下神经核 | | 舌肌 | 舌肌瘫痪、萎缩、伸舌时舌尖偏向患侧 |

### 三、内脏神经系统

内脏神经系统（visceral nervous system）（图 9-64）是神经系统的组成部分之一，内脏神经主要分布于内脏、心血管和腺体。内脏神经可分为运动（传出）和感觉（传入）2 部分。内脏运动神经调节内脏和心血管的运动，控制腺体的分泌，通常不受人的意志控制，故又称**自**

主神经系统。内脏感觉神经将来自内脏、心血管等处的感觉冲动传入各级中枢,经中枢整合后,通过内脏运动神经调节这些器官的活动,在维持机体内、外环境的动态平衡和机体正常生命活动中发挥重要作用。

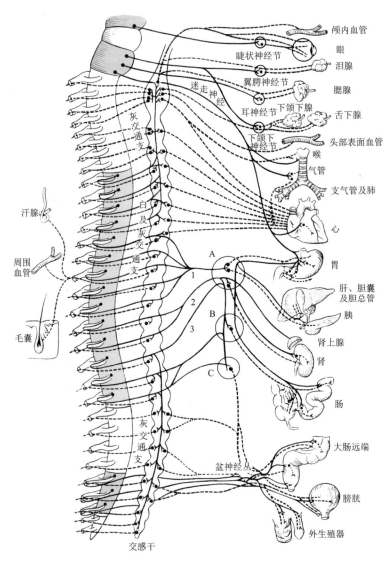

A.腹腔神经节;B.肠系膜上神经节;C.肠系膜下神经节

1.内脏大神经;2.内脏小神经;3.内脏最小神经

**图 9-64　内脏神经系统**

## (一)内脏运动神经

**内脏运动神经**(visceral motor nerve)和躯体运动神经在结构和功能上有较大差别,其形态主要差异归纳如下:

① 支配的器官不同。躯体运动神经支配骨骼肌,内脏运动神经支配心肌、平滑肌和腺体。

② 神经元数目不同。躯体运动神经自低级中枢至骨骼肌,只有一级神经元。而内脏运

动神经自低级中枢发出后,都要在周围部的内脏神经节交换神经元,再由节内神经元发出纤维到达效应器。因此,内脏运动神经从低级中枢到达所支配的器官需经过两级神经元。第一级神经元称**节前神经元**,胞体位于脑干和脊髓内,其轴突称**节前纤维**;第二级神经元为**节后神经元**,胞体位于周围部的内脏神经节内,其轴突称**节后纤维**(图 9-65、图 9-66)。

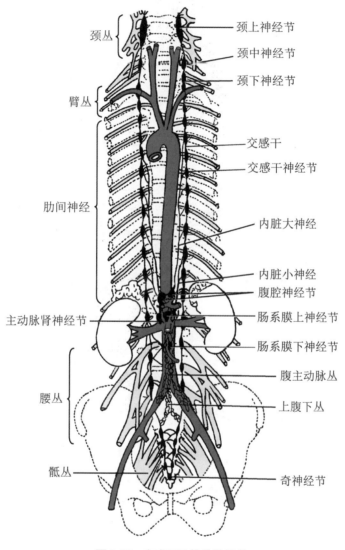

图 9-65 交感干及椎前神经节

③ 分布形式不同。躯体运动神经以神经干的形式分布,而内脏运动神经则常攀附于脏器或血管的表面形成神经丛,再由丛发出分支至所支配的器官。

④ 纤维类型不同。躯体运动神经纤维一般是比较粗的有髓纤维,而内脏运动神经纤维则是薄髓(节前纤维)和无髓(节后纤维)的细纤维。

⑤ 纤维成分不同。躯体运动神经只有一种纤维成分,即躯体运动纤维;而内脏运动神经有交感和副交感两种纤维成分。多数内脏器官接受交感神经和副交感神经的双重支配。

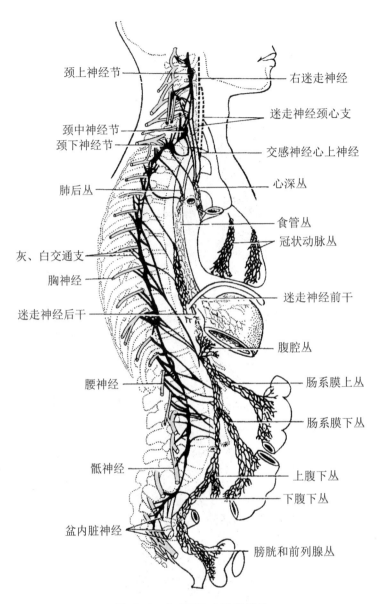

颈上神经节 —— 右迷走神经

—— 迷走神经颈心支

颈中神经节 ——
颈下神经节 —— 交感神经心上神经

肺后丛 —— 心深丛

—— 食管丛
—— 冠状动脉丛

灰、白交通支 ——
胸神经 ——

—— 迷走神经前干

迷走神经后干 ——

—— 腹腔丛

腰神经 —— 肠系膜上丛

—— 肠系膜下丛

骶神经 —— 上腹下丛

—— 下腹下丛

盆内脏神经 ——

—— 膀胱和前列腺丛

图 9-66 交感干和内脏神经丛

**1. 交感神经**

**交感神经**(sympathetic nerve)的低级中枢位于脊髓第 1 胸髓至第 3 腰髓节段($T_1 \sim L_3$)的侧角内。根据交感神经低级中枢的位置,交感神经也称为"内脏神经胸腰部"。交感神经的周围部包括节前纤维、交感神经节和节后纤维。

(1) 交感神经节

**交感神经节**为交感神经节后神经元胞体所在处。依其所在位置不同,可分为椎旁神经节和椎前神经节。

1) 椎旁神经节

**椎旁神经节**(paravertebral ganglia)位于脊柱两旁,同侧相邻椎旁神经节之间借节间支相连,形成链索状的**交感干**(sympathetic trunk),故椎旁神经节又称**交感干神经节**(ganglia of sympathetic trunk)。左、右交感干均上起自颅底,下至尾骨,两干下端在尾骨前合为单个的奇神经节(图 9-65)。

椎旁神经节总数约有 19～23 对和尾部 1 个单节。颈部交感干神经节一般有 3 对,分别称为**颈上神经节**、**颈中神经节**和**颈下神经节**。胸部有 10～12 对,腰部有 4～5 对,骶部有 2～3 对,尾部为 1 个(奇神经节)。

2)椎前神经节

**椎前神经节**(prevertebral ganglia)位于脊柱前方,主要有**腹腔神经节**(celiac ganglia)、**主动脉肾神经节**(aorticorenal ganglia)、**肠系膜上神经节**(superior mesenteric ganglion)及**肠系膜下神经节**(inferior mesenteric ganglion)等(图 9-64、图 9-65)。

(2)交通支

交感干神经节借**交通支**(communicating branches)与相应的脊神经相连。交通支分为白交通支和灰交通支(图 9-64)。**白交通支**是脊髓侧角细胞发出的节前纤维离开脊神经进入交感干神经节的通路,只见于全部胸神经和上 3 对腰神经与交感干神经节之间,因纤维有髓鞘,呈白色,故称白交通支。**灰交通支**是交感干神经节发出的节后纤维进入脊神经的通路,存在于交感干神经节与全部 31 对脊神经之间,因纤维无髓鞘,呈灰色,故称灰交通支。

(3)交感神经节前纤维和节后纤维的去向

交感神经节前纤维自脊髓侧角发出,经脊神经前根、脊神经、白交通支进入交感干后有三种去向:① 终止于相应的交感干神经节,并交换神经元。② 在交感干内上升或下降,然后终止于上方或下方交感干神经节,并交换神经元。③ 穿过交感干神经节后,至椎前神经节交换神经元。

由交感干神经节发出的节后纤维也有三种去向:① 经灰交通支返回脊神经,随脊神经分布至头颈部、躯干部和四肢的血管、汗腺和**立毛肌**(竖毛肌)等。31 对脊神经与交感干神经节之间都有灰交通支联系,故脊神经分支内一般都含有交感神经的节后纤维。② 攀附于动脉形成神经丛,并随动脉及其分支到达所支配的器官。③ 由交感干神经节发出分支直接分布到所支配的器官。

自椎前神经节发出的节后纤维主要是形成神经丛攀附动脉走行,分布到腹腔和盆腔脏器。

(4)交感神经的分布概况

交感神经节前、节后纤维的分布(图 9-64、图 9-65、图 9-66)大致如下:自脊髓第 1～5 胸节段侧角细胞发出的节前纤维交换神经元后,其节后纤维支配头、颈、胸腔脏器和上肢的血管、汗腺及立毛肌;自脊髓第 5～12 胸节段侧角细胞发出的节前纤维交换神经元后,其节后纤维支配肝、胆、胰、脾、肾等器官和结肠左曲以上的消化管;自脊髓上腰节段侧角细胞发出的节前纤维交换神经元后,其节后纤维支配结肠左曲以下的消化管、盆腔脏器和下肢的血管、汗腺及立毛肌。

**2. 副交感神经**

**副交感神经**(parasympathetic nerve)的低级中枢位于脑干内的副交感性脑神经核和脊髓骶部第 2～4 节段的骶副交感核,这些核内的细胞即为节前神经元,发出的纤维即节前纤维。副交感神经的周围部包括副交感神经节及节前纤维和节后纤维。副交感神经节位于所支配的器官周围或者器官壁内，称**器官旁节**和**器官内节**，节内的细胞即为节后神经元。位于颅部的副交感神经节体积较大，肉眼可见，如睫状神经节、下颌下神经节、翼腭神经节和耳神经节等。位于身体其他部位的副交感神经节体积很小，肉眼难以辨别，如位于心丛、肺丛、膀胱丛和子宫阴道丛内的器官旁节，以及位于支气管和消化管壁内的神经节，需借助显微镜才能观察到。

（1）颅部副交感神经

颅部副交感神经的节前纤维行于动眼神经、面神经、舌咽神经和迷走神经内。① 随动眼神经走行的副交感神经节前纤维，由中脑的动眼神经副核发出，进入眶后，在睫状神经节内交换神经元，其节后纤维穿入眼球壁，分布于瞳孔括约肌和睫状肌。② 随面神经走行的副交感神经节前纤维，由脑桥的上泌涎核发出，一部分节前纤维经岩大神经至翼腭神经节交换神经元，其节后纤维至泪腺和鼻腔黏膜的腺体；另一部分节前纤维通过鼓索加入舌神经，再到下颌下神经节交换神经元，其节后纤维分布于下颌下腺和舌下腺。③ 随舌咽神经走行的副交感神经节前纤维，由延髓的下泌涎核发出，至卵圆孔下方的耳神经节交换神经元，其节后纤维分布到腮腺。④ 随迷走神经走行的副交感神经节前纤维，由延髓的迷走神经背核发出，随迷走神经分支到胸、腹腔脏器的器官旁节或器官内节交换神经元，其节后纤维随即分布于胸、腹腔脏器（结肠左曲以下的消化管除外）。

（2）骶部副交感神经

骶部副交感神经的节前纤维由脊髓骶部第 2～4 节段副交感神经核发出，随骶神经出骶前孔至盆腔，组成**盆内脏神经**（pelvic splanchnic nerves），加入盆丛，随盆丛分支到降结肠、乙状结肠和盆腔脏器，在器官旁节或器官内节交换神经元，节后纤维支配这些器官的平滑肌和腺体。

**3. 交感神经和副交感神经的主要区别**

① 低级中枢的部位不同。交感神经低级中枢位于脊髓第 1 胸髓～第 3 腰髓节段（$T_1$～$L_3$）的侧角内；副交感神经低级中枢位于脑干内的副交感性脑神经核和脊髓骶部第 2～4 节段的骶副交感核。

② 周围神经节的位置不同。交感神经节位于脊柱的两旁（椎旁神经节）和脊柱的前方（椎前神经节）；副交感神经节位于所支配的器官近旁（器官旁节）和器官壁内（器官内节）。

③ 分布范围不同。交感神经在周围的分布范围较广，除至头颈部、胸腹腔脏器外，还遍及全身的血管、腺体及立毛肌等；副交感神经的分布不如交感神经广泛，一般认为大部分血管、汗腺、立毛肌和肾上腺髓质均无副交感神经支配。

④ 节前神经元与节后神经元的比例不同。一个交感节前神经元的轴突可与较多节后神经元组成突触；而一个副交感神经节前神经元的轴突则与较少的节后神经元组成突触。

⑤ 对同一器官所起的作用不同。交感神经与副交感神经对同一器官的作用是互相拮抗又互相统一的。例如，当机体运动加强时，为适应机体代谢的需要，交感神经兴奋增强，而副交感神经兴奋减弱，于是出现心跳加快、血压升高、支气管扩张、瞳孔开大、消化活动受抑制等现象。而当机体处于安静或睡眠状态时，副交感神经兴奋加强，交感神经相对抑制，因而可出现心跳减慢、血压下降、支气管收缩、消化活动增强等，这有利于体力的恢复和能量的

储存。

### （二）内脏感觉神经

内脏感觉神经通过感受器接受来自内脏的刺激,将其转变为神经冲动传至中枢。如同躯体感觉神经一样,内脏感觉神经元的胞体位于脊神经节和脑神经节内,也是假单极神经元。周围突随交感神经和副交感神经走行,常互相交织成内脏神经丛;中枢突进入脊髓和脑干,分别止于脊髓后角和脑干内的孤束核。内脏感觉纤维一方面直接或间接借中间神经元与内脏运动神经元联系,形成内脏-内脏反射,或与躯体运动神经元联系,形成内脏-躯体反射;另一方面经过较复杂的传导途径将冲动传至大脑皮质,产生内脏感觉。

内脏感觉包括特殊内脏感觉和一般内脏感觉。特殊内脏感觉指的是嗅觉和味觉,而一般内脏感觉指的是除嗅觉和味觉外的全部心、血管、腺体和内脏的感觉。

由于内脏感觉纤维数目较少,多为细纤维,痛阈较高,故一般强度的刺激不引起主观感觉。内脏感觉的传入途径比较分散,即一个脏器的感觉纤维经过多个节段的脊神经进入中枢,而一条脊神经又包含来自几个脏器的感觉纤维。因此,内脏痛往往是弥散的,定位也不准确,比较模糊。

### 附　牵涉性痛

当某些内脏器官发生病变时,常在体表的一定区域产生感觉过敏或痛觉,这种现象称**牵涉性痛**(referred pain)。例如,心绞痛时,常在胸前区及左臂内侧皮肤感到疼痛。肝胆疾病时,常在右肩部感到疼痛等(图 9-67)。这在临床上有助于内脏疾病的定位诊断。

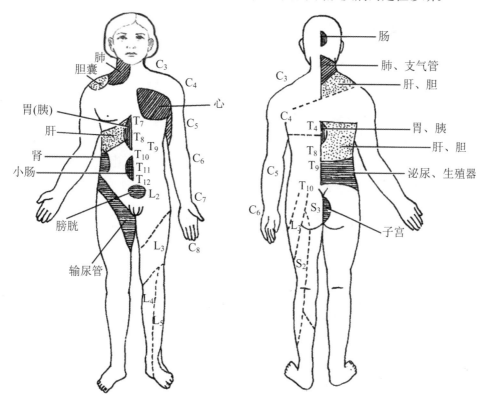

**图 9-67　内脏患病时的牵涉痛区**

关于牵涉痛的发生机制,目前尚未完全清楚。一般认为,发生牵涉痛的体表部位与病变器官往往接受同一脊髓节段支配,体表部位和病变器官的感觉神经进入同一脊髓节段,并在脊髓后角内密切联系。因此,从病变内脏传来的冲动可以扩散或影响到邻近的躯体感觉神经元,从而产生牵涉性痛。近年来的研究发现,一个脊神经节神经元的周围突分叉到躯体和内脏器官,并认为这是牵涉痛机制的形态学基础。

# 第四节　神经传导通路

机体内、外的感受器接受的刺激转变为神经冲动,经周围神经传入中枢神经系统,最后至大脑皮质产生感觉。大脑皮质将这些信息整合后发出指令,传递到脑干或脊髓的运动神经元,经传出神经到达躯体或内脏效应器,引起效应。大脑皮质与感受器或效应器之间,通过神经元组成的传导神经冲动的通路,称传导通路。

由感受器经过传入神经、皮质下各级中枢至大脑皮质的神经通路,称感觉传导通路或上行传导通路;由大脑皮质经皮质之下各级中枢、传出神经至效应器的神经通路,称运动传导通路或下行传导通路。

## 一、感觉传导通路

### （一）本体觉传导通路

本体觉是指肌、肌腱、关节等运动器官的位置觉、运动觉和震动觉,又称深感觉。躯干和四肢本体觉传导通路分为意识性和非意识性两种。

**1. 躯干和四肢意识性本体感觉传导通路**

意识性本体觉传导通路(图 9-68)是指将本体觉冲动传至大脑皮质,产生意识性感觉。此外,本体感觉传导通路中还传导皮肤的精细触觉。由三级神经元组成(图 9-69)。

第 1 级神经元胞体位于脊神经节内,为假单极神经元,其周围突随脊神经分布到躯干和四肢的肌、肌腱、关节等处的本体觉感受器和皮肤精细触觉感受器,中枢突经脊神经后根,进入脊髓同侧的后索。来自脊髓第 5 胸髓节段以下的纤维走在内侧,形成薄束,传导躯干下部和下肢的本体感觉和皮肤的精细触觉;来自第 4 胸髓节段以上的纤维位于薄束的外侧,形成楔束,传导躯干上部和上肢的本体感觉和皮肤的精细触觉。薄束和楔束在脊髓后索内上升,分别止于延髓的薄束核和楔束核。

第 2 级神经元胞体位于延髓的薄束核和楔束核,由两核发出的纤维呈弓形前行至中央管腹侧,在中线与对侧纤维交叉,形成内侧丘系交叉,交叉后的纤维在中线两侧上行,称内侧丘系,经过脑桥和中脑止于背侧丘脑腹后外侧核。

第 3 级神经元胞体位于背侧丘脑腹后外侧核,此核发出纤维参与组成丘脑皮质束,经内囊后肢投射到中央后回的上 2/3 和中央旁小叶的后部。

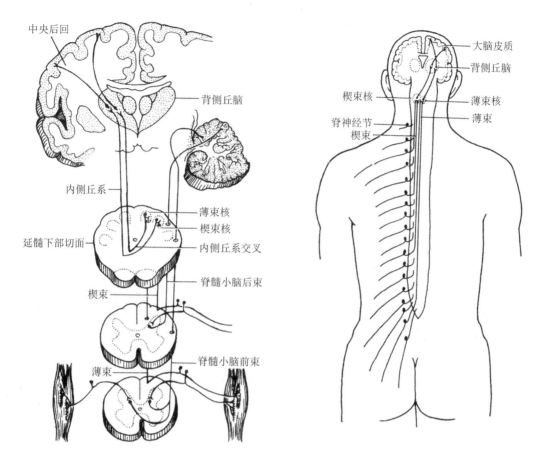

图 9-68　本体觉和精细触觉传导通路

273

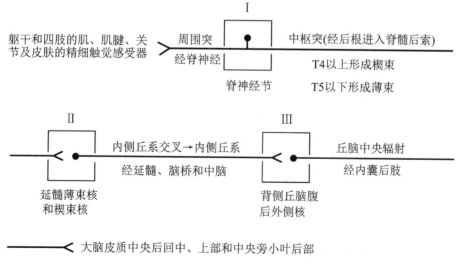

图 9-69　躯干和四肢意识性本体感觉传导通路

该传导通路损伤,患者闭目不能确定相应部位的位置姿势和运动方向,震动觉消失,同时精细触觉也丧失。

**2. 躯干和四肢非意识性本体感觉传导通路**

非意识性本体感觉传导通路是指将躯干和四肢本体觉感受器产生的信息传至小脑的通路,产生非意识性感觉,反射性调节躯干和四肢的肌张力和协调运动,维持身体的平衡和姿势。

**（二）浅感觉传导通路**

浅感觉传导通路(图 9-70)传导痛觉、温度觉、粗触觉的冲动。

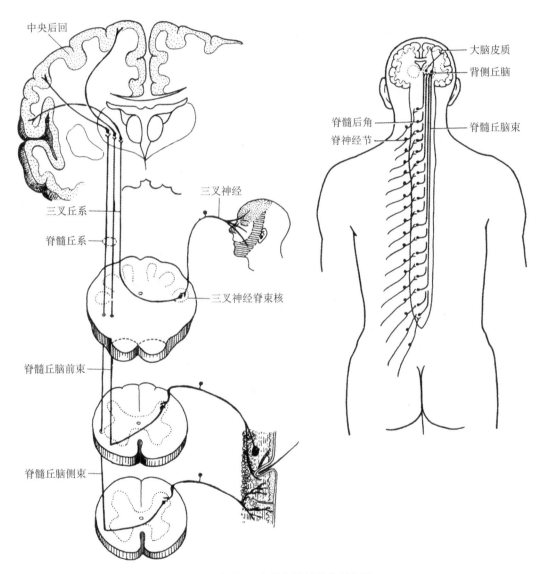

**图 9-70 痛觉、温度觉和粗触觉传导通路**

**1. 躯干和四肢浅感觉传导通路**

此传导通路由三级神经元组成(图 9-71)。

第 1 级神经元胞体位于脊神经节内,为假单极神经元,周围突随脊神经分布到躯干、四肢皮肤的感受器,中枢突经脊神经后根进入脊髓,止于后角细胞。

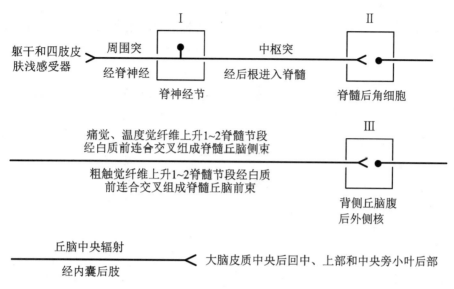

**图 9-71 躯干和四肢浅感觉传导通路**

第 2 级神经元胞体位于脊髓后角的后角细胞,它发出纤维上升 1～2 脊髓节段,再经中央管前方的白质前连合交叉到对侧。其中一部分纤维进入外侧索组成脊髓丘脑侧束,传导痛觉和温度觉。另一部分纤维进入前索组成脊髓丘脑前束,传导粗触觉。两束分别在脊髓外侧索和前索上行,经脑干止于背侧丘脑腹后外侧核。

第 3 级神经元胞体位于背侧丘脑腹后外侧核,它们发出的纤维参与组成丘脑皮质束,经内囊后肢投射到中央后回上 2/3 和中央旁小叶的后部。

一侧脊髓丘脑侧束和脊髓丘脑前束受损,受损平面 1～2 脊髓节段以下对侧皮肤痛觉、温度觉减弱或丧失,粗触觉缺失不显著,因后索亦传导触觉。

**2. 头面部浅感觉传导通路**

此传导通路亦由三级神经元组成(图 9-72)。

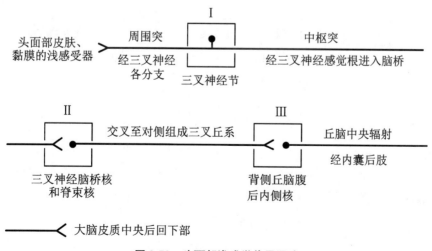

**图 9-72 头面部浅感觉传导通路**

275

第1级神经元胞体位于三叉神经节内，为假单极神经元，其周围突经三叉神经分布于头面部皮肤和口、鼻腔黏膜等感受器，中枢突组成三叉神经根入脑桥，其中传递痛觉和温度觉的纤维下降，形成三叉神经脊束，止于三叉神经脊束核；传递触觉的纤维终止于三叉神经脑桥核。

第2级神经元胞体位于三叉神经脊束核和脑桥核，它们发出纤维交叉到对侧，组成三叉丘系，止于背侧丘脑腹后内侧核。

第3级神经元胞体位于背侧丘脑腹后内侧核，它们发出纤维参与组成丘脑皮质束，经内囊后肢，投射到中央后回下1/3。

此通路在交叉部位以上损伤则对侧头面部出现浅感觉障碍，若在交叉部位以下损伤则同侧头面部浅感觉障碍。

### (三)视觉传导通路

视觉传导通路传导两眼视觉。两眼向前平视时所能看到的空间范围称**视野**。视野分为鼻侧半视野和颞侧半视野。物体由于眼球屈光系统对光线的折射，鼻侧半视野的物象投射到颞侧半视网膜，颞侧半视野的物象投射到鼻侧半视网膜。

视网膜的视杆细胞和视锥细胞为感光细胞，感受光刺激后，将冲动传至双极细胞。双极细胞为第1级神经元，将神经冲动传至神经节细胞。神经节细胞为第2级神经元，其轴突在视神经盘处集合成视神经，经两侧视神经管入颅腔，汇合为视交叉，经视束向后，主要终止于外侧膝状体(图9-73)。

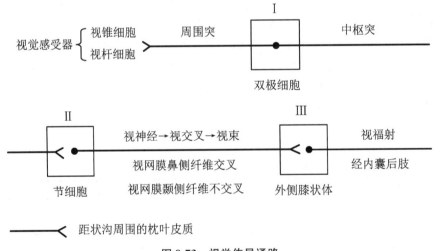

**图9-73　视觉传导通路**

视神经纤维在视交叉处做不完全交叉，即来自两眼视网膜鼻侧半的纤维在视交叉处交叉后加入对侧视束；而来自颞侧半的纤维不交叉，直接进入同侧视束。因此，每侧视束包含同侧眼球视网膜颞侧半的纤维和对侧眼球视网膜鼻侧半的纤维。视束绕过大脑脚，终于外侧膝状体。第3级神经元胞体位于外侧膝状体，发出的轴突组成视辐射，经内囊后肢，投射到枕叶距状沟上、下皮质的视觉中枢。

视觉传导通路不同部位损伤时，可引起不同的视野缺损(图9-74)：① 一侧视神经损伤可导致患侧视野全盲;② 视交叉中间部(交叉纤维)损伤可导致双眼视野颞侧半偏盲;③ 一侧视束、外侧膝状体、视辐射或视觉中枢皮质损伤,可导致双眼对侧视野同向性偏盲。例如,左侧视束损伤,则引起双眼视野右侧半偏盲(即左眼鼻侧视野和右眼颞侧视野偏盲)。

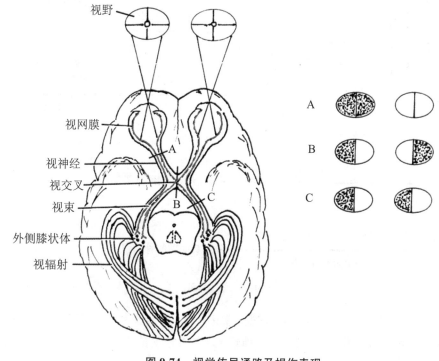

图 9-74　视觉传导通路及损伤表现

## 二、运动传导通路

**运动(下行)传导通路**是大脑皮质对骨骼肌运动进行调节和控制的传导通路,包括锥体系和锥体外系。**锥体系**是调节骨骼肌随意运动的主要传导通路。**锥体外系**是指锥体系以外调节骨骼肌随意运动的传导通路。

### (一)锥体系

锥体系主要由上运动神经元和下运动神经元组成。**上运动神经元**的胞体位于大脑皮质中央前回和中央旁小叶前部,为锥体细胞,其轴突聚集形成**锥体束**,其中下行至脊髓的纤维束称皮质脊髓束;止于脑干躯体运动核的纤维束称皮质核束。**下运动神经元**是脑干躯体运动核和脊髓前角的运动神经元,构成运动冲动传导的最后公路,其轴突构成脑神经和脊神经内躯体运动纤维。正常时上运动神经元控制下运动神经元的活动(图 9-75)。

### 1. 皮质脊髓束

**皮质脊髓束**管理躯干、四肢骨骼肌的随意运动。主要起于大脑皮质中央前回上、中部和中央旁小叶前部的锥体细胞,经内囊后肢、中脑大脑脚、脑桥基底部至延髓形成锥体。在锥体下部,大部分纤维交叉至对侧,形成锥体交叉。交叉后的纤维在脊髓外侧索下行,形成**皮质脊髓侧束**,陆续逐节直接或间接止于各节段的前角运动神经元,皮质脊髓侧束存在于脊

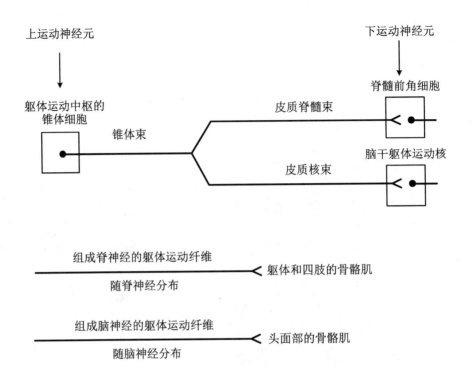

图 9-75　锥体系

髓全长。小部分未交叉的纤维在同侧脊髓前索内下行,形成**皮质脊髓前束**,再陆续逐节交叉,直接或间接止于各节段双侧前角运动神经元,皮质脊髓前束只存在于脊髓中胸段以上(图 9-76)。

**2. 皮质核束**

**皮质核束**管理头面部骨骼肌的随意运动。主要起于大脑中央前回下部的锥体细胞,经内囊膝下降至脑干。皮质核束的大部分纤维终止于双侧的躯体运动核,只有一小部分纤维完全交叉到对侧,终止于面神经核的下部和舌下神经核,支配面下部的面肌和舌肌。因此,除面神经核下部和舌下神经核受单侧(对侧)皮质核束支配外,其他躯体运动核均接受双侧的皮质核束的支配。一侧皮质核束损伤时,只有对侧下部面肌和对侧舌肌瘫痪,而眼外肌、咀嚼肌、咽喉肌和面上部表情肌均不受影响(图 9-76、图 9-77)。

锥体系任何部分受损都可引起骨骼肌随意运动障碍,出现瘫痪,但上运动神经元和下运动神经元损伤所表现的症状不同。

上运动神经元损伤指脊髓前角运动神经元和脑干躯体运动核以上的大脑皮质躯体运动中枢或锥体束损伤。表现为随意运动障碍,肌张力增高,病理反射阳性,腱反射亢进,瘫痪的肌肉呈痉挛状态,故称**中枢性瘫痪(硬瘫)**。主要是由于下运动神经元失去上运动神经元对其的抑制作用,下运动神经元的兴奋性增强所致。当一侧皮质核束受损时,可产生对侧睑裂以下的面肌和对侧舌肌瘫痪,表现为病灶对侧鼻唇沟消失,口角低垂并向病灶侧偏斜,流涎,不能做鼓腮、露齿等动作,伸舌时舌尖偏向病灶对侧,临床上又称**核上瘫**(图 9-77)。

下运动神经元损伤指脊髓前角运动神经元或脑干躯体运动核受损。因骨骼肌失去神经直接支配,表现为瘫痪的肢体肌张力降低,浅、深反射消失,肌萎缩,病理反射阴性,临床上称此为**周围性瘫痪（软瘫）**。一侧面神经核或面神经损伤时,可致病灶侧所有面肌瘫痪,表现为额纹消失,眼睑不能闭合,口角下垂,鼻唇沟消失等;一侧舌下神经核或舌下神经受损伤时,可致病灶侧全部舌肌瘫痪,表现为伸舌时舌尖偏向病灶侧,舌肌萎缩,临床上又称**核下瘫**(图 9-77)。

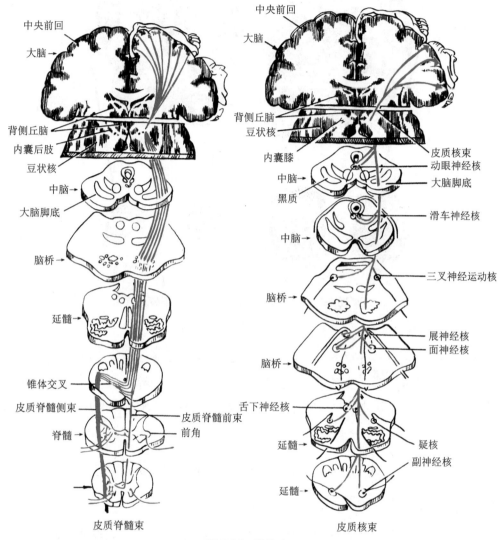

图 9-76　锥体束

上、下运动神经元损伤后的临床表现比较见表 9-7。

表 9-7　上、下运动神经元损伤后的临床表现比较

| 症状与体征 | 上运动神经元损伤 | 下运动神经元损伤 |
| --- | --- | --- |
| 肌张力 | 增高 | 降低 |
| 腱反射 | 亢进 | 消失或减弱 |
| 病理反射 | 出现(阳性) | 不出现(阴性) |
| 肌萎缩 | 不明显 | 明显 |
| 瘫痪 | 痉挛性(硬瘫) | 弛缓性(软瘫) |

279

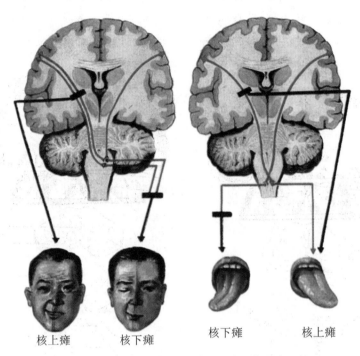

核上瘫　　　核下瘫　　　　核下瘫　　　核上瘫

**图 9-77　面肌与舌肌的核上瘫和核下瘫**

### (二)锥体外系

锥体外系是指锥体系以外所有影响和控制躯体运动的神经传导通路。其结构十分复杂,包括大脑皮质及皮质下基底核、红核、黑质、小脑、网状结构等以及它们的纤维联系。在种系发生上,锥体外系出现较早,在鱼类已出现,在鸟类和低等哺乳动物已成为控制运动的最高中枢。在人类由于锥体系的出现,锥体外系则处于从属和辅助地位。锥体外系的主要功能是调节肌张力,协调肌的运动,维持体态姿势,完成习惯性和节律性动作及精细运动。锥体系和锥体外系互相配合,相互协调,共同控制骨骼肌的随意运动。

## 第五节　脑和脊髓的被膜、血管及脑脊液循环

### 一、脑和脊髓的被膜

脑和脊髓表面有三层被膜,由外向内分别为**硬膜**、**蛛网膜**和**软膜**,有支持、保护脑和脊髓的作用。脑和脊髓的三层被膜在枕骨大孔处相互延续,按位置分别称为硬脊膜和硬脑膜、脊髓蛛网膜和脑蛛网膜、软脊膜和软脑膜。

（一）硬膜

硬膜由致密结缔组织构成，厚而坚韧。

**硬脊膜**（spinal dura mater）呈囊状包裹脊髓（图 9-78）。硬脊膜与椎管的骨膜之间有一个窄隙称**硬膜外隙**（epidural space），内含疏松结缔组织、脂肪、淋巴管和椎内静脉丛，此隙略呈负压，有脊神经根通过，临床上进行硬膜外麻醉术时将药物注入此隙，以达到阻滞脊神经传导的作用。硬膜外隙及其内容物的存在，对脊髓起到了很好的保护作用。硬脊膜向上在枕骨大孔处与硬脑膜相续，由于硬脊膜与枕骨大孔边缘骨膜紧密结合，故硬膜外隙与颅腔不相通。硬脊膜在椎间孔处与脊神经的外膜相互延续。

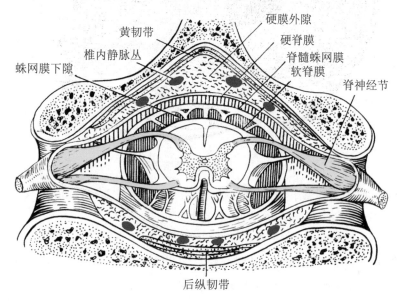

图 9-78 脊髓的被膜

**硬脑膜**（cerebral dura mater）由内、外两层构成，外层即颅骨内面的骨膜（图 9-79）。在颅盖，硬脑膜与颅骨结合疏松，容易分离，当颅盖部外伤时，常因硬脑膜血管损伤而在硬脑膜与颅骨之间形成硬膜外血肿。在颅底，硬脑膜则与颅骨结合紧密而牢固，故颅底骨折时，容易将硬脑膜与蛛网膜同时撕裂，导致脑脊液外漏。

硬脑膜内层在一些特定部位折叠形成板状突起，深入各脑部之间更好地保护脑。其中主要有：① **大脑镰**（cerebra falx）：伸入大脑纵裂，分隔两大脑半球，下缘游离，直到胼胝体上方，前端附于鸡冠，后端连于小脑幕上面的正中线上。② **小脑幕**（tentorium of cerebellum）：呈半月形，位于大脑半球与小脑之间，前内侧缘游离称**幕切迹**，围绕中脑，后外侧缘附于枕骨横窦沟和颞骨岩部的上缘。当小脑幕上颅脑发生病变引起颅内压增高时，可能将幕切迹上方的海马旁回和钩挤入小脑幕切迹和中脑之间，形成小脑幕切迹疝。

硬脑膜在有些部位两层分开，内衬内皮细胞，形成含静脉血的腔隙，称**硬脑膜窦**（sinuses of dura mater）。窦壁内无平滑肌细胞，不能收缩，所以损伤后难以止血，容易形成颅内血肿。主要的硬脑膜窦有：

① **上矢状窦**：在大脑镰上缘，向后汇入窦汇。

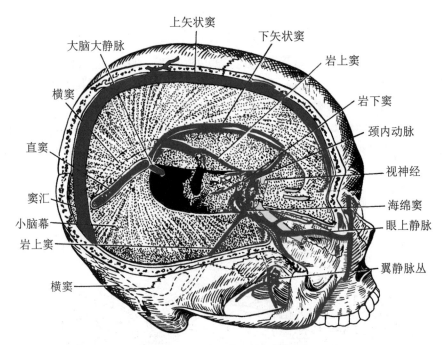

图 9-79　硬脑膜和硬脑膜窦

② **下矢状窦**：位于大脑镰下缘，向后汇入直窦。

③ **直窦**：位于大脑镰与小脑幕连结处，向后通窦汇。

④ **横窦**：在小脑幕的后缘，位于横窦沟内，连于窦汇和乙状窦之间。

⑤ **乙状窦**：位于乙状窦沟内，是横窦的延续，到达颈静脉孔处，移行为颈内静脉。

⑥ **窦汇**：位于左、右横窦与上矢状窦和直窦的汇合处。

⑦ **海绵窦**(cavernous sinus)：位于蝶鞍的两侧（图 9-80），内有颈内动脉和展神经通过。在窦的外侧壁处，自上而下有动眼神经、滑车神经、眼神经和上颌神经通过。由于眼上静脉直接注入海绵窦，故面部感染有可能经面静脉、内眦静脉和眼上静脉蔓延至海绵窦，造成海绵窦炎和血栓形成，累及上述神经，出现相应的症状。海绵窦可以经颞骨岩部上缘处的**岩上窦**注入横窦，也可以经**岩下窦**注入颈内静脉。硬脑膜窦还借若干**导静脉**与颅外静脉相交通（图 9-81），故头皮感染有可能蔓延至颅内。

硬脑膜窦内的血液流向如下：

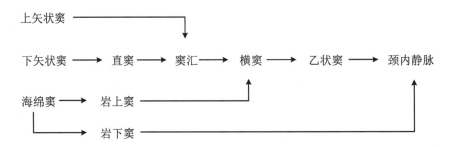

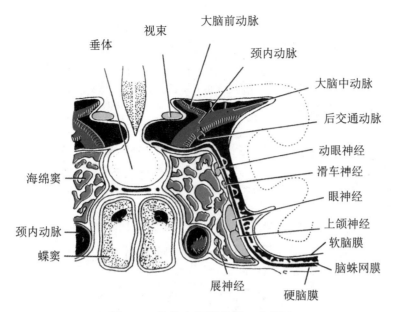

图 9-80　海绵窦（冠状切面示意图）

## （二）蛛网膜

蛛网膜为透明薄膜，缺乏血管和神经，位于硬膜的深面，除了大脑纵裂和大脑横裂处外，均跨越脑和脊髓表面的沟、裂。蛛网膜与软膜之间的空隙称**蛛网膜下隙（腔）**（subarachnoid space），两膜之间有结缔组织小梁相连，隙内充满脑脊液。此腔隙在某些部位扩大，其内纤维组织小梁消失，称为**蛛网膜下池**（subarachnoid cisterns），其中最大的为**小脑延髓池**，位于小脑和延髓背侧面之间，临床上可在此处做小脑延髓池穿刺，抽取脑脊液进行检验。在脊髓末端与第 2 骶椎水平之间有**终池**，其内有马尾而无脊髓，在此处做腰椎穿刺，不致损伤脊髓。脑蛛网膜在上矢状窦附近形成许多颗粒状突起并突入上矢状窦内，称**蛛网膜粒**（arachnoid granulations），脑脊液通过蛛网膜粒渗入硬脑膜窦，汇入静脉（图 9-81）。

283

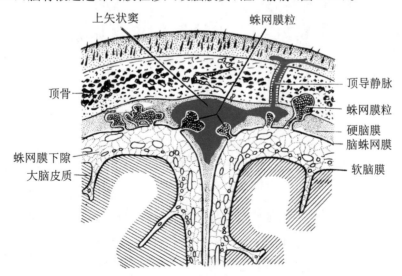

图 9-81　硬脑膜窦和蛛网膜粒（冠状切面示意图）

（三）软膜

软膜薄而富有弹性,富含血管和神经,紧贴在脑和脊髓表面,并伸入脑和脊髓的沟、裂之中。在脑室的一定部位,软脑膜及其表面的血管与室管膜共同构成脉络组织。在某些部位,脉络组织中的血管反复分支成丛,夹带其表面的软脑膜和室管膜上皮呈菜花样突入脑室,形成**脉络丛**,脉络丛是产生脑脊液的主要结构。

## 二、脑室和脑脊液

### （一）脑室

**脑室**是脑中的腔隙,主要包括左、右侧脑室,第三脑室和第四脑室,脑室壁内衬有室管膜上皮,脑室腔内充满脑脊液(图 9-82)。

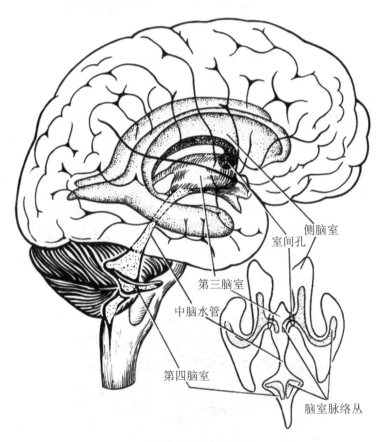

侧脑室
室间孔
第三脑室
中脑水管
第四脑室
脑室脉络丛

**图 9-82 脑室投影图**

**1. 侧脑室**

位于大脑半球内,左、右各一,延伸至半球的各个叶中,可分为 4 部:① **中央部**,位于顶叶内,是一狭窄的水平裂隙。② **前角**,是中央部向前伸入额叶内的部分。③ **后角**,是中央部向后伸入枕叶内的部分。④ **下角**,是中央部折向前下方伸入颞叶内的部分。两个侧脑室各自经左、右室间孔与第三脑室相通。

**2. 第三脑室**

是间脑中间的矢状裂隙，位于两侧背侧丘脑和下丘脑之间，向上外经室间孔与侧脑室相通，向后下借中脑水管与第四脑室相通。

**3. 第四脑室**

是位于延髓、脑桥和小脑之间的腔隙。第四脑室的顶朝向小脑。底呈菱形，即菱形窝。第四脑室向上经中脑水管通第三脑室，向下通延髓和脊髓的中央管。第四脑室分别通过第四脑室顶下部单个的**第四脑室正中孔**和两个外侧角处的**第四脑室外侧孔**与蛛网膜下隙相通。

## （二）脑脊液

**脑脊液**（cerebrospinal fluid）是充满脑室、蛛网膜下隙和脊髓中央管内的无色透明液体，形成脑和脊髓的水垫，对中枢神经系统起缓冲、保护、营养、运输代谢产物和维持颅内压的作用。在成人，脑脊液总量约 150 mL，它处于不断产生、循环和回流的平衡状态。

脑脊液主要由脑室脉络丛产生。侧脑室内的脑脊液经室间孔流入第三脑室，伴随第三脑室脉络丛产生的脑脊液一起向下经中脑水管至第四脑室，再汇合第四脑室脉络丛产生的脑脊液一起经第四脑室正中孔和两个外侧孔流入蛛网膜下隙，最后经蛛网膜粒渗透到硬脑膜窦内，回流入血液中（图 9-83）。如果脑脊液循环的通路发生阻塞，可引起脑积水或颅内压增高。

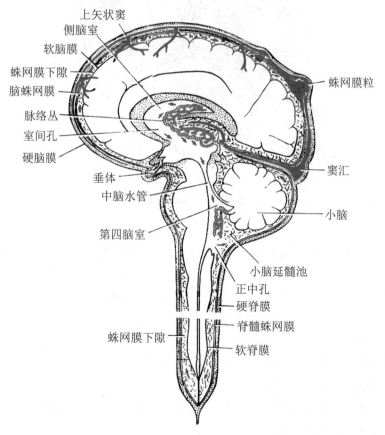

上矢状窦
侧脑室
软脑膜
蛛网膜下隙
脑蛛网膜
脉络丛
室间孔
硬脑膜
垂体
中脑水管
第四脑室
蛛网膜粒
窦汇
小脑
小脑延髓池
正中孔
硬脊膜
脊髓蛛网膜
蛛网膜下隙
软脊膜

**图 9-83 脑脊液循环示意图**

### 三、脑和脊髓的血管

（一）脑的血管

**1. 脑的动脉**

脑的血液供应来源于椎动脉和颈内动脉（图 9-84）。椎动脉供应大脑半球后 1/3 及部分间脑、脑干和小脑；颈内动脉供应大脑半球的前 2/3 和部分间脑。

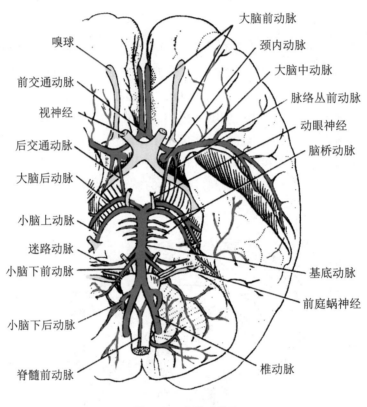

图中标注（自左上至左下）：嗅球、前交通动脉、视神经、后交通动脉、大脑后动脉、小脑上动脉、迷路动脉、小脑下前动脉、小脑下后动脉、脊髓前动脉

图中标注（自右上至右下）：大脑前动脉、颈内动脉、大脑中动脉、脉络丛前动脉、动眼神经、脑桥动脉、基底动脉、前庭蜗神经、椎动脉

**图 9-84　大脑动脉环**

（1）椎动脉

发自锁骨下动脉，向上穿经第 6～1 颈椎横突孔后，经枕骨大孔入颅。入颅后，左、右椎动脉在脑桥下缘处汇合成一条基底动脉。此动脉沿脑桥腹侧面的基底沟上行，至脑桥上缘处，分为左、右大脑后动脉两大终支。大脑后动脉绕大脑脚行向外后方，皮质支主要分布于大脑半球的枕叶和颞叶大部。椎动脉的主要分支还有：脊髓前、后动脉和小脑下后动脉等。

（2）颈内动脉

起自颈总动脉，向上行经颈动脉管入颅，主要分支有：

① **大脑前动脉**：发出后行向前内，进入大脑纵裂，沿胼胝体沟后行，皮质支主要分布于顶枕沟以前的大脑半球内侧面和额、顶叶上外侧面的上部。两侧大脑前动脉进入大脑纵裂处，有**前交通动脉**相连（图 9-86）。

② **大脑中动脉**：是颈内动脉的直接延续，向外进入大脑外侧沟并沿此沟向外后行，皮质支主要分布于大脑半球上外侧的大部分和岛叶（图 9-85、图 9-87）。

③ **后交通动脉**：从**颈内动脉**发出向后行，与大脑后动脉吻合（图 9-84）。

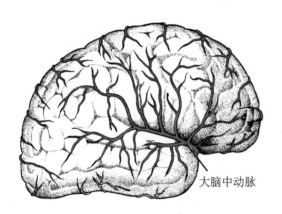

图 9-85　大脑半球上外侧面的动脉分布

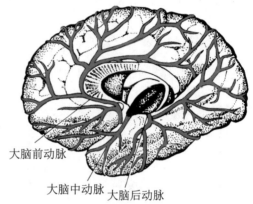

图 9-86　大脑半球内侧面的动脉分布

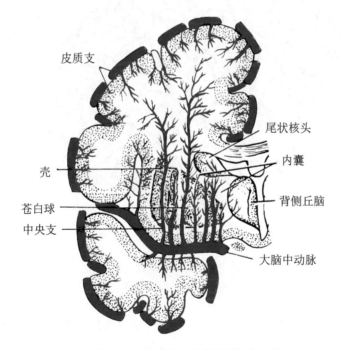

图 9-87　大脑中动脉皮质支和中央支

（3）大脑动脉环

**大脑动脉环**（cerebral arterial circle）或称 **Willis 环**（图 9-84）由大脑后动脉、后交通动脉、颈内动脉、大脑前动脉和前交通动脉在脑底环绕视交叉、灰结节及乳头体吻合而成。此环使两侧颈内动脉和椎-基底动脉系互相交通，具有调节血流的潜在性代偿作用。

大脑前、中、后动脉的分支分为两类：一类是**皮质支**，主要分布于大脑皮质和皮质深面的髓质；另一类是**中央支**，进入脑实质内，主要供应基底核、内囊和间脑等。其中大脑中动脉发出的皮质支和中央支最为重要。大脑中动脉的皮质支分布区域内有躯体运动中枢、躯体感

287

觉中枢和语言中枢,若该动脉发生阻塞,对机体功能将有严重影响;大脑中动脉上垂直发出一些细小的中央支称豆纹动脉(图9-87),营养内囊、纹状体和背侧丘脑等,豆纹动脉行程呈S形弯曲,由于血流动力学关系,在高血压动脉硬化时,易于破裂出血(故又称出血动脉),常累及内囊,从而引起对侧半身的运动和感觉障碍以及两眼对侧视野同向性偏盲,即"三偏"症状。

**2. 脑的静脉**

脑的静脉无瓣膜,不与动脉伴行,可分为浅、深两组,两组静脉最终经硬脑膜窦回流至颈内静脉。

(1)浅静脉

包括大脑上静脉、大脑中静脉和大脑下静脉,位于大脑表面,收集大脑皮质和皮质深面髓质的静脉血,分别注入附近的硬脑膜窦(图9-88)。

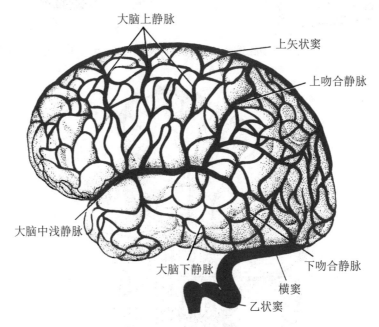

**图9-88 大脑浅静脉**

(2)深静脉

收集大脑深部的髓质、基底核和间脑等处的静脉血,最后汇成一条大脑大静脉,注入直窦。

(二)脊髓的血管

脊髓的动脉有两个来源,即椎动脉和节段性动脉。椎动脉发出的脊髓前、后动脉,在下行的过程中不断得到节段性动脉(颈升动脉、肋间后动脉、腰动脉等)分支的补充,以保障足够的血液供应脊髓(图9-89)。**脊髓前动脉**在延髓腹侧合成一干,沿前正中裂下行至脊髓末端;脊髓后动脉沿脊髓后外侧沟下行直至脊髓末端。**脊髓各动脉**互相吻合,营养脊髓各部。

脊髓的静脉分布情况和动脉相类似,脊髓前、后静脉由脊髓内的小静脉汇集而成,通过前、后根静脉注入硬膜外隙的椎内静脉丛。

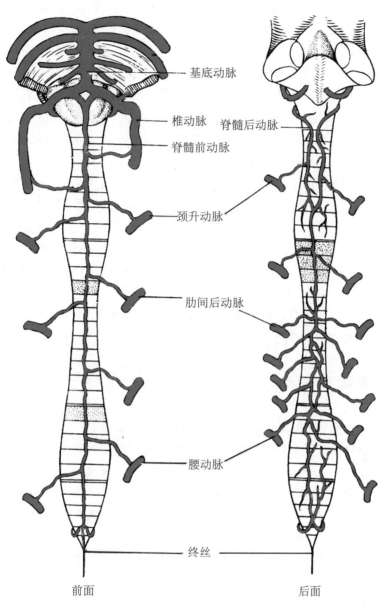

图 9-89 脊髓的血液供应

基底动脉

椎动脉

脊髓后动脉

脊髓前动脉

颈升动脉

肋间后动脉

腰动脉

终丝

前面

后面

## 附 脑屏障

中枢神经系统内神经元的正常活动,需要保持微环境的稳定,维持这种微环境稳定性的结构为脑屏障,它能选择性地允许或阻止某些物质通过。脑屏障包括三部分,即血-脑屏障、血-脑脊液屏障和脑脊液-脑屏障。

**1. 血-脑屏障的形态基础**

包括血液与神经元之间的一系列结构,即毛细血管内皮细胞之间的紧密连结、基膜以及毛细血管外周的胶质细胞突起。脑和脊髓内毛细血管内皮细胞无窗孔,内皮细胞之间又有紧密连结,成为血-脑屏障的主要形态基础,大分子物质不易透过。在脑中,有些部位,如脉络丛、神经垂体等的毛细血管有窗孔,内皮细胞间亦无紧密连结,留有间隙,可使大分子物质自由通过。

**2. 血-脑脊液屏障的形态基础**

在脉络丛毛细血管与脑脊液之间隔有毛细血管内皮细胞和基膜及脉络丛上皮细胞。脉络丛的毛细血管内皮细胞与脑毛细血管内皮细胞大不相同,它是有窗孔的,所以活性染料容易扩散通过内皮,但是在脉络丛上皮细胞间隙的顶部有闭锁小带能挡住染料,不让它扩散入脑脊液,起屏障作用的是脉络丛上皮和上皮细胞之间的闭锁小带。

**3. 脑脊液-脑屏障的形态基础**

脑室的室管膜上皮和覆盖脑表面的软脑膜及软脑膜下的胶质细胞突起组成了脑脊液-脑屏障。室管膜上皮之间无闭锁小带连结,不能有效地限制大分子物质通过。软脑膜上皮和它下面的胶质膜的屏障效能也很低。故把活性染料、荧光染料或同位素等注入脑脊液内,很容易通过软膜胶质膜而进入脑组织,因此,脑脊液成分的改变很容易影响神经元的周围环境。

由于脑屏障的存在,尤其是血-脑屏障和血-脑脊液屏障的存在,可防止有害物质进入脑组织,起到保护脑和脊髓的作用。

## 复习思考题

1. 神经元的胞体和突起在周围部和中枢部形成了哪些结构?

2. 脊髓半横断损伤可导致哪些症状?阐述出现这些症状的解剖学基础。

3. 何为内囊?试述一侧内囊广泛损伤后会出现哪些严重症状。为什么?

4. 脊神经包含哪几种纤维成分?其胞体各位于何处?

5. 临床上出现"手枪手""爪形手""垂腕症""方形肩""钩状足""马蹄内翻足"各是什么神经损伤所致?试用解剖学知识解释。

6. 面神经的管内损伤和管外损伤临床表现有何不同?为什么?

7. 简述舌的神经支配以及各神经损伤后出现的症状。

8. 躯体运动神经与内脏运动神经有何不同之处?

9. 比较交感神经与副交感神经的不同之处。

10. 何为上、下运动神经元?如何鉴别上、下运动神经元损伤?

11. 针刺合谷穴时,手背虎口区皮肤疼痛,试述此痛觉是如何传输到大脑躯体感觉中枢的。

12. 某人下颌智齿疼痛,试述此痛觉是经过什么途径传导至大脑躯体感觉中枢的。

13. 核上瘫与核下瘫有何区别?

14. 临床上腰穿常在第3、4腰椎间进行,针尖最后到达何处抽取脑脊液?依次要经过哪些结构?

15. 脑脊液产生于何处?试述其循环途径。

16. 简述大脑动脉环的位置、组成和临床意义。